实用器官移植专科
用药护理手册

主编 ◎ 吴小霞 曾乐 刘欢 刘晶晶 刘卿

SHIYONG QIGUAN YIZHI ZHUANKE
YONGYAO HULI SHOUCE

中南大学出版社
www.csupress.com.cn
·长沙·

编委会

◎ **主　审**

严　谨　刘　佳

◎ **主　编**

吴小霞　曾　乐　刘　欢

刘晶晶　刘　卿

◎ **副主编**

刘立芳　周　玲　朱　肖

郑　凤

◎ **编　委**(按姓氏笔画排序)

朱　肖(中南大学湘雅三医院)

刘　欢(中南大学湘雅三医院)

刘　卿(中南大学湘雅三医院)

刘　敏(中南大学湘雅三医院)

刘立芳(中南大学湘雅三医院)

刘晶晶(中南大学湘雅三医院)

阳　玲(中南大学湘雅三医院)

吴小霞(中南大学湘雅三医院)

何秋景(中南大学湘雅三医院)

宋锦怡(长沙学院外国语学院)
周　玲(中南大学湘雅三医院)
郑　凤(中南大学湘雅三医院)
夏妙娟(中南大学湘雅三医院)
郭曼洁(中南大学湘雅护理学院)
舒　琳(云南省第一人民医院)
曾　乐(中南大学湘雅三医院)
谢晨鹏(中南大学湘雅护理学院)
戴丽红(中南大学湘雅三医院)

引言

Foreword

20世纪伊始，器官移植在医学领域取得重大突破，越来越多的患者因这一伟大技术重获新生。由于器官移植的特殊性，终身规范用药成为移植器官存活的重要因素。器官移植技术的不断发展伴随着药物的更新迭代，用药知识储备也需要与时俱进。鉴于此，器官移植科资深医学及护理学专家团队，基于多年积累的临床经验、查阅大量权威文献后所得以及多年的科研实践成果，凝心聚力共同撰写本手册，旨在更高质量地服务于临床，并让读者便捷地获取和掌握器官移植常用药物的规范应用和相关知识。

专科用药及其规范化管理，有助于更专业和精确地执行，是临床治疗和护理工作的重中之重，同时也有利于对患者开展效果更好的健康教育。本手册从药品管理、临床应用与用药护理等多个方面，对器官移植科常用药知识进行了全面归纳，内容涵盖常用免疫抑制剂、麻醉药物及急救药品、健康教育和随访等。本手册共五章，分为十五节，重点讲述了免疫抑制剂的临床应用，除药物浓度的监测方法外，还介绍了不同群体的用药规范、器官移植受者的中药应用和疫苗接种等热点问题。结合专科临床用药，罗列了数百种常用药物的剂型、适应证、不良反应和护理要点，并按药物作用进行整理和分类，内容简洁明了。本手册的出版，将为繁忙的临床工作提供高效的辅助指导，本手册也将成为器官移植专科临床护理工作必备的实用型“导航仪”。同时，本手册也可以为其他临床专科护理的用药管理提供参考和借鉴。

漫长的临床护理职业生涯，犹如大海航行，除了优秀的舵手，更需要灯塔引航。愿本手册成为您器官移植护理工作的塔上明灯之一，渐次冲破迷雾，愈发专业和明朗。

神农尝百草，你我莫等闲。初心如磐，我们会以满腔热忱、精湛的专业技能与科学实用的专业知识，日复一日，陪伴您奋楫笃行。

编委会

2024年5月，长沙

目录

Contents

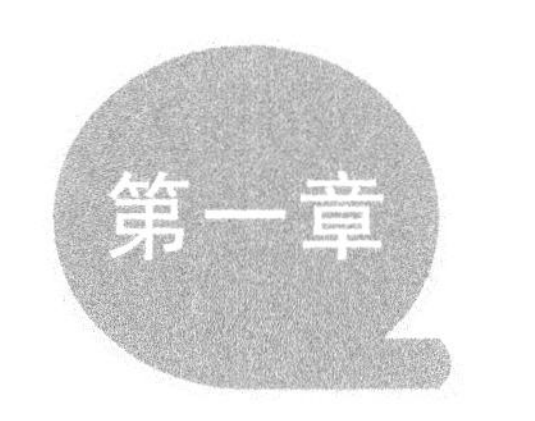

绪　论

第一节　概　述

一、药物的基本作用

药物作用(drug action)指药物对机体的影响或机体对药物的反应，也称药物的效应。药理效应是药物作用的结果，主要表现为机体生理、生化功能的改变。药物对机体生理功能的影响，基本表现为使机体功能增强或减弱(即兴奋和抑制)两大作用。整体来看，药物的兴奋与抑制作用常常不是单独存在的，可能同时存在于不同的组织器官。例如，咖啡因对心脏可呈现直接兴奋作用，加强心肌收缩力，而对血管却呈现扩张和松弛作用，表现出抑制效应；麻黄碱可使心肌收缩力加强，血管收缩，血压升高，表现为兴奋作用，而对支气管平滑肌却使之弛缓，表现为抑制效应。药物对机体作用的表现是多种多样的，除兴奋和抑制作用外，有些药物如抗微生物药主要作用于病原体，能杀灭或抑制病原微生物，从而使机体的生理、生化功能免受损害或恢复正常。

(一)药物的局部作用与全身作用

局部作用(local effects)指药物与机体接触后，药物未被吸收入血液之前，在用药局部所产生的作用。如乙醇、络合碘对皮肤黏膜的消毒作用，局部麻醉药对感觉神经末梢的麻痹作用等。

全身作用(systemic effects)指药物吸收入血液循环后所产生的作用，也叫吸收作用或系统作用。药物与不同受体结合会产生不同的效应，这种效应可以是局部的，也可以是全身的，或两者兼有。如药物敷在皮肤上可产生局部作用，而经皮肤吸收后则可以引起全身反应。全身吸收的药物也可导致局部反应，如用于治疗消化道溃疡的西咪替丁，其作用机制是阻断胃壁细胞的组胺受体，这是一种局部作用，它只局限作用于身体的某些部位，而没有延伸到身体的其他部位。相反，苯海拉明可广泛阻断身体内的组胺受体，进而产生全身效应。换句话说，局部作用只作用于身体内的特定系统，而全身作用则影响身体内的多个系统。护理人员在对患者进行用药护理的过程中，既要关注药物的局部作用，也要关注药物的全身作用。

（二）药物的直接作用与间接作用

直接作用（direct action）是药物直接作用于靶器官所产生的原发性作用（primary action）。间接作用（indirect action）是由直接作用所引起的其他器官的效应，也称继发性作用（secondary action）。如强心苷类药物洋地黄吸收后，由于其对心肌具有较强的选择性，作用于心肌，使心肌收缩力加强，心率变慢，改善心脏功能和血液循环，这是其直接作用，而由于其直接作用增强了肾脏的血流量，产生利尿作用，进而消除水肿，则为其间接作用。

（三）药物作用的选择性

许多药物在适当剂量时，只对某一组织、器官或病原微生物的某一代谢环节产生主要或明显的作用，而对其他组织器官的作用很弱或几乎无作用，这种现象称为药物作用的选择性（selectivity）。如强心苷类药物的强心作用，青霉素杀灭革兰氏阳性菌的作用。药物作用的选择性是药物治疗作用的基础，选择性越高，针对性越强，产生的治疗效果越好，药物不良反应越小。反之，选择性低的药物针对性不强，不良反应较多。一般来讲，药物作用的选择性是相对的。

（四）药物作用的两重性

1. 治疗作用（therapeutic-action）

在临床使用药物时产生的对防治疾病有利的作用，称为药物的治疗作用，包括对因治疗与对症治疗。对因治疗（etiological treatment）指消除疾病的原发致病因子，中医称治本，如抗菌药杀灭病原微生物的作用，特效解毒药的解毒作用。对症治疗（symptomatic treatment）是指改善疾病症状，中医称治标，如剧烈性疼痛时使用镇痛药，发热时使用退烧药。对症治疗虽不能消除病因，但可驱除或减轻严重危害机体的症状，使失去平衡或代偿的生理功能恢复正常，提高机体的抗病力，防止疾病进一步发展，为对因治疗创造机会。对因和对症同时进行（标本兼治），才能取得最佳的治疗效果。

2. 不良反应（adverse drug-reaction）

药品不良反应是指正常用法、用量下出现的有害和与用药目的无关的反应。非正常用法和/或非正常用量下出现的有害反应不属于药品不良反应。

大多数药物在发挥治疗作用的同时都存在不同程度的不良反应，这就是药物作用的两重性。二者不是固定不变的，有时可以相互转化。如阿托品用于解除平滑肌痉挛性疼痛时，抑制腺体分泌而导致口干是其不良反应；但是，当阿托品用于麻醉前给药时，抑制腺体分泌是其治疗作用，抑制平滑肌张力导致的腹胀却成了不需要的副作用。临床用药时要充分发挥药物的治疗作用，减少或避免不良反应的发生。

二、药物代谢动力学过程及其对药物作用的影响

药物代谢动力学(pharmacokinetic),简称药代动力学或药动学,是研究药物在生物体内吸收、分布、代谢(生物转化)和排泄过程的动态规律,并运用数学原理和方法阐述血药浓度随时间变化规律的一门学科。药物的吸收、分布、代谢和排泄组成了药代动力学过程。

(一)吸收(absorption)

药物的吸收是药物经给药部位通过生物膜进入血液循环的过程。静脉注射给药(包括静脉滴注、静脉推注)是将药物配制成溶液后经静脉直接注射到血液中,起效迅速。经其他途径给药的药物则首先要从用药部位透过生物膜进入血液循环,然后随血流分布到全身各组织器官。药物吸收的部位包括消化道(包括口腔、胃、小肠、大肠等)、呼吸道(包括鼻腔、肺)、肌肉、皮肤黏膜等。吸收部位不同,药物吸收的程度和速度也不同。

药物吸收的程度和速度取决于下列因素:药物的理化性质、药物剂型、给药途径、与胃肠道其他物质的相互作用、患者的生理状况,以及药物的吸收环境等。同一药物的给药途径不同,药物吸收的快慢也可能存在明显差异,具体排序为:吸入给药(肺部)>肌内注射>皮下注射>口服给药>直肠给药>皮肤给药。

(二)分布(distribution)

药物吸收进入血液循环后,随血流分布进入机体的体液和组织中。然而,药物对组织器官的作用强度与药物的分布并不完全一致。例如,强心苷类药物选择性地作用于心脏,却广泛分布于横纹肌和肝脏;吗啡作用于大脑中枢,却大量集中于肝脏。

影响药物分布的因素较多,一般包括:①药物与血浆蛋白结合的能力;②药物与组织的亲和力;③药物的理化特性;④给药局部器官的血流量。脂溶性药物容易透过细胞膜进入细胞内,使细胞内液浓度与细胞外间隙液浓度保持平衡。组织中药物浓度增加的速度取决于组织的血流量,脑、心、肾和肝的灌注速度很高,能迅速获得与动脉血浆中相同的药物浓度。反之,灌注缓慢器官的药物浓度增加较慢。

药物在不同患者体内的分布可能不同。如:水肿患者的药物分布容积比没有水肿的患者大,所以在用药时,应加大给药剂量;当水肿纠正以后,应及时减少药物剂量,以免发生不良反应。相反,脱水患者的药物分布容积比正常人少,给药时应减少药物剂量,避免发生不良反应。有些药物如地高辛、庆大霉素和妥布霉素等,在脂肪组织中的浓度很低,如果根据肥胖患者体重给药,则可能导致药物过量,引发中毒反应,这时,必须根据无脂肪的体重或调整后的体重来确定给药剂量。因此,体重应该根据以身高为基础的平均体重来估计。

(三)代谢(metabolization)

代谢是药物在体内发生的化学变化,又称为生物转化。肝脏是药物代谢(氧化、还原、水解与结合)的主要场所。药物代谢第一阶段反应是氧化、还原及水解等,如单胺氧化、硝

基还原。第二阶段反应为结合反应，能使药物失效并随尿排出。一般说来，脂溶性药物能被较广泛地代谢，并转化成极性更大的衍生物，进而更易于排泄。

药物在代谢过程中会产生化学活性较高的中间体，从而带来肝脏毒性。肝脏疾病可能改变肝脏的代谢能力，因此，在用药过程中，要特别关注药物对肝脏的毒性反应，特别是对于有肝脏疾病的患者，必须更加密切地观察药物的反应。

不同个体的药物代谢速率也不相同，即存在个体差异。有些个体的药物代谢能力强，代谢速度快，常规剂量的药物，在其组织和血液中达不到有效的治疗浓度；相反，另一部分个体则由于代谢能力弱，代谢速度较慢，即使给予常规剂量，也可能导致毒性反应。

（四）排泄（elation）

药物的排泄指药物及其代谢物从组织回到血液循环中，再通过血液循环到达排泄器官并排出体外的过程。绝大多数药物通过肾排泄，部分药物通过肺、外分泌腺（汗腺、唾液腺、乳腺）、肝、皮肤和肠道排泄。此外，也可以通过人为介入的方法，如腹膜透析和血液透析来清除药物。多数药物在肝脏代谢转变为极性较大的水溶性代谢物，在肾小管中不易被重吸收，因而易于排泄。肾小球几乎不能过滤蛋白质，所以只有游离而未结合的药物才能被过滤。尿液 pH 是许多弱酸和弱碱性药物排泄速率的重要影响因素。尿液 pH 低时，弱碱性药物（离子化多而不易重吸收）较正常排泄快，而弱酸性药物较正常排泄慢；尿液 pH 高时，其结果相反。

肾脏疾病一般会影响药物的排泄，如当患者有严重慢性肾病时，链霉素与庆大霉素很容易在其体内蓄积，引起中毒。

（五）生物利用度与给药途径

任何药物除血管内（静脉推注或静脉滴注）给药外，均存在利用度问题。药物要产生最佳治疗效果，其药物活性成分应当在预期时间内释放、吸收并被转运到作用部位，以达到预期的有效浓度。大多数药物进入血液循环后才能产生全身治疗效果，作用部位的药物浓度和血液中的药物浓度存在一定的比例关系，因此可以通过测定血药浓度以反映药物在体内吸收的程度和速度，间接预测药物的临床治疗效果。

生物利用度（bioavailability）是指药物活性成分从制剂释放、吸收进入全身循环的程度和速度。生物利用度一般分为绝对生物利用度和相对生物利用度。绝对生物利用度是以静脉制剂（通常认为静脉制剂生物利用度为 100%）为参比制剂获得的药物活性成分吸收进入体循环的相对比例，通常用于评价某一种固体制剂的吸收比例。相对生物利用度则是以其他非静脉途径给药的制剂（如片剂和口服溶液）为参比制剂获得的药物活性成分吸收进入体循环的相对比例，可用于评价同一药物不同剂型之间、同一药物不同厂家之间、同一药物不同批号之间的吸收差异。

生物利用度通常用血药浓度-时间曲线下面积（areaumder curve，AUC）来评估，计算公式如下：

绝对生物利用度=[AUC（血管外给药）/AUC（血管内给药）]×100%。

相对生物利用度=[AUC（仿制药或试验药）/AUC（原研药或对照药）]×100%。

生物利用度是口服制剂仿制药一致性评价中生物等效性(bioequivalence)研究的重要参数。

生物等效性是指两个制剂在服用相同剂量的情况下,其活性成分吸收程度和速度无显著差异。

(六)药物半衰期与给药间隔

半衰期(half-life)是指血液中药物的浓度降低一半所需要的时间,常用“$t_{1/2}$”表示,单位为分钟或小时。它反映药物在体内消除的速度,也叫消除半衰期。半衰期的临床意义如下:

(1)反映药物消除的快慢,可根据半衰期设计最佳给药间隔。

(2)预计停药后药物从体内消除的时间。

(3)预计连续给药后达到稳态血药浓度的时间。

应根据患者生理与病理状态下不同的半衰期来制订个体化给药方案,这对治疗浓度范围窄的药物尤其重要。为了维持比较稳定的有效血药浓度,恒量给药的间隔时间应该为药物半衰期的两倍,这样可以保证在上一次给药后,药物浓度降至有效浓度以下之前,下一次给药已经开始,从而保持药物在有效血浓度范围内。半衰期长的药物在体内消除慢,给药的间隔时间就长;反之亦然。消除快的药物,若给药间隔时间太长,血药浓度太低,达不到治疗效果。消除慢的药物,若用药过于频繁,易在体内蓄积引起中毒。给药间隔不稳定会导致“稳态”波动较大,从而影响药物效果。

不同药物的半衰期有较大差异性,即使是同一种药物,对于不同的个体而言其半衰期也不完全相同。通常所指的药物半衰期是一个平均数。许多因素如年龄可以影响药物的半衰期,正常成年人与新生儿、早产儿、老年人的药物半衰期存在差异。肝肾功能不全的患者,药物消除速度慢,半衰期会相对延长,若仍按常规剂量给药,有引起中毒的危险,这点必须特别注意。

因此,在临床工作中,一定要根据不同药物的药物半衰期以及不同的患者情况,合理安排药物治疗频次与时间,并指导患者遵医嘱或按照药品说明书规律服药。

三、药物的剂型和用法用量

为了确保药物及时、有效、充分地发挥治疗作用,达到最佳治疗效果,必须选择恰当的剂型,正确的给药途径和合适的剂量。

(一)药物剂型的分类

临床使用药物不能直接使用原料药,必须将药物制备成具有一定形状和性质的剂型,以充分发挥药效、减少毒副作用、便于使用与保存等。药物制成不同剂型后,既能增加药物的稳定性,又能使用量准确,而且便于生产、贮存、运输和使用。

药物剂型种类众多,按给药途径可分八大类:①口服给药,如片剂、胶囊剂、颗粒剂、散剂、口服溶液;②口腔黏膜给药,如口腔崩解片、口腔喷雾剂、含漱剂、舌下含片;③注射给药，如注射液、粉针、植入注射剂、缓释注射剂；④呼吸道给药，如气雾剂、喷雾剂、雾化剂、粉雾剂；⑤经皮肤给药，如洗剂、软膏剂、贴剂、外用喷雾剂；⑥经眼部给药，如滴眼液、眼膏、眼用凝胶；⑦经鼻腔给药，如滴鼻剂、鼻用软膏剂；⑧直肠给药，如栓剂、灌肠剂。

药物剂型按分散系统分类，可分为：溶液型，如芳香水剂；胶体型，如涂膜剂、胶浆剂；乳剂型，如静脉注射乳剂；混悬型，如混悬剂；微粒分散型，如微球制剂、脂质体制剂、纳米粒制剂；固体分散型，如滴丸剂。

药物剂型按形态分类可分为液体剂型、气体剂型、固体剂型和半固体剂型。

2023 版国家医保药品目录西药剂型以《中国药典》“制剂通则”为基础进行合并归类处理，详见表 1-1。

表 1-1　2023 版国家医保药品目录西药剂型归类

合并归类的剂型		包含的具体剂型
口服剂型	口服常释剂型	普通片剂（片、素片、肠溶片、包衣片、薄膜衣片、糖衣片、浸膏片、分散片、划痕片）、硬胶囊、软胶囊（胶丸）、肠溶胶囊
	缓释控释剂型	缓释片、缓释包衣片、控释片、缓释胶囊、控释胶囊
	口服液体剂	口服溶液剂、口服混悬剂、干混悬剂、口服乳剂、胶浆剂、口服液、乳液、乳剂、胶体溶液、合剂、酊剂、滴剂、混悬滴剂、糖浆剂（含干糖浆剂）
	丸剂	丸剂、滴剂
	颗粒剂	颗粒剂、肠溶颗粒剂
	口服散剂	散剂、粉剂、药粉
皮肤黏膜给药剂型	外用散剂	散剂、粉剂、撒布剂、撒粉
	软膏剂	软膏剂、乳膏剂、霜剂、糊剂、油膏剂
	贴剂	贴剂、贴膏剂、膜剂、透皮贴剂
	外用液体剂	外用溶液剂、洗剂、漱口剂、含漱液、胶浆剂、搽剂、酊剂、油剂
	硬膏剂	硬膏剂、亲水硬膏剂
	凝胶剂	乳胶剂、凝胶剂
	吸入剂	气雾剂、粉雾剂、吸入剂、吸入粉雾剂、干粉吸入剂、粉吸入剂、雾化溶液剂、吸入气雾剂、吸入（用）溶液、吸入（用）混悬液、（鼻用）喷雾剂、鼻吸入气雾剂、雾化吸入（用）混悬液、吸入（用）气雾剂、雾化液
	涂剂	涂剂、涂膜剂、涂布剂
	栓剂	栓剂、直肠栓、阴道栓

续表 1-1

合并归类的剂型		包含的具体剂型
注射剂型	注射剂	注射剂、注射液、注射用溶液剂、静脉滴注用注射液、注射用混悬液、注射用无菌粉末、静脉注射针剂、注射用乳剂、乳状注射液、粉针剂、针剂、无菌粉针、冻干粉针、注射用浓溶液
其他	滴眼剂	滴眼剂、滴眼液
	滴耳剂	滴耳剂、滴耳液

(二)常用剂型介绍

不同剂型有不同的作用速度，如注射剂、吸入气雾剂等，起效快，常用于急救；缓控释制剂、植入剂等作用缓慢，是长效制剂。不同剂型有不同的毒副作用，如缓控释制剂能保持血药浓度平稳，避免血药浓度的“峰谷现象”，从而降低药物的毒副作用。有些剂型具有靶向作用，如含微粒结构的静脉注射液进入血液循环系统后，被网状内皮系统的巨噬细胞所吞噬，从而使药物浓集于肝、脾等器官，起到肝、脾的被动靶向作用。

在医疗过程中如何选择药物的剂型，主要取决于患者病情和治疗的需要，病情危急时多采用注射给药，而对一般病情尤其是慢性疾病，则应以口服剂型(片剂、丸剂、缓释片、分散片等)为主。药物剂型与吸收之间存在密切的联系。药物吸收的快慢、多少会影响血药浓度的变化，因而必然会影响药物的起效时间、作用强度以及作用的持续时间。

1. 口服类剂型

口服剂型使用方便且安全，但药物口服后在胃肠道中的吸收量受到各种因素的影响，例如胃肠道的 pH、消化道中的酶、胃内容物的多少、食物成分、胃肠蠕动的快慢等。而药物理化性质以及制剂本身所含的崩解剂、分散剂、增溶剂及助溶剂等，也都是影响吸收的重要因素。

口服药物的吸收，除特殊情况外，必须在透过胃肠道黏膜上皮细胞之前，先从制剂中溶解出来，即最终都要达到溶解的状态才能被吸收。从胃肠道吸收的药物，进入门静脉后都要经过肝脏才能进入体循环。有些药物在首次通过肝脏时即发生转化失活，使进入体循环的药量减少，药效降低，这种现象称为“首过效应”或“首关效应”。首过效应较大的药物不宜口服给药。

硝酸甘油片口服虽然能被完全吸收，但通过肝脏时，90%被谷胱甘肽和有机硝酸酯还原酶系统灭活，因此硝酸甘油片不宜口服。硝酸甘油片舌下含服可直接由口腔黏膜吸收，通过上腔静脉进入体循环，吸收完全并且 1~2 min 即可起效。硝酸异山梨酯片由于存在显著的肝脏首过效应，虽然口服吸收完全，但口服给药的平均生物利用度仅有 30%，舌下含服的生物利用度可提高至 40%~60%。首过效应比较显著的药物还有氯丙嗪、普萘洛尔、利多卡因、沙丁胺醇、硝苯地平、哌甲酯、吗啡、阿司匹林等。

(1)片剂、胶囊剂。片剂、胶囊剂等口服制剂通过胃肠道将药物输送到体内“释放”药物，此即传统的“普通”口服释药系统。其特点是能在较短时间内释放药物，因而起效快，但药效的维持时间短。从药剂学角度来看，该类属于“速释”型，即药物的释放速度大于该药物通过生物膜(肠壁)吸收进入体循环的速度。为了长久维持药效，必须多次给药，如每日 3~4 次。多次给药往往会产生血药浓度“峰谷现象”，血药浓度波动性较大。血药浓度高峰时可能超过安全浓度范围，产生毒副作用；而血药浓度低谷时又往往达不到治疗所需的最低血药浓度，以致没有治疗效果。

(2)分散片。比传统制剂在胃肠道中崩解快、吸收快，能提高生物利用度。其既可以口服又适宜溶解后饮用，特别适合吞咽困难患者、老年人、儿童。如罗红霉素分散片、阿奇霉素分散片、帕罗西汀分散片与特别方便帕金森病患者使用的多巴丝肼分散片等。

(3)滴丸。滴丸是将固体或液体药物与基质混匀加热熔化后，滴入不相溶的冷却剂中，收缩冷凝成丸。给药途径以口服为主。中成药、化学药品均有滴丸产品，化学药品滴丸如氟罗沙星滴丸、氧氟沙星滴丸，用于治疗中耳炎。中药滴丸如复方丹参滴丸可口服，亦可舌下含服，用于缓解冠心病心绞痛症状。滴丸的特点有起效迅速、生物利用度高、服用方便等。经口腔黏膜上皮吸收的滴丸由于直接进入体循环而避免了肝脏首过效应，减少了对胃肠道的刺激作用，降低了药物不良反应。

(4)缓释制剂(suslained-release preparation)与控释制剂(controlled-releas preparation)：二者均属于长效制剂，其特点在于可延缓吸收，延长作用时间，减用药次数(从每日 3 次改为每日 2 次或 1 次)。而且由于血药浓度平稳，不会出现“峰谷现象”，能减少不良反应，提高用药安全性，特别适用于需要长期服药的慢性病患者，如高血压、心绞痛、哮喘等，可显著提高患者的服药依从性。

典型的缓释制剂具有速释部分，能迅速产生所需的治疗效果，缓释部分在预定的时间内逐渐(非恒速)释放从而维持其治疗作用所需的药物浓度，且释放速度受胃肠蠕动和 pH 变化的影响较小。此外，缓释制剂通常不需要夜间给药，给患者和护理人员带来许多方便。对于非口服的缓释制剂，如大部分透皮贴剂，其缓释时间可持续 24 h 以上，左炔诺孕酮避孕阴道内置环可达 3 个月，而左炔诺孕酮的皮下植入剂可达 5 年。

缓释和控释系统之间的差异主要体现在两方面：①释药特征不同：缓释制剂的药物释放速度在一定时间内随时间的变化逐渐减慢(“一级释放”)；而控释制剂的药物释放速度在一定时间内不随时间的推移而变化，基本保持恒定(“零级释放”)。②药动学参数不同：控释制剂的血药浓度较为稳定，在一定时间内能维持在一个恒定的水平；而缓释制剂的血药浓度稳定性较差。

缓释制剂也存在一些缺点，如不能灵活地调整剂量或给药间隔，与由于制剂技术的失败而产生全部药物的“突释”或“剂量倾卸”(dose dumping)而增加危险。

此外，还可运用控释技术，将药物制成缓释或控释糖浆，缓释或控释微粉剂，撒在软食物(果酱、米粥等)上服用，为小儿或吞咽困难患者的服药提供便利。

2. 注射剂

注射给药的优点是药物作用出现快且强，适用于危重患者的急救。

(1)皮下注射：药物经皮下注入机体，吸收较快，但仅适用于小量药物(1 mL 以内)，如果药物有刺激性则易引起疼痛。例如抢救过敏性休克或缓解支气管痉挛时，肾上腺素注射液采取皮下注射给药可迅速升高血压，缓解支气管平滑肌痉挛引起的呼吸困难。

（2）肌内注射：注射容量一般在 10 mL 以内，肌肉血管丰富，吸收较皮下更迅速，肌肉内神经末梢分布较皮下少，因此对疼痛刺激敏感性较差。除水溶性注射剂外，油类及混悬性注射剂均可肌内注射，但注射前应回抽针芯，如无回血方可注入。有少量药物肌内注射吸收反而缓慢且不规则，如地西泮，因此急需发挥治疗效果时，应静脉注射或口服。

（3）静脉注射：静脉注射给药途径发挥药效最快，注射容量在 10～100 mL。静脉注射分快速静脉注射和缓慢静脉注射两种方式。一些造影剂例如欧乃派克静脉注射速度过慢达不到显影效果，因此要求快速静脉注射，而不宜采用微泵静脉输注。地西泮注射液应予以肌内注射或原液缓慢静脉注射（每 5 mg 不少于 1 min）。油性或混悬性的注射剂不可静脉注射。

（4）静脉滴注：用量较大的注射液可通过输液器调整滴速，持续而稳定地输入体内。静脉滴注的液体量一般≥50 mL，可达 3000 mL。静脉滴注的最大优点是适合输液中药物浓度过高导致严重后果的药物给药。例如，注射用克林霉素磷酸酯 0.6 g 要求以 100～200 mL 0.9%氯化钠注射液稀释，或用 5%葡萄糖液稀释成≤6 mg/mL 浓度的药液。万古霉素、氨基糖苷类、氟喹诺酮类抗生素应溶解于足够体积的输液中静脉滴注给药。输液浓度高可引起不良后果，例如万古霉素致红人综合征、血栓性静脉炎、低血压；氨基糖苷类致皮肤发麻、呼吸急促、胸闷等；氟喹诺酮类致静脉炎；克林霉素致心脏 Q-T 间期延长、血压下降；头孢拉定致血尿；西咪替丁致心脏骤停和心律紊乱。液体量大，滴注时间长，对于不够稳定的药物，不应选用静脉滴注方式。例如，洛赛克静推型产品未添加抗氧剂和稳定剂，若静脉滴注用，由于静脉滴注时间长，药液会变色、变质。因此只能以专用溶媒 10 mL 溶解后，直接静脉推注，严禁静脉滴注给药。

对于长时间维持静脉用药，特别是一些血管活性药物，可以用静脉输液泵持续泵入。

（5）皮内注射：主要用于皮肤过敏试验，注射容量为 0.1～0.2 mL。

此外，还有穴位注射、关节腔内注射、鞘内（椎管）注射、动脉内注射、胸膜腔内注射等。

3. 经皮肤黏膜给药

经黏膜给药可以避免口服给药的首过效应。一些药物口服后会迅速代谢，生物利用度低，但这些药物（如一些有机药物及一些肽类药物）经黏膜给药，可以提高其生物利用度。以前列腺素为例，口服后会在胃肠道代谢，生物利用度低；而家兔实验表明，前列腺素经鼻腔给药的生物利用度比口服高 5～10 倍。孕酮、雌二醇等则可通过阴道黏膜和子宫内膜吸收。

（1）口腔黏膜给药：口腔黏膜给药系统是指药物经口腔黏膜吸收后进入体循环而发挥药效的一种给药方式。与传统的口服给药相比，口腔黏膜给药系统将一定分子粒径的药物透过口腔黏膜，直接经口腔内静脉进入颈静脉，之后再进入体循环，因而既不受胃肠道 pH 和酶系统的破坏，还避免了肝脏的首过效应，从而大大提高了药物的生物利用度。例如：精神类药物阿塞那平（asenapine）的口服绝对生物利用度小于 2%，而舌下片的绝对生物利用度提高到 46%～65%；治疗帕金森病的药物司来吉兰（selegiline）1.25 mg 口崩片的 AUC 与 10 mg 普通片的 AUC 大致相当。口腔中的角质层是药物吸收的主要障碍，口腔不同部位由于角质化程度不同对药物的透过性也不同，一般认为其通透性依次为：舌下>颊部>硬腭。

此外，口腔黏膜给药系统能够实现快速吸收，对需要迅速缓解症状的治疗尤为重要，如急性疼痛管理、抗过敏治疗等。

一项发表在《控释杂志》(*Journal of Controlled Release*)上的一项研究全面分析了口腔黏膜给药系统的剂型优势。该研究显示，优化配方和给药技术能显著提升药物治疗效果，提高患者使用的便捷性及依从性，改善患者的生活质量。因此，口腔黏膜给药系统在给药技术中占据关键地位，开辟了医药研发与患者治疗的新路径。

(2)直肠给药：将药物制成溶液或栓剂，通过肛门将药物送到肠管部位，通过直肠黏膜的吸收让药物进入体循环。

直肠给药剂型可分为三类：液体剂型(如灌肠剂)，固体剂型(如栓剂，胶囊和片剂)和半固体剂型(如凝胶剂，泡沫剂和乳膏剂)。随着现代药剂学的发展，衍生出许多的直肠给药新剂型，如热敏液体栓剂、微型灌肠剂、热敏性直肠凝胶及纳米粒子直肠剂型等。对于禁食或其他原因不能口服的药物及服药依从性差的患者，直肠给药是一种安全的替代给药方式。直肠黏膜内血管丰富，给药可发挥局部或全身治疗作用，避免肝脏首过效应，防止胃酸及酶对药物的破坏作用，减少胃的刺激。但由于缺乏药代动力学研究的证实和对给药器械依赖大，以及给药部位特殊可能引起患者不适等，其利用率相对较低。

给药剂量、给药温度、给药深度均可影响直肠给药效果。给药剂量会影响直肠药物的滞留时间，大于80 mL的剂量通常会刺激排便，故量大时可采用分次给药或肛滴；肛缘皮肤感觉神经末梢丰富，对外来刺激较敏感，故一般直肠给药温度应控制在35~40℃，过高或过低易引起便意，不利于药物保留；插入肛门的距离会影响药物的生物利用度，一般要达到全身给药，栓剂应塞入距肛缘2 cm左右，较4 cm处的生物利用度高，距肛门口6 cm处首过效应较大，成人直肠炎插管深度为5~7 cm，婴儿插管肛门深度应为3~4 cm。

(3)阴道给药：药物与适宜基质制成的具有一定形状的供阴道内给药的固体制剂。阴道栓剂在常温下为固体，塞入阴道后，在体温下能迅速融化，逐渐释放药物而产生局部或全身的抗菌、杀虫等作用，例如环丙沙星栓、克霉唑栓、三维制霉菌素栓、复方甲硝唑阴道栓等。

阴道栓剂的使用要注意以下几点：①晚上使用：白天阴道塞药容易导致药物经阴道流出，导致药物不能充分接触病变部位而影响药效。所以，阴道用药最好选在晚上，药物可以在睡眠时间充分分解，直接作用于炎症局部。有些制剂配备了卫生棉条，使用时间不可太长，应按照说明书要求及时取出，以免伤害阴道黏膜。②放药前先清洗外阴：用药前先用少量洗涤剂清洗外阴，减少分泌物，清洁阴道。另外，上药前要做好手卫生。用药期间，即使白天没有塞药，也要尽量保持外阴清洁、干燥，穿透气的棉质内裤，避免性生活。③以一示指深为宜：药物放在一示指深的位置最合适。一手分开大小阴唇，另一手示指将药物从阴道后壁推至示指完全伸入为止。

(4)吸入给药：从呼吸道给药，将药物溶液雾化后吸入，经肺支气管(黏膜及肺泡)吸收入体内，其吸收速度仅次于静脉注射。主要用于气体或挥发性液体，固体药物需配成溶液雾化后吸入，如布地奈德气雾剂、噻托溴铵粉吸入剂等。

吸入给药被世界卫生组织和欧美国家推荐为哮喘、慢性阻塞性肺疾病等呼吸道疾病治疗的首选给药方式。它可将药物直接递送到预定的作用部位，有助于减少脱靶剂量和相关副作用，同时为患者提供方便、无创的给药方法。药用气雾剂还可以为全身治疗提供途径，因为肺部的气体交换区（即肺泡区）具有较大的表面积和丰富的血流，可以促进药物全身循环的快速吸收。气溶胶给药的优势经常被概括为：①直接给药到作用部位，减少治疗肺部疾病时的脱靶剂量/系统毒性；②吸收迅速；③由于吸入是一种非侵入性给药途径，因而对患者安全、方便。

（5）透皮给药系统（transdermal drug delivery system/transdermal therapeutic system，TDD/TTS）

传统中药贴剂是将药材、食用植物油、红丹等炼制成膏料，摊涂于裱背材料上，常温下为半固体或固体，用时加热，使膏药微熔，主要供外贴，有保护、封闭和治疗的作用，在我国已有近千年的历史。现代透皮吸收制剂利用控释技术，药物经皮肤吸收可按病情需要剂量，以恒定速度透过皮肤进入全身血液循环，发挥全身性或局部作用，具备速效、长效等特点，广泛用于心血管疾病、内分泌疾病、精神疾病、过敏性疾病、慢性胃肠道疾病的治疗。此外，这种给药途径避免了对胃肠道的 pH 和消化酶产生影响，绕过了首过效应，最终提高了药物的生物利用度。这类制剂在欧美国家称为贴剂，在国内多定名为贴片。贴剂有背衬层、药物贮库、粘贴层及保护层。药物贮库为控释膜的贴剂，具有控释特点。贴剂可用于完整皮肤表面，也可用于有疾病或不完整的皮肤表面。

（6）其他局部用药

另有主要目的是产生局部作用，如用于治疗皮肤病的软膏、糊剂、洗剂。滴眼剂、滴鼻剂用于眼、鼻疾病，也属此例。但鼻黏膜吸收力较强，也可通过局部吸收而发挥全身作用，甚至引起中毒。治疗婴儿鼻炎使用萘甲唑林滴鼻液可引起昏迷、呼吸暂停、体温过低、肌张力减低。大量乙醇擦浴，可引起昏迷、呼吸困难。糖皮质激素软膏大面积外用，可引起全身水肿。

（三）用药次数和服药时间

每日用药次数需要参考药物的半衰期来确定。但药物的半衰期也可随个体病理、生理情况变化而不同，在给药时必须注意这一点。大多数口服药物一般按每日 3 次服用，一日用量为一次剂量的 3 倍。儿童患者每日用量可以将一日用量分成 3 次或 4 次服用。

有些口服药物，服药时间是决定药物能否发生应有作用的重要因素。例如健胃药适宜在饭前服用，催眠药适宜在晚间临睡前服用，驱虫药通常空腹或半空腹时服用，某些导泻药在早餐饭前服用方便且效果好。

凡是刺激性的药物，应在饭后或饭时服用，以减少消化道反应。抗酸药近年主张在饭后 0.5~1 h 服用。

（四）药物剂量

一般指每日的用药剂量，可根据需要分次服用。剂量大小可决定血药浓度，在一定剂量范围内，药物剂量越大，组织与器官中的药物浓度越高，药理作用也越强；反之，剂量越小，药物浓度越低，药理作用越弱。

按照按剂量大小和药效的关系将药物剂量分为以下几种：

(1)无效量：剂量过小，不产生任何效应的剂量。

(2)最小有效量(阈剂量)：刚能引起药物效应的最小剂量。

(3)极量(maximam dose)：能引起最大效应但不至于中毒的剂量，又称最大治疗剂量。我国药典对毒性药物规定了每次或每天的极量，用药时一般不得超过极量，否则需对可能发生的医疗事故负法律责任。

(4)治疗量(therapeutic dose)：介于最小有效量与极量之间的剂量。

(5)常用量：比最小有效量大，比极量小，能产生明显效应又不引起毒性反应的剂量。

(6)最小中毒量：引起毒性反应的最小剂量。

(7)致死量(lethal dose)：导致死亡的剂量。

(8)安全范围(margin of safety)：处于最小有效量和最小中毒量之间的剂量。

药物的安全剂量范围越大越好，反之则易中毒。在临床用药过程中药品说明书所规定的常用剂量，是对大多数成人可产生明显的治疗作用而又不致产生严重不良反应的剂量。极量是治疗量增加的最大限度，可以看作是最大治疗剂量。在临床用药工作中，为了保证用药安全，应严格遵循医嘱，准确计算给药剂量，注意单位时间内进入机体的药量，根据医嘱及病情需要控制静脉给药速度，若静脉注射或静脉滴注速度过快将会造成单位时间内进入体内药量过大，引起毒性反应。

四、药物相互作用

(一)药物相互作用的概念

药物相互作用(drug interation)指两种或两种以上的药物同时应用时所发生的药效变化，即产生协同(增效)、相加(增加)或拮抗(减效)作用。合理的药物相互作用可以增强治疗效果或降低药物不良反应，反之可导致治疗效果降低或毒性增加，还可能发生一些异常反应，干扰治疗，加重病情。作用增加称为药效的协同或相加，作用减弱称为药效的拮抗。药物相互作用可分为药代动力学相互作用与药效学相互作用。

(二)合理利用药物相互作用

联合治疗的原理就是利用药物之间的相互作用。比如用一种药物来增强另一种药物的治疗效果。丙磺舒，由于阻断了青霉素的排泄途径，使得青霉素在血液中维持较高的浓度，能作用更长的时间。在很多情况下，两种具有相似作用的药物由于其累加的效应，联合给药比单用具有更好的效果。比如阿司匹林与可待因，两种都是镇痛药，联合用药可以取得比单用更好的镇痛效果。

药物之间的相互作用有时可以用来防止与对抗药物之间的副作用，如氢氯噻嗪和螺内酯，两者都是利尿药，常常联合使用，因为前者是排钾利尿药，而后者是保钾利尿药，两者合用可以维持钾的代谢平衡。

但是并非所有的药物相互作用都是有利的。多种药物合用可能对机体产生不利、甚至危险的作用。不良的药物相互作用会降低药物的治疗效果或增加药物的毒性。患者如果同时服用利尿药和锂剂，利尿药可使血清锂离子浓度上升，从而导致锂中毒。相反，当四环素与含钙或含镁的药物或食物(如抗酸药、牛奶等)一起服用时，它们之间会在胃肠道相互结合，使四环素的吸收减少。

(三)利用药物相互作用时应注意的事项

关注药物的相互作用，需注意以下几点：

1. 实施个体化给药

对于儿童、老年人、肝肾功能减退等特殊人群，临床用药时要特别注意药物的相互作用。药物在此类人群体内的代谢和排泄减少，会引起血药浓度升高，进而易发生不良反应。因此，应尽量避免联合应用使治疗较难控制的药物或容易导致严重不良相互作用的药物，要选择更安全的替代药物。

2. 重视药品说明书

应用一种药物治疗效果不佳时，就需要更换药品或选择其他药品进行合理配伍。但并非所有配伍都是合理的，有些配伍会使药物的治疗作用减弱，导致治疗失败；有些配伍会使不良反应或毒性增强，引起严重不良反应；还有些配伍会使治疗作用过度增强，超出机体耐受范围，这也可引起不良反应。药品说明书中详细记载了药物的溶剂选择和相互作用，医师和药师使用前应仔细阅读，做到心中有数，避免可能出现的不利药物相互作用。

3. 重视易发生药物相互作用的高风险人群用药

国内研究报道，年龄大于65岁的患者服用华法林出血事件发生率显著高于65岁以下患者。因此，对于患各种慢性疾病的老年人、需长期应用药物维持治疗的患者、多脏器功能障碍者与接受多家医院或多名医生治疗的患者，均应详细询问其服药史，综合考虑病情，力求用药少而精。

4. 牢记易发生药物相互作用的高风险药物

易发生药物相互作用的高风险药物有抗癫痫药物(苯妥英钠)、心血管药物(奎尼丁、普萘洛尔、地高辛)、抗凝药(华法林、双香豆素)、降糖药(格列本脲)、抗生素及抗真菌药(红霉素、利福平、酮康唑)、消化道用药(西米替丁、西沙必利)。华法林是临床常用的抗凝药，抗凝治疗效果高且价格便宜，但不足之处是其易与多种药物发生相互作用。华法林与头孢菌素类抗生素(头孢哌酮、头孢噻吩等)、大环内酯类抗生素、胺碘酮等合用可增强抗凝作用，与维生素K、口服避孕药和雌激素等能竞争有关酶蛋白，促进凝血因子Ⅱ、凝血因子Ⅶ、凝血因子Ⅸ、凝血因子Ⅹ的生成，使抗凝作用减弱。

5. 不宜频繁更换药物

在治疗或处理疾病过程中，若必须更换药物并存在药物相互作用时，由于药物相互作用的时间、过程和程度随药物和患者不同而有所变化，应密切观察换药后的治疗效果和不良反应。

6. 及时监测治疗药物的浓度

如面对重要器官功能衰竭的患者，或当疾病本身影响药物的代谢和排泄时，应对治疗药物的浓度进行监测，以便及时调整用药剂量和药物治疗方案，避免发生严重不良反应和相关医源性疾病。

7. 不能忽视中西药之间的相互作用

甘草是很常用的一种中药，大部分中药处方中都有甘草。不过，对于服用地高辛的患者，如果服用甘草可能会增强地高辛的毒性。另外，人参还可增加肝素、阿司匹林和非甾体抗炎药(如布洛芬)引发的出血反应。张宇报道了一例冠心病合并心房颤动的患者，在服用华法林期间加服红花水煎剂过量致泌尿系统出血。银杏叶和辛伐他汀是临床常联合使用的心血管药物，试验显示，20 mg/kg 银杏叶制剂与辛伐他汀合用时，并无显著的相互作用，当剂量达到 200 mg/kg 时可诱导 CYP3A4 的活性，加快辛伐他汀的代谢，故临床两药合用时应分开服用。

8. 兼顾食物对药物的影响

药物的相互作用除了药物与药物之间的相互作用之外，同时也包括药物与烟、酒、食物之间的相互作用。食物影响药物治疗效果的例子也很多：如服用苯巴比妥类药物的同时饮酒可能会增强神经系统的抑制效应；葡萄汁不应与某些降压药及预防器官移植排斥反应的环孢素同时使用，因为葡萄汁可引起这些药物在体内浓度升高，从而增加这些药物的不良反应；葡萄汁也会与抗焦虑药物丁螺环酮、抗疟疾药物对环己二醇和催眠药物三唑仑发生相互作用引起血压升高；巧克力中的咖啡因可增加抗精神病药物哌醋甲酯的效应或降低镇静催眠药物如唑吡坦的作用。

9. 利用合理用药监测系统

科学利用合理用药监测系统可提高医院的安全用药水平。该系统是一种规范化、自动化的管理系统，是根据临床合理用药的基本特点和要求，采用计算机数据库组织原理和技术，通过将科学、权威和更新的医学、药学及相关学科知识进行信息标准化处理后，应用于医嘱审查和医药信息查询，从而预防药物不良事件发生，实现合理用药。通过该系统可以实时提供临床药物治疗过程中药物之间的体外配伍禁忌、体内相互作用、药物不良反应等警示信息。完全不正确的用黑色符号表示；不很合理的用红色符号表示。该系统有助于临床医务人员制订和实施合理的药物治疗方案。

重视药物相互作用对提高医疗质量、安全有效联合用药极为重要。深入了解药物在体内的吸收、分布、代谢和排泄过程以及各种药物在体内的相互作用，可以趋利避害，减少药品不良反应，保证用药安全。

五、药物不良反应

药物不良反应(adverse drug reaction)是指药物在机体作用时产生的任何不良的、与治疗目的无关的作用。《药品不良反应报告与监测管理办法》(中华人民共和国卫生部令第81号)定义的药品不良反应是指合格药品在正常用法用量下出现的与用药目的无关的有害反应。根据世界卫生组织的定义，药物不良反应被认为是“正常剂量的药物用于预防、诊断、治疗疾病或调节生理机能时出现的有害或与用药目的无关的反应”。药物不良反应通常由服用单种药物或同时服用多种药物引起。

随着新药的不断出现，药物不良反应的发生率呈上升趋势。2021 年，全国药物不良反应监测网络收到 196. 2 万份药物不良反应报告表，其中化学药物占 82. 0%，中药占

13.0%，生物制品占2.0%；注射给药占55.3%，口服给药占37.9%；儿童与老年患者比例较高，14岁以下儿童患者占8.6%，65岁及以上老年患者占31.4%。

（一）药物不良反应分类

多数药物都存在不良反应，只是存在程度差异，药物不良反应常见的分类方法有两种，一种是根据其发生机制分类，另一种是根据其性质分类。

1. 根据药物不良反应的发生机制分类

根据药物不良反应的发生机制可分为A型不良反应和B型不良反应两大类。

（1）A型不良反应：是药物固有作用的增强和继续发展的结果，其特点是可预测，也是一种药物在通常剂量下已知药理效应的表现。例如，β受体拮抗剂引起的心动过缓，抗凝血药引起的出血，苯二氮䓬类抗焦虑药引起的嗜睡等。A型反应与药物剂量有关，发生率高，但病死率低，而且时间关系明确。

（2）B型不良反应：与药物固有的药理作用完全无关，而与机体的特异体质有关的异常反应。此型不良反应常为免疫学或遗传学的反应，与药物剂量无关，且难预测，发生率低，但病死率高。过敏反应（如过敏性休克）与先天性血浆胆碱酯酶缺乏的患者对肌松药氯化琥珀胆碱发生的特异质反应（"严重窒息"）均属于B型不良反应。

2. 根据药物不良反应的性质分类

根据药物不良反应的性质分类可分为副作用、毒性作用、首剂效应、药物依赖性等。

（1）副作用：当一种药物具有多种药理作用时，除治疗作用之外的其他不利作用。药物副作用不是绝对的，例如阿托品用于解除消化道痉挛时，其引起的口干、心悸、视力模糊是药物的副作用；但是当阿托品用于手术前给药时，其利用口干的作用抑制支气管腺体分泌就成了药物的治疗作用。

（2）毒性反应：指由于药物剂量过大、用药时间过长或机体敏感性增加对机体所造成的功能或器质性的损害。毒性反应所造成的损害停药后也恢复较慢，甚至终身不愈。如氨基糖苷类抗生素具有耳毒性，可引起第八对脑神经损害，造成听力减退或永久性耳聋。目前发现引起耳聋的药物有100多种，所以在应用这些药物时，一定要控制好药物剂量，缩短给药时间，尽可能减少毒性作用的发生。

（3）过度作用：指药物效应超过了预期的程度。如降压药引起低血压，降糖药引起低血糖等。

（4）继发效应：不是药物本身的作用，而是药物主要作用诱发的一种反应。如长期应用广谱抗生素可引起菌群失调，从而导致某些维生素缺乏进而引起出血和二重感染。

（5）药物依赖性：指反复用药所造成的机体心理上或生理上对药物的依赖状态，表现出一种强迫性要连续或定期用药的行为或其他反应。如麻醉药品和精神药品，在临床上如果使用不当就易产生药物依赖性，所以国家把麻醉药品和精神药品列为特殊管制的药品，要求合理用药，让人类远离毒品。

（6）首剂效应：又称首剂综合征，指一些患者在初服某种药物时，由于机体对药物作用尚未适应而引起不可耐受的强烈反应。如初服哌唑嗪时可出现恶心、眩晕、头痛、嗜睡、心悸、体位性低血压、休克等症状。这些症状会随着第二次、第三次用药后逐渐减轻或消失。

(7)撤药反应：又称停药综合征，指机体对一些长期应用的药物的作用已经适应，突然停药就会使机体处于不适应状态而产生反跳反应，导致疾病加重。如停用抗高血压药(降压药)出现血压反跳；停用苯巴比妥类药物出现烦躁不安、精神错乱等症状。

(8)药物变态反应：又称过敏反应，与人的特异性过敏体质相关，仅见于少数人。

(9)特异质反应：指某个体对某种特定的药物显示异常或不可预料的敏感性，该反应大多是由于个体酶缺乏所致，并且多与遗传有关。

(二)药物不良反应的预防与处理

为实现治疗，可以接受一定的药物不良反应。但当这种不良反应危及生命或非常严重时，就必须停药。有些不良反应会随着用药时间的增长而逐渐消失。如帕罗西汀导致的嗜睡和哌唑嗪导致的体位性低血压会随着患者的耐受而逐渐消失。但是许多药物的不良反应是剂量依赖性的，只有在剂量减少时反应才会减轻或消失。

为了确保用药安全，护士应熟练掌握常用药物的治疗效果和不良反应，熟悉药物不良反应的症状及处理流程。

1. 药物不良反应预防原则

(1)用药前充分了解患者用药史，患者及其家族的药物过敏史。

(2)注意老年人、儿童、孕产妇等特殊人群，应根据其特点用药。

(3)避免盲目联合用药或重复用药。

(4)用药期间应注意监测肝肾功能指标。

(5)用药期间应注意观察有无药物不良反应的相关症状。

(6)注意药物迟发反应。

2. 药物不良反应观察程序

(1)给药前评估：给药前应明确用药目的，评估患者身体状况以及患者和家属对药物治疗的认知情况，确定有无用药禁忌证存在，并收集用药前各项检查资料。

(2)形成与用药有关的护理诊断：护理诊断主要是针对患者因药物治疗而产生的反应及问题。

(3)严格执行查对制度与流程，做到对的人、对的药、对的剂量、对的给药时间与对的方法。

(4)做好患者和其家属的用药健康教育，告知可能存在的不良反应与注意事项。

(5)落实用药后的病情观察。

(6)出现药物不良反应时，立即停止给药，及时报告当班医生，给予正确的处理。

(7)落实药物不良反应的报告与持续监测。

3. 药物不良反应观察重点

(1)重点人群的观察。对易发生过敏的特殊患者(婴幼儿、儿童、老年人、孕产妇、哮喘、心功能或肾功能不全等)应密切观察，如有过敏、中毒反应立即停止用药，并报告医生，做好记录，必要时封存实物协助检验工作。

(2)重点药物的观察。如中药注射剂、抗菌药物、心血管系统药物、细胞毒化药物、中枢性肌松药、抗精神失常药、中枢镇静催眠药等，每日向患者和其家属询问用药后有无不适感，以及是否出现不良反应。

(3)重点给药途径的观察。静脉输液或使用输液泵、微量泵应加强巡视，建立巡视登记卡，定时巡视病房，根据医嘱、患者病情和药物性质调整输液滴速，密切观察用药效果和不良反应。

4.药物不良反应报告处置程序

(1)发现或患者自述用药期间出现不良反应，如有发热、皮疹、呕吐等症状，应及时报告医生，并按照医嘱做好相应处理。

(2)进一步了解用药情况，确为可疑药物不良反应时及时与临床药师参与调查。

(3)由医生或临床药师填写"药物不良反应事件报告表"，或通过医院信息系统填报。

(4)认真填写病区"药物不良反应登记表"。

六、其他影响药物作用的因素

(一)药物与血浆蛋白的结合程度

药物与血浆蛋白的结合程度是影响药物作用的一个重要因素。因为只有游离的药物才能在机体内发挥作用，而这种结合会在很大程度上影响药物的作用效果及作用时间。营养不良、肾衰竭以及和其他能与血浆蛋白结合的药物合用都可能影响药物与血浆蛋白的结合程度。当药物与血浆蛋白的结合率改变时，药物的剂量也可能需要调整。

(二)年龄

年龄也是一个重要的影响因素。老年患者通常有肝功能下降、肌肉减少、肾功能下降、血清蛋白减少等问题，所以需要减少给药剂量，有时还需延长给药间隔来避免发生药物不良反应。同样，新生儿由于体内代谢酶系统和肾功能还没有发育完全，也面临着同样的问题。所以在对他们用药时，必须实行剂量个体化，并进行严密监测。

(三)隐性的疾病

隐性的疾病，如酸中毒可以导致胰岛素抵抗。遗传性疾病如葡萄糖-6-磷酸脱氢酶缺乏症的患者在服用磺胺类药物后可能引起溶血性贫血。一个携带遗传易感基因的患者在服用巴比妥类药物时可能引发急性卟啉病。同样，肝药酶代谢活性强的患者(如快乙酰化个体)在服用异烟肼后，其毒性代谢产物会在肝内快速聚集，从而可能诱发肝炎。

(四)给药的方法

给药的方法会影响药物在机体内的作用。有些片剂和胶囊过大，患者不太容易吞咽。尽管口服溶液可以解决这个问题，但是由于液体容易吸收，会导致药物在血液中的浓度比服用片剂时高得多。当服用有潜在毒性的药物(如地高辛)时，由于生物利用度增加可能导致毒性反应。

（五）不适当的贮藏

是否规范贮藏直接影响药物的质量，药物贮藏不当可导致药物发生变性、效价降低或变质，甚至可产生毒性，危害患者生命健康。影响药物质量的主要贮藏因素有温度、湿度、光线、空气中的氧气和二氧化碳，不同剂型的制剂贮藏要求亦不同。因此，需要严格按照药物包装、说明书"【贮藏】"项标示的要求贮藏药物。

（六）给药的时间

进餐时或进餐后马上口服给药常常会导致药物的吸收减少。但对一些有刺激的药物，如阿司匹林，这种服用方法反而是合理的。对于青霉素类和四环素类药物而言，它们不能安排在进餐时给药，因为某些食物成分会使它们失活。

第二节　特殊人群的用药

药物在机体内产生的药理作用和效应是药物和机体相互作用的结果，受药物和机体的多种因素影响，而机体的因素主要有年龄、生理、病理和遗传等。临床不合理用药分析显示，不注意个体化给药与用药不当的情况占据一定比例。而不注意个体化给药与用药不当的情况主要是不能根据临床药物动力学新理论、新技术，较大的个体化差异等，实施个体化用药。所以，应关注老年人、儿童、孕产妇，以及慢性病患者等特殊人群的药物治疗。

一、妊娠期用药

妊娠是一个特殊阶段，使用药物治疗时主要从母婴两方面考虑，妊娠期女性在服用药物时，多数药物可以通过胎盘进入胎儿体内，影响胎儿的正常发育，严重时甚至造成畸形和死胎。即使是服用中药，也要选择毒性较轻、药性温和的中药。因此，妊娠期必须合理选择药物，以保证胎儿及孕妇的健康与安全。美国食品和药物管理局（Food and Drug Administration，FDA）于 1979 年，根据动物实验和临床实践经验及对胎儿的不良影响，将药物分为 A、B、C、D、X 五类，用来反映其对胎儿出生缺陷的影响程度。尽管在妊娠期间最好不要用药，但是建立这样的分级评价体系有助于对所用药物给予一个治疗效果和对胎儿影响的快速评价，从而指导孕妇用药。对孕妇来说，A 类药一般来说是可以放心用的，而 X 类药则是妊娠用药的禁忌。

（1）A 类药：在孕妇群体的多项研究显示，对胎儿无任何不良的影响。

（2）B 类药：在动物实验中显示对胎儿没有影响，但在人类中还没有对照试验；或是在动物实验中显示其对胎儿有不良影响，但是在人类的研究中却显示其对胎儿无不良影响。

（3）C 类药：在动物实验中显示对胎儿有不良影响，但对人类的影响并没有足够的研究支撑；或是尽管其对妊娠有风险，但是相比其治疗效果而言，可以接受该风险。

(4)D 类药：对妊娠有影响，但是在某些特殊的情况下仍然可以应用(如患者有生命危险时，或者患者患严重疾病时，以及对妊娠安全的药用不上或不起作用时)。

(5)X 类药：研究显示，在人类或动物中都可以导致胎儿发育异常，或不良反应报告显示此类药对胎儿有明显的风险，而且这种风险远高于其治疗效果。

胎盘屏障在保护胎儿免受药物影响方面，并未发挥明显作用，除了那些具有特别大的分子结构的药物，其他几乎所有进入孕妇体内的药物都可以通过胎盘进入胎儿的血液循环中。即便是大分子物质也存在风险。如抗凝药肝素，理论上，肝素在孕妇体内应用对胎儿不会有什么影响。但实际上，在孕妇体内应用肝素时也得十分小心。相反，有些药物即使穿过了胎盘屏障也不意味着它会对胎儿产生不利的影响。

在妊娠期的两个阶段里，即前 3 个月和第 6 个月到第 9 个月，胎儿是最脆弱的，母体内的药物很容易对其造成伤害。在这两个时间段，服用任何药物都必须十分小心。药物引发胎儿畸形的最敏感的时期就是前 3 个月，因为此时正是胎儿器官分化期，在这段时间，任何药物，特别是那些归于 A 类或 B 类的药物，如果不是用于抢救孕妇生命，都不能应用。理论上，在这个时期，即使是阿司匹林，也会对胎儿造成损害。因此，强烈建议患者在妊娠早期，不要擅自服用药物。胎儿对药物敏感的另一个时期在妊娠的后 3 个月，原因是，当胎儿与母体分离后，新生儿必须依靠自己的代谢系统来清除残留在体内的药物，但是此时他/她的解毒系统还没有发育完全，任何残留的药物都可能需要很长的时间来消除，这样就可能延长药物在体内引起毒性反应的时间。总之，在妊娠的最后 3 个月，药物只有在完全必须的情况下才能应用。

在很多情况下，孕妇需要服用药物。如抗惊厥药，即使在妊娠期，也要继续用药。同样，细菌感染时需要接受抗生素的治疗。在这些情况下，孕妇自身的需要比潜在的对胎儿的风险更为重要。下面的方法将有助于妊娠期人群预防药物一般和潜在的毒性：

(1)对生育年龄的女性用药时，先问清她最后一次月经的时间以及她是否怀孕，如果这种药物是已知的致畸因子(如异维 A 酸)，制造商会标出警示，提示生育年龄的女性应当避免服用，除非她们没有怀孕或者在治疗期间服用了避孕药。

(2)特别在妊娠前 3 个月及第 6 个月至 9 个月，孕妇不应该服用任何药物，除非这些药物对于维持妊娠或是孕妇的健康是必要的。

(3)在妊娠期广泛应用的药物中，用于局部的药物同样也值得注意，很多局部用药可以被大量地吸收从而危害到胎儿。当孕妇需要用药时，医生必须用最可能安全的药物，使用最小剂量来减少药物对胎儿的危害。

(4)妊娠患者在服用任何药物之前都应该咨询专科医生。

总之，妊娠期用药应权衡利弊，尽量选用对妊娠妇女及胎儿比较安全的药物，并且注意用药时间、疗程和剂量的个体化，必要时测定妊娠妇女的血药浓度，及时调整剂量。并且，妊娠期单药有效时应避免联合用药，有治疗效果肯定的老药时避免用尚难确定对胎儿有无不良影响的新药，小剂量有效时避免用大剂量。妊娠早期应避免使用 C 类、D 类药物。妊娠的中晚期，药物对胎儿的致畸可能性减少，此时期用药也应慎重，根据用药适应证权衡利弊作出选择。

二、哺乳期用药

母乳喂养对婴幼儿成长发育的益处已众所周知，药物会不同程度地转运到乳汁中，鉴于新生儿体质量较轻，其肝肾功能尚未发育成熟，对药物的消除能力较差，容易在其体内蓄积，加之婴幼儿对药物的敏感度更高，因此，有必要加强对哺乳期用药安全的重视程度。虽然大多数药物的转运量较低，仅有少量药物转运到乳汁后可达到对婴幼儿有临床意义的剂量，大部分药物不会对婴幼儿产生危害，但需要注意的是婴幼儿每天有较大的吸乳量，一般会在 500 mL 以上，乳汁中的药物浓度相对较高，部分药物治疗指数较低，而哺乳期用药过多可能会导致婴幼儿出现毒性效应或治疗效应，对其身体健康产生影响。

（一）哺乳期安全用药原则

（1）选择恰当的药物：产后不可随意乱服药物，解痉止痛药如阿托品等可抑制乳汁分泌而造成乳汁不足。应选用治疗效果理想、具有更短半衰期、不良反应小和剂量恰当的药物，尽可能选用不能分泌或较少分泌进入乳汁的药物。

（2）哺乳期用药尽量选择单一成分：避免复合制剂，禁用缓控释制剂。

（3）用药方式选择：选择对乳汁影响最小的，外用>口服>静脉用药。

（4）不可滥用中药：部分中药成分会进入母体乳汁，或者具有回奶效果，如炒麦芽、大黄、薄荷等。

（5）用药时机选择：喂奶时规避血药浓度最高时段，最好在完成一次喂养后或婴幼儿长睡眠时再服药，尽量将后续哺乳时间推迟，最低标准是间隔 4 h，以便更多的药物被母体代谢和排泄。禁用药物暂停哺乳。药物代谢动力学理论指出，血药浓度在药物 5 个半衰期后会降低到峰值 3%左右。

（6）用药安全等级：哺乳期合理用药在国内比较常用的是儿科学教授 Hale 的“L 分级”。L1 和 L2 级别的药物一般认为不影响继续母乳喂养。

（7）密切观察婴幼儿的反应：如服用青霉素后注意婴幼儿是否出现皮疹，服用克林霉素后是否出现腹泻等。

（二）哺乳期合理用药建议

1. 抗菌类药物

（1）青霉素类：通常毒性相对较小，安全性也较好，是 FDA 中 B 类药，可治疗哺乳期感染，常用药物是青霉素 G、氨苄西林、美洛西林、哌拉西林等。

（2）头孢菌素类：药物成分可渗透进胎盘中，具有较高安全性，为 FDA 中 B 类药，常用于哺乳期抗菌治疗。头孢唑林、头孢噻肟钠、头孢氨苄、头孢克肟、头孢呋辛、头孢曲松钠、头孢哌酮钠等是常用药物。

（3）氨基糖苷类：为 FDA 中 C、D 类药，可能会对婴幼儿肾脏、第Ⅷ对脑神经产生损伤，为妊娠期禁用药物，主要有链霉素、庆大霉素、卡那霉素等。

（4）大环内酯类：多为 FDA 中 B 类药，对婴幼儿无致畸作用，红霉素、罗红霉素、阿奇霉素等为常用药物，对支原体、衣原体感染或青霉素过敏者均适用。

（5）四环素类：多为FDA中D类药，主要有四环素、土霉素、米诺环素，其荧光物质能聚集在骨骼组织或牙釉质中，进而对婴幼儿发育产生影响，为哺乳期禁用药物。

（6）酰胺醇类：为FDA中C类药，氯霉素可经血乳屏障对婴幼儿骨髓产生抑制效果，有可能会引起“灰婴综合征”，是哺乳期禁用药物。

（7）喹诺酮类：为FDA中C类药，主要有吡哌酸、氟哌酸、氧氟沙星、司帕沙星、环丙沙星等药物，在软骨与骨之间存在较强的亲和力，可能对动物造成不可逆的关节病，对新生儿软骨正常发育会产生一定影响，为哺乳期禁用药物。

（8）磺胺类：为FDA中C类药，经动物实验表明，对婴幼儿可能存在致畸风险，但目前未有关于婴幼儿的研究报道。哺乳期用药会降低婴幼儿血小板指数，存在导致溶血性贫血的可能，同时还会对白蛋白与胆红素的结合产生竞争性抑制效果，进而引起高胆红素血症，为哺乳期禁用药物。

（9）其他类：磷霉素、林可霉素、克林霉素均为FDA中B类药，能够选择性使用；万古霉素为FDA中C类药，在哺乳期禁用。

2. 抗病毒类药物

（1）在FDA中，三氮唑核苷为X类药，经动物实验证实，该药物有显著的致畸风险，为哺乳期禁用药物。

（2）在FDA中，无环鸟苷为B类药，可对DNA合成产生抑制作用，因而可治疗疱疹病毒感染。

（3）在FDA中，更昔洛韦为C类药，需慎重用药。

3. 抗结核、镇静和催眠药物

（1）已经明确乙胺丁醇、吡嗪酰胺、异烟肼等抗结核药物对婴幼儿畸形发育不会产生必然的影响。

（2）安定类镇静剂为FDA中D类药，该药物的代谢产物积聚会导致婴幼儿高胆红素血症，哺乳期治疗中需慎重用药。

（3）巴比妥类药物为FDA中D类药，经动物实验证实该药物具有一定致畸性，存在引发婴幼儿肝脑缺如、四肢畸形的可能，为哺乳期禁用药物。

（4）哌替啶为FDA中D类药，对呼吸有轻度抑制作用，治疗中需慎重用药。

4. 解热镇痛类

（1）阿司匹林可经由乳汁进入婴幼儿体内，高剂量有严重的致畸风险。

（2）对乙酰氨基酚在哺乳期有较高的用药安全性。

（3）布洛芬、吲哚美辛虽无致畸风险，但可引起胎儿动脉收缩，为妊娠期禁用药物，但哺乳期治疗中可用。

5. 降压类药物

（1）硫酸镁：具有较高的用药安全性，但高剂量会导致婴幼儿肌张力降低，出现呼吸抑制。

（2）硝苯地平：经动物实验证实具有较高致畸风险，为哺乳期禁用药物。

（3）拉贝洛尔：不存在致畸风险，口服用药不会对婴幼儿生长发育产生消极影响。

(4)酚妥拉明：无致畸风险，哺乳期可用。

药物对哺乳期女性的影响如同双刃剑，一方面可治疗母体的疾病，另一方面又需重视其对婴儿的潜在影响。因此，临床药师需参考药物乳汁转运的代谢动力学特点、哺乳期药物的风险等级等，查询相关文献指南，遵循哺乳期安全用药原则，对哺乳期女性的处方开展审核工作，使哺乳期女性用药更安全。

三、儿童期用药

儿童处在不断生长、发育、成熟、完善的过程中，机体各系统、器官的功能尚未发育完全，肝脏的解毒和肾脏排毒功能以及血脑屏障的作用也还不健全。药物在儿童体内的吸收、分布、代谢、排泄等药代动力学差异很大，用药稍有不慎，极易产生不良反应。且儿童可以分为胎儿期、新生儿期、婴儿期、幼儿期、学龄前期、学龄期等，药物在这几个时期的体内代谢的差异也各有特点，在给药时应注意用药方法，以确保达到最佳的药物效果及减少药物的毒副作用。儿童期特殊的生理对药物作用的影响如下：

1. 吸收

对于儿童来说，药物的吸收取决于药物的剂型，药物的物理性质，与其一起服用的其他药物或物质如食物等，儿童的生理变化及其存在的并发症。新生儿胃液的 pH 是中性或是轻度酸性的，到婴儿时酸度才慢慢增加，这会影响药物的吸收。如萘夫西林及青霉素 G，婴儿由于其较低的胃酸浓度，对它们的吸收比成人好。各种不同的婴儿药方和牛奶产品都能增加胃液的 pH 从而妨碍酸性药物的吸收。在对儿童用口服药时，如果可能，最好空腹给药。胃的排空时间与通过小肠的时间(通常儿童比成人的时间长)能影响药物的吸收。同样，小肠运动功能亢进(像腹泻)能够减少药物的吸收。儿童相对薄的皮肤能增加局部药物的吸收。

2. 分布

与吸收相同，儿童时期体重和生理的变化能够显著地影响药物的分布及治疗效果。早产儿的体液重量占总体重的 85%，足月儿占 55%~70%，而成年人的体液重量占其总体重的 50%~55%。细胞外液(绝大部分是血液)占新生儿体重的 40%，而在成年人，细胞外液只占到其体重的 20%。细胞内液在人的一生中变化较少，对药物的剂量几乎没有影响。由于绝大多数的药物都是通过细胞外液运输到其作用部位的，所以细胞外液的容量会影响水溶性药物的浓度和它们的作用效果。由于儿童的体内液体占较大的比例，所以药物在其体内的分布容积也会相对应地增大。由于脂肪的比重会随着年龄的增大而增大，故脂溶性的药物在儿童体内的分布容积小于成人，因此，药物的脂溶性与水溶性将会影响对儿童的用药剂量。

3. 血浆蛋白结合

由于儿童血浆蛋白中的清蛋白浓度较低及药物与血浆蛋白之间的分子间引力较小，使得药物与血浆蛋白的结合率不如成人高。药物与血浆蛋白的结合可能会置换出像胆红素、自由脂肪酸之类的内源性化合物。相反，内源性化合物也可以将那些与血浆蛋白结合得不是很牢固的药物置换下来。如药物对胆红素的置换可能会导致非结合胆红素的浓度升高，在血浆中的胆红素浓度正常时，引发较危险的核黄疸。由于只有游离的药物才能发挥其药理作用，故任何使得药物从结合状态变成游离状态的影响因素都能显著地影响药物的治疗效果。疾病或机体功能紊乱，如肾病综合征和营养不良，也能减少药物与血浆蛋白的结合，从而提高游离药物在血浆中的浓度，增强药物的治疗效果或引起药物的毒性反应。

4. 代谢

新生儿代谢药物的能力取决于其肝药酶系统发育的完整程度、胎儿在子宫内接触药物的程度和药物本身的特性。新生儿某些代谢功能还未发育完全。葡萄糖醛酸代谢可使绝大多数药物的水溶性增强，以利于肾的排泄。未满 1 个月的婴儿这种代谢作用还未发育完全，即使是按小儿用量，也不能给予足量。新生儿使用氯霉素可能发生灰婴综合征，也说明其还没有代谢这种药物的能力。因此，在对新生儿使用氯霉素时，必须减少用药剂量并监测药物的血药浓度。相反，在子宫内胎儿对药物接触可以诱导其肝药酶的活性，增强其代谢那些有潜在毒性药物的能力。大一点的儿童对某些药物(如茶碱)的代谢速度可能比成年人还快。这种能力可能来自于他们不断发育的肝药酶代谢系统。对他们用药时，可能需要比推荐的成人用药剂量还要大一些。同样，对儿童给予两种及两种以上的药物时，可能改变肝的代谢功能并诱导肝药酶的活性。如苯巴比妥能诱导肝药酶的活性，加速与其合用药物的代谢。

5. 排泄

肾脏对药物的排泄是肾小球的过滤，肾小管的主动分泌和肾小管被动重吸收综合作用的结果。由于许多药物是通过肾脏排泄，故肾脏的发育状态或肾脏存在的病变都能显著地影响所需的药物剂量。如果儿童不能通过肾脏来排泄药物，将导致药物在体内蓄积，并可能产生毒性作用。新生儿的肾脏与成人生理上的不同表现在以下方面：新生儿肾脏对血流有很高的阻力，接受的血液只占心排出量较小的比例；肾小球与肾小管未发育完全，细尿管袢短且未发育完全(小儿的肾小球滤过功能在 2.5 个月到 5 个月才跟成人一样；肾小管的分泌功能可能在第 7 个月到 12 个月才跟成人一样)；肾小球的滤过率低(青霉素就是通过这种途径清除的)；浓缩尿液或重吸收各种过滤过的化合物的能力低下；近曲小管分泌有机酸的能力低下。成人与儿童白天尿液 pH 的变化都与“睡醒”机制相关联。

儿童正处在生长发育阶段，身体组织器官等方面发育尚不成熟，功能不完善，因此选择药物时应严格掌握适应证，挑选治疗效果确切、不良反应较小的药物，特别是对中枢神经系统、肝、肾功能有损害的药物应尽可能少用或不用；根据儿童特点和疾病程度，慎重选择适当的给药途径，口服给药为首选；儿童用药，特别是新生儿、婴儿用药，应严格掌握剂量，避免剂量过小达不到治疗效果、剂量过大对患儿产生危害，还应注意，随着年龄的增长，儿童的体重、组织器官逐步成熟、完善，用药剂量应相应逐步进行调整。儿童剂量的计算用体重折算法(小儿剂量=成人剂量×小儿体重 kg/70 kg)、年龄折算法[婴儿量=月龄×成人量/150，儿童量=年龄×成人量/(年龄+12)]、体表面积折算法[小儿剂量=成人剂量×小儿体表面积 m^2/1.73 m^2，小儿体表面积=(体重 kg×0.035)+0.1]等。口服给药虽然为首选药物，但是要注意防止儿童呕吐，提高儿童用药的顺应性，密切注意用药过程中的不良反应。

四、老年人群的用药

我国是世界上老年人口最多的国家，老年人患病率高，常患有多种疾病，需要同时服用好几种药物。这样，老年人发生药物不良反应的可能性相应增加，如何让老年人合理用药的问题就尤为重要。随着年龄的增长，老年人许多组织器官功能减退，机体组成也发生变化，药物在其体内的吸收、分布、代谢、排泄等也发生了改变。这些变化可能导致老年人用药剂量改变，或者发生一些常见的不良反应与依从性问题。

(一)生理变化对药物作用的影响

1. 吸收

老年人胃黏膜萎缩，胃酸分泌减少，胃内容物的 pH 升高，弱酸性药物解离后不能以分子型存在而使吸收受阻。因此，药物在胃肠道滞留时间延长，从而增加了对胃肠道的刺激。相反，弱碱性脂溶性药物吸收会增加。

2. 分布

药物在体内的分布受许多因素影响，包括器官和组织的血流量、药物脂溶度、药物与血浆蛋白和组织蛋白结合能力、局部的 pH，以及毛细血管的通透性等。老年人组织器官血流量减少，会影响药物的运载与分布。并且，在老年人中，脂肪在机体中的比例增大，总水分减少，使脂溶性药物在老年人中分布容积增大，作用持续较久，半衰期延长，易出现蓄积中毒反应，而水溶性药物浓度增加易出现毒性反应。大多数药物在血浆中均可以与血浆蛋白不同程度地结合，老年人血浆白蛋白随年龄增长而减少，当营养状态差、虚弱或病情严重时下降更为明显。这会使血中游离型药物(尤其是与血浆蛋白结合率高的药物)浓度增大，分布容积增加，易出现不良反应。

3. 代谢

药物代谢主要在肝脏进行，而许多药物通过细胞色素 P450 酶(CYP450)进行代谢。CYP450 受年龄、营养状态、病理等因素影响。老年人的 CYP450 酶活性降低，导致药物的半衰期延长，再加上老年人功能性肝细胞、肝血流量也都相应减少，使药物代谢减慢，清除率降低，这可能是老年人易发生药物蓄积中毒的原因之一。

4. 排泄

药物及其代谢产物主要经尿排泄，肾脏是最重要的药物排泄器官。但老年人的肾实质单位数、肾小球面积、肾小管的长度和容量均下降；肾血流量、肾小球滤率和肾小管重吸收也下降；肌酐清除率下降 50%，药物排泄缓慢，药物作用持久、强烈。若老年人使用经肾排泄的药物，如强心苷、氨基糖苷类、苯巴比妥、普萘洛尔、某些解热镇痛药等，可能导致肾损害。

5. 其他

其他一些老年人的特殊生理因素(如心血管反射减弱)，病理因素(如体温降低)，以及药物效应靶点的敏感性改变，都可能会影响药物治疗效果。

由于不同药物在老年人和青年人的药动学、药效学上有显著差异，使老年人对药物的反应性增加，用药个体差异大，且不良反应发生率增加，因而老年人用药需切实掌握用药指征、遵循个体化治疗原则、尽量减少合并用药，选择最适宜的剂量。

（二）老年人群用药需注意的问题

年龄的增长常伴随着器官功能的减退，而这些器官能显著地影响药物的分布及清除。这种生理功能的下降将会由于疾病的影响或长期的生理功能紊乱而变得更加严重。总之，这些因素将会显著地增加药物的副作用、毒性反应和顺应性差的发生率。当给老年人用药时，必须注意这些变化的影响。

1. 药物的副作用

与年轻人相比，老年人服用较大的药物剂量时，由于其顺应性差及生理上的变化，使其药物的副作用通常是年轻人的两倍。药物副作用的前兆症状是昏迷、虚弱和嗜睡，这常归结于年老或疾病的影响。如果药物的副作用没有被及时发现，患者还会继续服用这种药物，并且需要接受药物副作用引起的本不必要的并发症相关治疗，导致不合理用药与过度用药。尽管任何药物疗法都会产生副作用，但是绝大多数在老年人身上发生的严重并发症是相对少数的药物引起的。

（1）利尿药的毒性。由于机体的体液随着年龄的增加而减少，常规剂量的排钾利尿药，如氢氯噻嗪和呋塞米，可能会导致老年人体液的流失甚至脱水。这些利尿药可能会减少体内的钾，导致患者身体虚弱，使得先前存在痛风和糖尿病的患者病情更加复杂。

（2）抗高血压药的毒性。许多老年人在使用抗高血压药物时，会出现头晕眼花或者晕厥症状。部分归因于动脉粥样硬化和血管的弹性减小。如果抗高血压药降压过快，会导致没有足够的血流来供应大脑，引起头晕、昏厥，甚至脑卒中。因此，必须根据个体情况仔细地调整每个人用抗高血压药物的剂量。对于老年人，过于急进的抗高血压药物疗法所产生的不良反应要比其有利的作用更多。尽管把血压降到 135/90 mmHg 是合理的，但是在用药降压的过程中，要注意年老患者的降压速度要比年轻患者更加缓慢。

（3）地高辛的毒性。当肾功能下降时，地高辛在血液中的浓度可以达到一个足以产生毒性反应的水平，导致恶心、呕吐、腹泻甚至严重的心律不齐。为了阻止这些严重毒性反应的发生，我们应监测患者的血药浓度并观察患者出现毒性反应的早期信号与征兆，如食欲下降、意识错乱或出现抑郁等。

（4）肾上腺皮质激素的毒性。老年人使用肾上腺皮质激素可能产生两种副作用，其一是短期应用时产生的，如液体潴留和精神上的不稳定（包括轻微的欣快感到严重的精神反应）。其二是长期应用时产生的，如骨质疏松。

（5）抗凝药物的作用。老年人用抗凝药物时会增加出血的风险，特别是当抗凝药物与非甾体类抗炎药一起服用时，这种风险性更大。

（6）催眠药的毒性。镇静药或催眠药，比如氟西泮，可能会导致过度的镇静或者导致宿醉。对于老年人，需要减少这种药物的用量。乙醇可以增强催眠药的抑制作用，因而饮酒的老年人要慎用此类药物。

2. 依从性

世界范围内的慢性病患者均存在用药依从性差的现象，超过 50% 的慢性病患者未严格按照医嘱用药，且其中超过30%的患者因用药依从性差导致住院。老年患者因年龄、心理以及疾病等因素，记忆力衰退，忘记服药的情况时有发生。老年患者对疾病及药物知识了解不足，对药物的用法用量、不良反应信息认识不足，容易发生减量、擅自更换药物或停药的情况。再加上老年人特殊的生理变化对药物作用的影响，对老年人群的用药安全管理尤为重要。

医务人员需加强向患者普及相关疾病及药物知识，告知患者合理用药的重要性，通过宣传栏、讲座、微信公众号及网络平台等方式对患者及其家属进行教育，加强与患者及其家属的沟通，提高患者对疾病的治疗、保健、日常护理等相关知识的了解程度。强调按医嘱服药，禁止擅自改药、停药等。医生在开具处方时，考虑到老年患者的记忆力、认知能力减弱等情况，应尽量减少药物品种，并将用法简化，以避免其服用多种药物时出现服药时间混乱、误服、漏服等情况。此外，要加强患者家属在治疗中的作用，提高患者家属对老年慢性病患者疾病进展、用药及日常生活的关注，家属要在老年慢性病患者用药中起到监督作用。

第三节　器官移植受者的用药

器官移植是现代医学发展最快、取得成就最伟大的学科，被誉为“21 世纪医学之巅”，成功挽救了大量终末期疾病患者的生命，并促进了其他医学领域的发展。目前，全球接受各种类型器官移植手术的患者已超过 100 万例。但移植术后排斥反应、感染、免疫抑制剂并发症、复杂的合并用药等问题仍然是影响术后患者存活和生命质量的突出问题。尤其移植术后药物治疗是个全程、漫长的医疗行为，受多重因素影响，虽然药物的创新上市和医疗技术的提高使得移植结果获得很大改善，但受体长期存活、排斥反应及免疫抑制用药带来的感染、脏器毒性、心血管风险等诸多问题依然存在，实体器官移植带来的病毒和细菌感染、合并用药引起的并发症和相互作用、免疫抑制和感染矛盾等仍然面临着复杂的药物治疗管理问题。因此要做好器官移植患者临床药物管理工作，就要及时发现并解决用药过程的相关问题，同时提高患者自我用药管理能力，以达到最佳的药物治疗效果，降低医疗成本。

一、器官移植受者的用药特点

1. 长期用药

对于器官移植患者而言，其术前器官功能已经衰竭，甚者已累及机体其他器官功能，内环境紊乱，病情复杂，再加上术后由于适应性免疫应答反应引起的排斥反应，多数患者需要常规或终身使用免疫抑制药物治疗。

2. 多药联用

器官移植患者机体情况复杂，移植早期排斥反应和感染之间的平衡常被打破，而移植后期慢性排斥反应与免疫抑制剂长期用药后的心血管病变、肝或肾功能异常、恶性肿瘤等并发症也常常发生。这一现实状况决定了器官移植患者用药情况的复杂性。

3. 个体化用药

免疫抑制剂在受者体内的代谢速度因个体差异而差别巨大，需要根据受者个体的年龄、体重、遗传因素、供受者匹配、血药浓度、病情和不同药间的相互作用等诸多因素来选择恰当的免疫抑制剂，并依据监测的药物浓度来调整用药剂量，还需根据药物在体内的代谢情况来选择服药时间和给药途径，此外还要在疾病不同的阶段，动态地调整免疫抑制剂方案。因此移植术后患者免疫抑制剂的基本应用原则是在有效预防排斥反应的前提下，达到药物剂量及药物不良反应最小化，制定一个安全、合理、有效、经济的个体化药物治疗方案，力求达到最佳的治疗效果。

二、器官移植受者用药需注意的问题

1. 强调依从性

依从性(patient compliance/treatment compliance，PC/TC)也称为顺应性，指患者按医生规定执行与医嘱一致的行为。战胜疾病需要医生和患者共同努力，相互配合。依从性的好坏直接关系到疾病治疗的结局。强调良好的服药依从性是减少移植术后并发症，保障移植体健康存活，提高生命质量的重要保证。有研究表明，服药数量多和受教育程度低是移植受者依从性潜在不佳的群体特征。因此，临床应重点关注此类型患者人群的用药健康教育和依从性指导。

2. 加强药物不良反应的监测与管理

(1)内分泌系统并发症管理：糖皮质激素诱导胰岛素抵抗和损伤外周葡萄糖摄取，而钙调磷酸酶抑制剂(calcineurin inhibitor，CNI)能抑制胰岛素的生成，对胰岛 β 细胞产生直接毒性作用。因此，移植患者在使用免疫药物前应对糖尿病及其危险因素进行筛查和评估。对于糖耐量异常或糖尿病的患者，应采取有效措施控制血糖，如免疫药物的优化选择、血糖监测、降糖药物干预、生活方式干预以及健康教育等。

(2)心血管系统并发症管理：移植术后服用某些药物也可能引发或加重心血管并发症，如糖皮质激素可引起水钠潴留，导致心脏容量负荷增大，血压升高，诱发和加重心力衰竭；CNI 类尤其是环孢素，可引起高血压；西罗莫司容易引发高脂血症等。因此，应注意监测血压、体重、尿量的变化，按时服用降压降脂药，健康饮食，生活规律，适当锻炼。

(3)感染并发症的监测及管理：移植术后免疫抑制剂的使用易造成细胞免疫和体液免疫缺陷，导致机会性感染风险增加。感染已成为器官移植术后患者死亡的首位原因。一旦感染，程度会更严重，治疗也更困难，常需综合治疗，包括抗感染治疗、调整免疫抑制方案、外科引流、维护生理屏障功能等。在不影响原发疾病治疗前提下，免疫抑制剂可及时减量甚至停用，待感染控制后再进行免疫治疗。需要合理使用抗菌药物，经验性使用前应采集标本送培养和进行药敏筛查。免疫抑制剂治疗前应进行充分的感染筛查，根据感染的流行病学，评估高风险人群，可进行感染的靶向预防。如移植术后使用更昔洛韦 6 个月，可预防巨细胞病毒感染；使用复方磺胺甲噁唑 6~12 个月或终身使用，可预防耶氏肺孢子菌感染等。

(4)血液系统并发症的监测及管理：免疫抑制剂如硫唑嘌呤、霉酚酸类药物和西罗莫司，因具有骨髓抑制作用，可导致白细胞、血小板、红细胞降低；预防和治疗并发症的药物如更昔洛韦和磺胺类药物，也可导致血红蛋白降低；利奈唑胺导致血小板减少等。因此，在临床护理过程中需密切监测，及时汇报并进行处理。

(5)消化系统并发症的监测及管理：非甾体抗炎药(NSAIDs)、免疫抑制剂、大剂量糖皮质激素等药物的使用或者联用都存在较大的胃肠道并发症的风险，如上消化道出血、应激性溃疡、腹泻等。评估为胃肠道出血高风险患者，应避免高风险药物联用，必要时尽快减量甚至停用糖皮质激素，同时预防性使用抑酸药物和/或保护胃肠道黏膜药物。腹泻是移植后常见的并发症，大多数与使用霉酚酸类药物和他克莫司有关。霉酚酸类药物可引起部分患者发生顽固性腹泻，此时可考虑减量或者替换为咪唑立宾等。

(6)肝肾功能的监测及管理：CNI 类是最主要、最常见的具有肾毒性的免疫药物，除了可直接造成毒性损伤效应外，还可在一定程度加重移植器官的缺血再灌注损伤。万古霉素、氨基糖苷类可引起肾损伤，三叶类抗真菌药物可引起肝损伤等。使用以上药物时，应定期进行检测，对于已发生肝肾损伤时，首要的是减量或停用可疑药物，同时进行对症治疗。

3. 注意药物的相互作用

器官移植患者临床用药十分复杂，多种药物联合应用会造成药物间的相互作用增加。在药物使用过程中，应特别注意免疫抑制剂与抗感染药物在药代动力学和药效学方面的相互作用，避免免疫抑制药物浓度过低、排斥反应增加或浓度过高、毒性加大，尽量减少过多药物合用，避免同时使用有相同毒性的药物，密切观察患者病情的变化，必须联合使用时应调整给药剂量，常见表 1-2。

表 1-2　器官移植受者常用药物相互作用

药物	合用药物	作用	用药策略
糖皮质激素	红霉素、竹桃霉素	降低激素在体内的代谢，使激素浓度增加	适当调整激素用量，并密切观察
	氯霉素	激素浓度增加，药效增强，毒性加大	适当调整激素用量，并密切观察
	两性霉素 B	致严重低血钾	监测血钾和心脏功能
环孢素	亚胺培南	神经系统毒性作用增加	用美罗培南替代
	磺胺甲噁唑/甲氧苄啶	环孢素浓度降低，血清肌酐升高	调整剂量，监测环孢素血药浓度
	卡泊芬净	卡泊芬净血药浓度增加	卡泊芬净减量使用
	膦甲酸钠	肾毒性增加	慎重使用
他克莫司	氯霉素	他克莫司血药浓度提高，肾毒性增加	避免合用或慎用
	卡泊芬净	他克莫司血药浓度降低	适当增加他克莫司剂量

续表 1-2

药物	合用药物	作用	用药策略
环孢素或他克莫司	氨基糖苷类、万古霉素、两性霉素 B、氟喹诺酮类	环孢素或他克莫司的肾脏毒性增加	避免合用或慎用，必须合用时可调整剂量，进行血药浓度监测
	红霉素、克拉霉素	环孢素或他克莫司血药浓度提高，肾毒性增加	调整免疫抑制剂用量，血药浓度
	利福平、异烟肼	环孢素或他克莫司血药浓度降低，排斥反应发生率上升	监测适当增加免疫抑制剂用量
	氟康唑、伊曲康唑、伏立康唑	环孢素或他克莫司血药浓度增加，肾毒性增加	环孢素或他克莫司减量使用
	更昔洛韦、阿昔洛韦、膦甲酸钠	环孢素或他克莫司血药浓度增加，肾毒性增加	避免合用或慎重使用
红霉素	克林霉素	拮抗作用	避免合用
氨基糖苷类	万古霉素、两性霉素 B	肾毒性增加	避免合用
利福平	氟康唑	利福平血药浓度增加	调整利福平用量
两性霉素 B	卡泊芬净	协同作用，药效增加	
伊曲康唑	红霉素、磺胺异噁唑	伊曲康唑血药浓度增加	伊曲康唑适当减量
	利福平	伊曲康唑血药浓度降低，利福平浓度增加	调整用量
三唑类药物	利福平、异烟肼	唑类药物的血药浓度降低	调整唑类药物用量
膦甲酸钠	环丙沙星	癫痫发作风险增加	临床密切观察
	氨基糖苷类、万古霉素、两性霉素 B	肾毒性增加	避免合用
更昔洛韦	亚胺培南	癫痫发作风险增加	临床密切观察
	吗替麦考酚酯	肾毒性增加	避免合用

4. 重视药物健康宣教与随访管理

(1)药物健康宣教的意义。器官移植患者病程长，易复发，控制疾病的进展，不但需要制定合理的治疗方案，更需要患者遵守医嘱，按时按量服药。因此，用药教育和长期随访管理非常重要。通过药物健康教育可以说明药物治疗的必要性，如何正确使用药物以减少其不良反应，使患者明白规律用药的意义和重要性，提高患者用药依从性，减少患者擅自减量或停药带来的疾病复发风险。

(2)用药健康教育内容。住院用药健康教育内容包括：正在使用药物的治疗作用，用法用量，注意事项及可能出现的不良反应等。对在进行治疗监测或基因组学监测的药物，应充分告知患者并取得知情同意。出院用药教育内容包括：用药期间的注意事项，药物使用的疗程，长期规律用药的重要性，自我监测的指标及频次，如体温、血压、血糖等，如何发现和管理药物不良反应，提供合理的饮食、运动、生活方式干预等方面的建议。

(3) 随访管理。受移植后需要长期服药、药物副作用，以及术后并发症等因素影响，患者出院后仍存在较高的照护需求。因此，随访管理对于改善移植患者预后、促进患者康复、提高患者生活质量、降低患者再住院率具有十分重要的意义。随访管理可采用个案管理、门诊随访、电话随访、网络随访、家庭访视等模式进行。由医生、药师、护士组成随访管理团队进行随访管理，在团队中发挥各自的管理作用，重点了解患者的用药情况，发现患者存在的与药物相关的问题，及时发现药物不良反应和潜在的相互作用，从而有助于减少用药风险，提高患者的依从性。

三、器官移植受者免疫抑制剂药物监测

由于免疫抑制剂药动学个体差异大、影响药物代谢因素复杂、治疗窗窄、药物不良反应多，因而需要定期进行免疫抑制剂药物监测，优化个体化药物治疗，从而确保用药安全，有效预防排斥反应，避免严重不良反应的发生。

(一) 相关定义

(1) 个体化药物治疗(individualized medication therapy)：是指根据患者的个体特征，包括遗传因素、病理生理特征等，结合药代动力学和药效学原理、治疗药物监测、药物基因组学及临床药物治疗指南，制定安全、合理、有效、经济的药物治疗方案。

(2) 治疗药物监测(therapeutic drug mornitoring)：运用现代分析技术，对血液或其他体液中的药物及其代谢物浓度进行检测，并根据药代动力学和药效学理论，进行数据分析，制订最佳给药方案，从而提高药物治疗效果，避免或减少毒副作用，达到安全、合理用药的目的。

(3) 药物基因组学(pharmacogenomics)：主要是研究人类基因组信息与药物反应之间的关系，利用基因组学信息预测并解读药物作用的个体化差异(敏感性、代谢和不良反应)的原因，并在此基础上指导临床个体化用药、评估严重药物不良反应发生风险、指导新药研发和评价新药。

(二) 治疗药物监测(TDM)在器官移植患者中的应用

1. 血药浓度测定是 TDM 的最常用方式

通过测定血药浓度，根据用药方案和患者情况，了解体内药物暴露及药代动力学状态和处置状态，从而协助医生调整用药方案。

(1) 检测方法：目前临床常用检测方法为免疫分析法及色谱法。其中免疫分析法因自动化程度高、操作简单、检测速度快、且有商品化试剂，成为国内广泛使用的检测方法；然而免疫分析法存在专属性较差、对检测环境要求较高、试剂盒稳定性较差等缺点，限制了该方法在临床中的应用。而液相色谱串联质谱法因具有专属性强、准确度高、分析快速、灵敏度高等优点，大多数临床实验室以该测定方法作为治疗药物监测的金标准。

(2)有效药物浓度范围指南及相关技术规范对各类免疫抑制剂目标血药浓度进行了界定，见表1-3。依据测定的血药浓度，并结合用药方案和患者情况，临床医生可判定患者的药物暴露和处置状态，从而给出合理的个体化用药方案。

表1-3 免疫抑制剂有效血药浓度范围

药品	用药方案	检测时间	检测目标		
			C_0/(ng·mL^{-1})	C_2/(ng·mL^{-1})	AUC/(mg·h·L^{-1})
环孢素+霉酚酸+糖皮质激素		移植后1个月内	150~300	1000~1500	—
		移植后1~3个月	150~250	800~1200	—
		移植后4~12个月	120~250	600~1000	—
		移植12个月后	80~120	>400	—
他克莫司+霉酚酸+糖皮质激素		移植1个月内	8~12	—	—
		移植后1~3个月	6~10	—	—
		移植后3~12个月	4~0	—	—
		移植12个月后	4~8	—	—
西罗莫司	西罗莫司+环孢素或他克莫司+糖皮质激素	移植后	8~12	—	—
	西罗莫司+霉酚酸+糖皮质激素	早期	4~10	—	—
		晚期	4~8	—	—
霉酚酸	CsA+霉酚酸	移植后	1000~3500	—	30~60
	他克莫司+霉酚酸	移植后	1900~4000		

2. 药物基因组学服务

药物基因组学是从基因组角度探讨基因的遗传变异对药物治疗效果的影响。在免疫抑制剂的应用中，患者基因型的检测还不能替代传统的TDM，但是基因多态性的研究确实从基因水平为免疫抑制剂在临床上的合理应用提供了一种更为精准的参照和标准。通过检测患者的基因型，可以在术前指导免疫抑制剂的初始给药方案制定，不仅提高了治疗效果，减少了不良反应，还降低了治疗费用，是实现个体化用药的重要手段。

他克莫司吸收无明显规律、生物利用度有较大差异(4%~89%)，治疗窗窄、达到的免疫抑制效应与产生的毒性反应各不相同。他克莫司主要由肝脏CYP3A4、CYP3A5等酶代谢，其中CYP3A5多态性显著影响他克莫司血浆及组织药物浓度，进而影响其治疗效果和不良反应。环孢素主要由肝脏CYP3A4、CYP3A5等酶代谢，由多药耐药相关基因*MDR*1转运清除。尽管遗传多态性对环孢素的影响尚需进一步研究，但在CYP3A4、CYP3A5以及MDR1活性降低的患者中，初始剂量可从低剂量开始，然后通过血药浓度监测达到目标剂量。硫唑嘌呤在体内的代谢跟 *TPMT*、*ITPA*、*NUDTI5* 等基因有关，这些基因也具有多态性，当发生突变时酶活性减弱，会导致硫唑嘌呤毒性代谢产物在体内积聚，产生严重的骨髓抑制毒性。霉酚酸类药物口服后在体内转化为霉酚酸，霉酚酸被进一步代谢为霉酚酸葡萄糖醛酸苷，然后通过尿苷二磷酸葡萄糖醛酸转移酶代谢为霉酚酸酰基葡萄糖苷。基因多态性主要集中在 *UGT* 和 *ABCC2* 上，其突变会降低霉酚酸的生成，使 AUC 和谷浓度均显著降低。尽管研究结果尚未完全应用于临床，但也能够为制订合理的霉酚酸给药剂量及方案提供一个有效的参考。

在临床诊疗和药物治疗过程中，需准确把握药物基因检测对临床的指导意义，不可过度检测，但在条件允许和患者充分知情时，可利用药物基因多态性结果指导临床用药，将传统的被动用药转变为主动预测性用药，实现根据患者不同基因型制定更加个体化的精准治疗方案，使患者获益。

四、器官移植受者的中药服用

1. 含雷公藤甲素中药

雷公藤甲素具有肝脏毒性、肾脏毒性、胃肠道毒性、生殖毒性、心脏毒性、血液毒性等，并且有效剂量与中毒剂量极为相近，导致难以准确掌控其剂量。移植患者使用含雷公藤甲素的中药时应注意剂量，切忌滥用。

2. 含马兜铃酸中药

据报道，服用含马兜铃酸中药的肾移植患者术后发生继发肿瘤的风险增加。故含马兜铃酸的中药，如马兜铃、天仙藤、关木通、广防己、青木香、寻骨风、朱砂莲、细辛，以及国家药品监督管理局公布的含马兜铃酸的上市中成药，如喘息灵胶囊、肺安片、复方蛇胆川贝散、鸡鸣丸等，器官移植患者都应该慎用，此外马兜铃酸本身具有致肝肾损伤的潜在毒性，使用剂量过大和使用时间过长都会导致马兜铃酸中毒。因此，在使用此类药物时，要注意剂量，避免长时间用药。

3. 其他具有肝肾毒性的中药

移植患者应慎重使用具有肝肾毒性的中药，如千里光、何首乌、补骨脂、大黄、番泻叶、麻黄、苍术等。在使用此类药物时，应注意合理配伍，药量控制在规定的安全范围内，密切监护肝肾功能。

五、器官移植受者的疫苗接种

如无禁忌证，各国权威学会仍建议器官移植受者接种疫苗。然而，免疫抑制程度越高，患者对免疫接种产生应答的可能性越小，产生的保护性抗体滴度越有可能会低于免疫正常的人群。免疫抑制剂有可能激活减毒活疫苗，相比之下，灭活疫苗和亚单位疫苗主要诱导体液免疫应答，相对更安全。

1. 疫苗按性质分类

疫苗按性质可分为灭活疫苗、减毒活疫苗、亚单位疫苗等（表 1–4）。

表 1-4 疫苗的分类

疫苗分类	疫苗名称
灭活疫苗	百白破、甲肝、脊髓灰质炎(注射)、部分流感疫苗、狂犬疫苗、伤寒、霍乱、百日咳、流脑、乙脑、大部分新冠疫苗等
亚单位疫苗	乙肝、人乳头瘤病毒、肺炎疫苗、脑膜炎疫苗、带状疱疹疫苗、B 型流感嗜血杆菌疫苗等
减毒活疫苗	卡介苗、水痘、麻疹、腮腺炎、麻风腮、轮状病毒疫苗等
病毒载体疫苗和 mRNA 疫苗	埃博拉疫苗、少数新冠疫苗等

(1)灭活疫苗：建议至少在开始免疫抑制治疗前 2 周进行免疫接种。对于目前正在接受免疫抑制剂治疗的患者，接种灭活疫苗时无需停药。对于接受利妥昔单抗治疗且需要获得最佳疫苗免疫原性的患者，建议将免疫接种推迟至利妥昔单抗最后 1 剂后 6 个月，下一剂接种在随后的利妥昔单抗给药前至少 4 周。

(2)减毒活疫苗：建议在开始免疫抑制剂治疗前 2~4 周进行免疫接种。对于正在使用免疫抑制剂的患者，不建议接种。孕妇在妊娠后期接受过生物制剂(如肿瘤坏死因子拮抗剂)治疗，分娩的新生儿在 6 个月内应避免接种减毒活疫苗。

2. 器官移植受者疫苗接种时机

(1)移植前是接种疫苗的大好时机，许多移植计划均启动了移植前的常规疫苗接种方案(如肺炎球菌疫苗、流感疫苗等)。推荐具有 HPV 疫苗接种指征的实体器官移植(solid organ transplantation，SOT)候选者在移植前接种；推荐 SOT 候选者按照与一般人群相同的指征和时间表接种百白破疫苗；推荐≥50 岁的 SOT 候选者移植前接种带状疱疹疫苗。

(2)建议在开始免疫抑制剂治疗或移植前 4 周进行免疫接种。移植后为尽量提高免疫应答，移植后至少 3 个月，或长达 12 个月才能接种需要的灭活(非活)疫苗。流感灭活疫苗可在移植后 1 个月时接种，高剂量接种可增强免疫应答，不增加排斥反应的可能性。

(3)多项研究显示接种灭活疫苗是安全的，不会引起移植后的器官排斥反应。

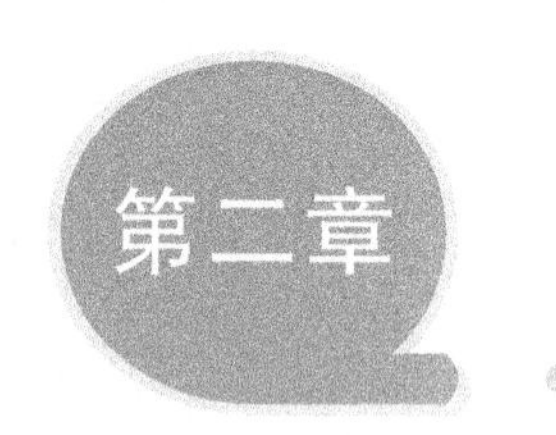

药品管理

第一节　药品贮藏概述

药品规范贮藏是保障临床用药安全的重要指标之一。能否规范贮藏直接影响药品的质量。药品贮藏不当可导致药品变性、效价降低或变质，甚至产生毒性，危害患者生命健康。

一、药品贮藏影响因素

《中国药典》《药品经营质量管理规范》均对药品的贮藏有明确要求。影响药品质量的主要贮藏因素有温度、湿度、光线、空气中的氧气和二氧化碳，不同剂型的制剂贮藏要求亦不同。

1. 温度

贮藏温度过高可导致药品氧化、水解等理化性质的改变，而温度过低容易使药品冻结、冻裂、分层或结晶。一般常温（10～30 ℃）保存即可。

2. 湿度

贮藏湿度过高会导致药品潮解、液化，而湿度过低可导致风化，从而降低药效，甚至可能使药品产生毒性，因此需要严格控制贮藏湿度在35%～75%。

3. 光线

紫外线可以加速药品的分解，使药品出现变色、沉淀等化学变化。对光不稳定的药品需要避免日光直射。对要求遮光的药品应使用棕色容器或黑色包装材料包裹的无色透明、半透明容器贮藏。

4. 空气中的氧气和二氧化碳

空气中的氧气和二氧化碳能与药品发生氧化、还原反应，导致其药效下降、变质、产生毒性等。应根据药品包装、说明书要求予以密闭、密封、熔封或严封贮藏。

5. 不同剂型的制剂对贮藏的要求不同

以水为溶媒的注射剂受湿度影响小，但在光线、氧气、温度的综合影响下易氧化变质，因此需遮光、密闭贮藏。胶囊剂、片剂、颗粒剂等口服制剂容易受潮、污染，应密封置于干燥处贮藏。栓剂、乳膏剂等外用制剂应密闭置于阴凉、干燥处贮藏，以防受热、受潮。

因此，需要严格按照药品包装、说明书“【贮藏】”项标示的要求贮藏药品，《中国药典》对药品贮藏条件术语进行了限定，相关术语定义见表 2–1。

表 2–1　《中国药典》药品贮藏条件术语

术语	定义
常温	10～30 ℃
冷处	2～10 ℃
阴凉处	不超过 20 ℃
凉暗处	避光并不超过 20 ℃
遮光	用不透光的容器包装，例如棕色容器或黑色包装材料包裹的无色透明、半透明容器
避光	避免日光直射
密闭	将容器密闭，以防止尘土及异物进入
密封	将容器密封，以防止风化、吸潮、挥发或异物进入
熔封	将容器熔封，以防止空气与水分的侵入并防止污染
严封	将容器用适宜的材料严封，以防止空气与水分的侵入并防止污染

二、护理单元药品贮藏管理要求

医疗机构是药品贮藏的重要环节，应视同药品经营机构，严格执行《药品经营质量管理规范》要求对其进行规范管理，具体包括如下要求。

1. 药柜放置

药柜应放在通风、干燥、光线明亮处，避免阳光直射。

2. 分类放置

药品按口服、注射、外用等分类放置，按近效期先后顺序摆放。精神麻醉药品专柜加锁管理。高警示药品专柜（专区）存放，并设置醒目标识。

3. 专人管理

定期清查药品质量及有效期，及时清理有霉变、潮解、沉淀、浑浊等变质现象的药品及近效期药品；每天交接并登记常温库、阴凉库、医用冷藏冰箱的温度和湿度，接近或超出规定范围的立即进行调整；医用冷藏冰箱应用温控监测、报警系统；冷藏药品领回病区后第一时间接收并存放于医用冷藏冰箱内；尽量使拆零药品保留于原包装盒，避免药品密闭性受到影响，或暴露在光线中使药品质量发生改变。

器官移植专科常见药品的贮藏要求见表 2–2。

表 2-2　移植专科常见药品贮藏要求

药品名称	剂型	贮藏
注射用醋酸卡泊芬净	粉针	2~8 ℃
注射用两性霉素 B	粉针	2~10 ℃
注射用替考拉宁	粉针	25 ℃以下
注射用脂溶性维生素粉针(Ⅰ)	粉针	20 ℃以下
脂溶性多种维生素粉针	粉针	常温保存
胰岛素	注射液	开封后常温贮藏
门冬胰岛素	注射液	开封后常温贮藏
赖脯胰岛素	注射液	开封后常温贮藏
谷赖胰岛素	注射液	开封后常温贮藏
生物合成人胰岛素 R	注射液	开封后常温贮藏
精蛋白生物合成人胰岛素 N	注射液	开封后常温贮藏
低精蛋白重组人胰岛素 N	注射液	开封后常温贮藏
甘精胰岛素	注射液	开封后常温贮藏
重组甘精胰岛素	注射液	开封后常温贮藏
地特胰岛素	注射液	开封后常温贮藏
德谷胰岛素	注射液	开封后常温贮藏
精蛋白锌重组人胰岛素混合注射液	注射液	开封后常温贮藏
门冬胰岛素 30	注射液	开封后常温贮藏
注射用胸腺肽 α1	粉针	2~8 ℃
兔抗人胸腺细胞免疫球蛋白	粉针	2~8 ℃
注射用重组人白细胞介素-2(^{125}Ala)	粉针	2~8 ℃
重组人白细胞介素-2	粉针	2~8 ℃
多烯磷脂酰胆碱注射液	注射液	2~8 ℃
口服双歧杆菌、乳杆菌	胶囊	2~8 ℃
醋酸奥曲肽注射液	注射液	2~8 ℃
注射用生长抑素	粉针	25 ℃以下
前列地尔注射液	注射液	0~5 ℃
凝血酶冻干粉	粉针	4~10 ℃
注射用尿激酶	粉针	4~10 ℃
人凝血因子Ⅷ粉针	粉针	2~8 ℃
重组人促红素注射液	注射液	2~8 ℃

续表 2-2

药品名称	剂型	贮藏
重组人粒细胞集落刺激因子	注射液	2~8 ℃
重组人血小板生成素注射液	注射液	2~8 ℃
重组人白细胞介素-11 粉针	粉针	2~8 ℃
人免疫球蛋白注射液	注射液	2~8 ℃
人血白蛋白	注射液	2~25 ℃
乙型肝炎免疫球蛋白注射液	注射液	2~8 ℃
静脉乙型肝炎免疫球蛋白	注射液	2~8 ℃
重组人血管内皮抑制素注射液	注射液	2~8 ℃
利妥昔单抗注射液	注射液	2~8 ℃
注射用巴利昔单抗	粉针	2~8 ℃
注射用英夫利西单抗	粉针	2~8 ℃
注射用吲哚菁绿	粉针	2~10 ℃
去氨加压素注射液	注射液	2~8 ℃
垂体后叶素注射液	注射液	2~10 ℃
重组人生长激素注射液	注射液	2~8 ℃
重组人表皮生长因子喷雾剂	喷雾剂	2~8 ℃
甲磺酸倍他司汀	片	遮光，密封保存
盐酸特拉唑嗪	片	遮光，密封保存
盐酸氨溴索	片	遮光，密封保存
利可君	片	避光，密封，干燥处保存
琥珀酸亚铁	片	避光，密封，干燥处保存
叶酸	片	避光，密封保存
碳酸钙 D_3	片	遮光，密封，室温干燥保存
醋酸泼尼松	片	避光，密封保存
醋酸泼尼松龙	片	避光，密封保存
盐酸莫西沙星片	片	遮光，密封保存
左氧氟沙星片	片	遮光，密封保存
盐酸小檗碱片	片	遮光，密封保存
盐酸曲马多	缓释片	遮光，密封保存
琥珀酸美托洛尔片	缓释片	避光，密封保存
环孢素	软胶囊	避光，密闭，室温(10~30 ℃)保存

续表 2-2

药品名称	剂型	贮藏
阿法骨化醇	软胶囊	避光，密封，阴凉处（≤20 ℃）保存
头孢克肟胶囊	胶囊	遮光，密闭，阴凉处（≤20 ℃）干燥保存
诺氟沙星胶囊	胶囊	避光，密封，阴凉处（≤20 ℃）保存
骨化三醇	胶丸	避光，密封，25 ℃干燥保存
注射用哌拉西林他唑巴坦钠	粉针	密闭，阴凉处（≤20 ℃）干燥保存
注射用更昔洛韦	粉针	遮光，密封保存
盐酸左氧氟沙星注射液	注射液	避光，密闭，阴凉处（≤20 ℃）干燥保存
利奈唑胺葡萄糖注射液	注射液	避光，密闭，15~30 ℃保存，避免冷冻
丹参注射液	注射液	避光，密封保存
丹红注射液	注射液	避光，密封保存
维生素 B_1 注射液	注射液	避光，密封保存
维生素 B_6 注射液	注射液	避光，密封保存
维生素 B_{12} 注射液	注射液	避光，密封保存
维生素 C 注射液	注射液	避光，密封保存
维生素 K_1 注射液	注射液	避光，密封，防冻保存
硫酸阿米卡星注射液	注射液	密闭，凉暗处（≤20 ℃）干燥保存
地塞米松	注射液	避光，密封保存

第二节　高警示药品的管理

高警示药品（high-alert medication）的管理，是药事管理的重点关注内容，也是临床护理质量的重点工作之一。在医疗活动中，用药错误是导致药物不良事件发生的主要原因，其中高警示药品用药错误的危害性远高于一般药品。因此，高警示药品的使用与监督管理已成为医疗机构药事管理的重点工作，也是等级医院评审标准中着重强调的内容。

高警示药品的概念最早由美国安全用药协会（ISMP）提出。1995 年至 1996 年，美国 ISMP 开展了关于何种药品在何种情况下会对患者健康造成伤害的研究，共有 161 个医疗机构参与。研究结果显示，大多数导致患者死亡或严重伤害的事件是由特定的少数药物引起的。美国 ISMP 由此提出高警示药品的概念，将一些如果使用不当会对患者造成严重伤害或导致死亡的药物称为高警示药品。高警示药品在我国曾被称为高危药品、高危药物或高警讯药物。2012 年，中国药学会医院药学专业委员会用药安全专家组发布了《高危药品分级管理策略及推荐目录》，为各医疗机构高危药品的遴选和管理提供参考，对于促进用药安全起到了积极的作用。2015 年，中国药学会医院药学专业委员会学术会议基于遵从英文原文语义、切合管理文化以及方便对患者进行用药教育、避免歧义等多方面考虑，将“high-alert medication”定名为高警示药品。

ISMP 将高警示药品定义为：由于使用错误而可能对患者造成严重伤害的药物，虽然错误使用这些药物不会比错误使用其他药物常见，但其后果却严重得多。中国医药教育学会发布的团体标准《医疗机构高警示药品风险管理规范(2023 版)》对高警示药品的定义是指一旦使用不当，发生用药错误，就会对患者造成严重伤害甚至会危及其生命的药品。

一、高警示药品的遴选

1. 遴选条件

伴随着科学技术的进步与发展，新药的研发进展迅速，药品品种与数量也日渐增多，目前仅国内上市的药品品规已达数万个。如何在众多的品种中确定高警示药品，依据是什么，这是需要专家学者持续高度关注的问题。如定义所述，当某种药物一旦发生用药错误则易导致患者受到严重损害，如永久性伤害、生命垂危甚至死亡时，该药品即可归为高警示药品，这是界定高警示药品的基本标准。鉴于此，遴选高警示药品应至少符合以下条件之一：

(1)药理作用显著，治疗窗较窄，用药错误易造成严重不良后果的药品。

(2)药品不良反应发生频率高且严重的药品。

(3)给药方法复杂或特殊途径给药，需要专门监测的药品。

(4)易发生药物相互作用或易与其他药品发生混淆的药品。

(5)其他易发生用药错误或发生用药错误后易导致严重不良后果的药品。

因此，在遴选高警示药品时应注意区分下列情况：一是区分用药错误造成的损害与药品不良反应，二是区分用药错误的轻重程度。这是高警示药品遴选的两个前提条件。

2. 遴选方法

目前，药品分类及遴选的方法比较多，例如世界卫生组织基本药物示范目录的遴选、我国国家基本药物目录的遴选等，但高警示药品的遴选具有一定特殊性。美国 ISMP 在这方面积累了成熟的经验，为高警示药品的研究提供了借鉴。国内外医疗机构和学术组织关于高警示药品的遴选做了很多工作，引入了多种研究方法，如专家调查法、文献研究法、失效模式及效应分析法、根本原因分析法、数学模型法和风险矩阵等。高警示药品的遴选，要建立在科学、规范、实用、可行的规则之上，其核心是一套证据收集、循证评价、多轮外部审评的公开透明的程序和制度，以保证遴选的结果准确、客观、合理。2013—2015 年，由中国药学会医院药学专业委员会用药安全专家组组织，中国医药教育协会高警示药品管理专业委员会主要成员以专家组成员身份参与，通过医务人员问卷调查、Delphi 专家共识法等方式，在美国 ISMP 高警示药品目录的基础上建立了《中国药学会医院药学专业委员会高警示药品推荐目录》，增加了两类、四个我国特有的药品品种，完成了科学遴选我国高警示药品目录的首次尝试。该目录已发布于中国药学会医院药学专业委员会网站。各医疗机构可以此为参考，建立本机构的高警示药品目录，要求体现权威性、可操作性，通过相应的组织、流程实现，并且每1~2年进行一次修订。专科医院，例如儿童医院，可建立本院专门针对儿童患者的高警示药品目录。

《医疗机构高警示药品风险管理规范(2023版)》推荐医疗机构高警示药品分级管理推荐目录见表2-3。

表2-3 《医疗机构高警示药品分级管理推荐目录》

高警示药品分级	药品名称	剂型	保存要求
A级高警示药品	10%氯化钾注射液	注射液	密封保存
	10%氯化钠注射液	注射液	密封保存
	25%硫酸镁注射液	注射液	避光，密封保存
	氯化钙注射液	注射液	密封保存
	硝普钠注射液	注射液	避光，密封保存
	盐酸胺碘酮注射液	注射液	避光，密封保存
	50%葡萄糖注射液	注射液	密封保存
	肾上腺素注射液	注射液	避光，密封保存
	去乙酰毛花苷注射液	注射液	避光，密封保存
	左西孟旦注射液	注射液	避光，密闭，2~8 ℃保存
	10%葡萄糖酸钙注射液	注射液	阴凉处(≤25 ℃)保存
	重酒石酸间羟胺注射液	注射液	避光，密封保存
	去甲肾上腺素注射液	注射液	避光，密封保存
	盐酸布桂嗪注射液	注射液	避光，密封保存
	盐酸多巴酚丁胺注射液	注射液	避光，密封保存
	异丙肾上腺素注射液	注射液	避光，密封保存
	2%利多卡因注射液	注射液	密封保存
	芬太尼注射剂	注射液	避光，密封保存
	舒芬太尼注射液	注射液	避光，密封保存
	丙泊酚中/长链脂肪乳注射液	注射液	避光，阴凉处(≤25 ℃)保存
	100 mL以上灭菌注射用水	注射液	密封保存
	甲磺酸酚妥拉明注射液	注射液	避光，2~8 ℃保存
	胰岛素制剂	注射液	阴凉处(≤25 ℃)保存

续表 2-3

高警示药品分级	药品名称	剂型	保存要求
B 级高警示药品	盐酸异丙嗪注射液	注射液	避光，密封保存
	咪达唑仑注射液	注射液	避光，密封保存
	地西泮注射液	注射液	避光，密封保存
	苯巴比妥注射液	注射液	密封保存
	盐酸吗啡注射液	注射液	避光，密封保存
	盐酸哌替啶注射液	注射液	密封保存
	注射用尿激酶粉针	粉针	避光(≤10 ℃)保存
	枸橼酸钠抗凝剂	注射液	密封保存
	肝素钠注射剂	注射液	避光，阴凉处(≤20 ℃)保存
	低分子肝素钠注射液	注射液	密封保存
	凝血酶粉剂	粉针	密封(≤10 ℃)保存
	脂肪乳注射液	注射液	阴凉处(≤25 ℃)保存
	复方氨基酸注射液	注射液	密封，阴凉处(≤20 ℃)保存
	丙氨酰胺谷胺酰胺注射剂	注射液	密封，阴凉处(≤20 ℃)保存
	阿司匹林片	片剂	密封，阴凉处(≤25 ℃)保存
	贝前列素钠片	片剂	密封，室温保存
	硫酸氢氯吡格雷片	片剂	室温保存
C 级高警示药品	吉非替尼片	片剂	密封，阴凉处(≤30 ℃)保存
	维库溴铵粉针	粉针	密封，阴凉处(≤20 ℃)保存
	二甲双胍片	片剂	密封保存
	腹膜透析液	袋装	密封保存
	血液透析液	袋装	密封，阴凉处(≤30 ℃)保存

二、高警示药品的管理

医疗机构的高警示药品风险管理要素包括：高警示药品目录的制定与分级管理、存储环节风险管理、处方环节风险管理、调剂环节风险管理、使用环节风险管理、药品不良反应/事件监测管理和培训管理。

1. 高警示药品的分级管理

高警示药品包括高浓度电解质、肌松药及细胞毒性药物等品种，按照药物的使用频率和错误使用导致的危害程度可分为 A、B、C 3 个级别，并实行 A、B、C 三级管理模式。

（1）A 级：是指一旦发生用药错误可导致患者死亡即风险等级最高的药品。此类高警示药品使用频率较高，一旦用药错误，患者死亡风险最高，如毒麻药物一类、10%氯化钾、10%氯化钠等少数药物。在 B 级药物监管措施上，应专柜存储、专人管理、每班核查交接、严格使用登记管理、双人核对、设置高危标识。

（2）B 级：是指一旦发生用药错误，会给患者造成严重伤害，但给患者造成伤害的风险等级较 A 级低的药品。在 C 级管理措施基础上，还应有明显存储标识，专区存放，使用时注明高危标识，双人核对，严格给药途径和用量。

（3）C 级：是指一旦发生用药错误，会给患者造成伤害，但给患者造成伤害的风险等级较 B 级低的药品。C 级危险度相对较低，医务人员使用时，应核对患者身份标识，告知用药风险，遵照药物说明进行给药，做好交班，设置警示标识。

目前统一使用的警示标识见图 2-1，A、B、C 三级分别使用红、橙、蓝色作为底色的标识进行存储管理，见图 2-2。

图 2-1　高警示药品警示标识

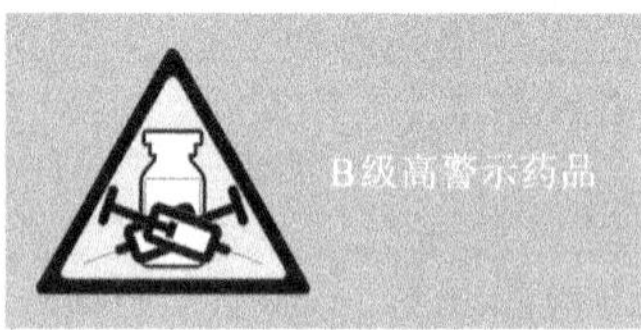

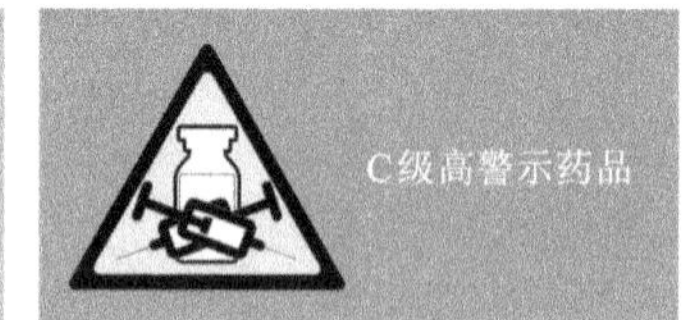

图 2-2　高警示药品存储标识

2. 高警示药品的存储

（1）高警示药品的存储遵循专区/柜存放、专用标识、专人负责原则，严格落实基数管理。

（2）A 级高警示药品专区存放、专人管理，不应与其他药品混合存放，应有警示标识，并对相似药品进行物理隔离和标注。

3. 高警示药品的使用

严格执行患者与药品的信息核对流程，执行"三查八对"，即操作前、操作中、操作后，查对床号、姓名、药名、剂量、时间、浓度、用法、有效期，遵医嘱调配、发放药品，全程管理患者的服药情况。对于静脉用药应双人核对，注意静脉用药配置的时限要求、配伍、溶媒选择、药物浓度、液体澄明度、静脉给药速度、换液冲管、用药间隔时间、患者用药后反应等。静脉输注的特殊高警示药品可考虑在床旁做好显著标识。

医生、药师与护士共同合作，为患者提供高警示药品用药教育与咨询服务，让患者及其家属了解用药后可能出现的不良反应和正确的处置方法，以及药品正确的存储方法，必要时应书面告知，避免患者滥用、误用而发生意外。对于自备药品，需检查是否有高警示药品，按要求做好存储、使用，以及用药指导与用药观察。

邀请患者参与用药安全管理，提高患者用药依从性。除需关注复杂药物治疗方案外，还应关注用药依从性差的患者，并进行随访，要确保患者用药安全、降低其再入院风险。

高警示药品在使用中需特别关注以下情形：

（1）特殊用药人群，如婴幼儿、老年人、妊娠哺乳期妇女和有肝肾功能障碍、特殊疾病或多种疾病的患者等。

（2）特殊给药途径，如静脉注射、鞘内注射等。

（3）“超说明书用法”使用的品种。

（4）不良事件报道较多或本医疗机构内曾发生用药不良事件。

第三节　急救药品的管理

病区急救药品是按照医疗机构各科室、病区的实际需要储存于科室及病区供临床急救和周转的必备药品，是医疗救治中不可或缺的一部分，此类药品具有一定的专业性和有效性，紧急情况下可以迅速发挥急救作用，阻止患者病情的恶化。

病区急救药品是急救系统中的重要组成部分，是抢救患者生命的必需品，在抢救患者生命过程中起着无可替代的作用。急救药品种类多，其主要功效是为患者的循环系统、呼吸系统、神经系统等重要脏器提供基础生命支持。为提高救治危急重症患者的效率，提高抢救质量，保证患者的生命安全，医院要求每个护理单元都必须配备抢救车，抢救车内必须配备相应的急救药品，并制定相关制度，从根本上规范急救药品的管理质量。急救药品的严格管理不仅为医护人员在第一时间提供抢救条件，大大缩短抢救用药时间，也能够有效杜绝用药错误，提高患者用药的正确性和安全性，为急危重症患者的生命安全提供保障，对我国公共医疗急救水平的提高有着非常重要的作用。

我国医保政策日趋完善，广大就医患者对医疗卫生服务质量的要求也越来越高，尤其对危及生命的突发性紧急救治质量提出了新的挑战。一方面要确保抢救车内抢救药品管理安全，不断满足急危重症患者对急救药品安全性与时效性的需求，维护好患者的生命线；另一方面，护士作为医院急救药品管理与使用的主要参与者，需不断提高对抢救药品的熟悉程度和使用水平，并不断丰富对急救药品的正确管理经验，以提高对急危重症患者的抢救成功率。

一、急救药品的种类

急救药品主要包括心血管系统药物、呼吸系统药物、中枢神经系统药物、消化系统药物以及各类解毒药等。其中心血管系统药物包括心肺复苏药物（如肾上腺素、阿托品等）、抗心律失常药（如利多卡因、胺碘酮等），以及抗心肌缺血药（如硝酸甘油、维拉帕米等）。

呼吸系统药物则以解痉平喘药(如沙丁胺醇、特布他林等)和抗炎药为主。中枢神经系统药物主要应用于抗癫痫、镇静和镇痛。消化系统药物包括止血药、抗酸药和胃肠动力药。各类解毒药则是用于治疗各种中毒症状的药物。

二、急救药品的用途

(1)心肺复苏药物：在心脏骤停的情况下，用于刺激心脏跳动，恢复自主心律。
(2)抗心律失常药：用于治疗和预防心律失常，帮助恢复正常心脏节律。
(3)抗心肌缺血药：缓解心肌缺血症状，减轻心绞痛。
(4)解痉平喘药：舒张支气管，缓解哮喘症状。
(5)抗炎药：控制炎症，减轻疼痛和发热。
(6)中枢神经系统药物：用于癫痫、焦虑、疼痛等症状的治疗。
(7)消化系统药物：用于止血，中和胃酸、促进胃肠蠕动等。
(8)解毒药：用于清除体内毒素，治疗各种中毒症状。

三、护理单元急救药品管理要求

(1)凡急救药品必须置于抢救车或专用的急救柜，并于指定区域或位置存放。
(2)有清晰的急救药品目录、种类和数量，确保能满足临床急救需要。
(3)急救药品需根据实际消耗数量信息系统自动进行统计，各护理单元护士再根据实际情况进行调整，确认品种、数量、规格和厂家后，保存计价清单，病室药房再打印领用清单，根据清单发药。拆零药品要自动归整，中心配置病房每周领一次，未配置病房每周领两次。
(4)急救药品应由专人管理，工作人员不得私自取用。
(5)配备急救药品管理登记本，定期检查急救药品名称、规格、种类、数量、有效期是否与账目相符，做好记录并签名。每周每次检查完后，要给抢救车贴好封条。
(6)急救药品每次用后需及时补充，要保证急救药品处于完备状态。如有不同批次药品，整合更换，遵循近期先用的原则。
(7)主管部门要定期对急救药品的使用和存储情况进行检查，对问题进行分析和提出整改意见，并持续改进。

第四节　精神类、麻醉类药品的管理

精神、麻醉药品是我国依法依规实行特殊管理的药品，具有两重性，一方面有很强的镇痛、镇静等作用，是临床诊疗必不可少的药品；另一方面不规范地连续使用易产生依赖性，若流入非法渠道则会造成严重的社会危害甚至违法犯罪。精神药品是指直接作用于中枢神经系统，使之兴奋或抑制，连续使用能产生依赖性的药品。依据人体对精神药品产生的依赖性和精神药品危害人体健康的程度，将其分为第一类和第二类精神药品。因此，国家在法规层面上对麻醉药品、第一类精神药品制定了严格的管理规定，规定涵盖了种植、生产、流通、储存及使用等各个环节。麻醉药品、第一类精神药品的滥用，可致使用者人格丧失，道德沦丧，健康水平下降，特别是会对青少年的身心造成严重的摧残。目前阿片类、可卡因类及大麻类等麻醉药品被认为是最为广泛流行的毒品。整个国际社会都高度重视对其的管制和打击，联合国设立了相关国际管制机构，世界卫生组织及各个国家也积极响应对麻醉药品的管制。

由于精神、麻醉药品的双重属性，国家相关管理部门多次调整麻醉药品和精神药品目录，特别是在2023年，国家药监局、公安部、国家卫生健康委员会分别于4月14日和9月6日联合发布《关于调整麻醉药品和精神药品目录的公告》，将多款药品列入麻精药品目录，并对一些药品的列管类别进行调整。这两次目录调整分别将奥赛利定、泰吉利定列入麻醉药品目录，这是继2013年版《麻醉药品品种目录》之后，时隔10年，再度新增麻醉药品管制品种。《精神药品品种目录》分别于2015年、2019年、2020年做了小幅调整，在2023年，苏沃雷生、吡仑帕奈、依他佐辛、曲马多复方制剂、含氢可酮碱复方口服固体制剂和地达西尼、依托咪酯、莫达非尼共8种药品被列入第二类精神药品目录管理。2023年版《麻醉药品品种目录》和《精神药品品种目录》见附录一附表1、附录二附表2。

一、精神类、麻醉类药品的管理

1. 药品的分类与标识

精神类、麻醉类药品具有特殊的药理作用和使用风险，必须对其进行严格分类管理。需按照药品的药理作用、成瘾性、依赖性等因素，将药品划分为不同的管理类别，并对其进行明确的标识。对于高风险的药品，应使用醒目的标识，如特殊颜色、符号等，以警示使用者。

2. 药品的采购与存储

精神类、麻醉类药品的采购应严格按照国家有关规定进行，必须从合法、有资质的药品生产企业或经营企业采购。药品的存储应确保安全、有效、质量可控，必须满足药品的存储要求，如温度、湿度、光照等。同时，要建立完善的采购和存储记录，确保药品来源可追溯。

3. 药品的使用与登记

精神类、麻醉类药品的使用应严格按照医疗规范进行，必须由具备相应资质的医生开具处方，并在医生的指导下使用。使用过程中，应建立完善的使用登记制度，记录药品的使用情况，包括使用日期、使用量、使用者等信息，确保药品使用可追溯。

4. 药品处方与调配

精神类、麻醉类药品的处方应严格按照医疗规范开具，处方内容应清晰、完整，包括药品名称、规格、用量、用法等信息。药品的调配应由具备相应资质的药师进行，严格按照处方内容进行调配，确保药品的正确使用。

5. 不良反应处理

精神类、麻醉类药品在使用过程中可能会出现不良反应，对于出现的不良反应应及时进行处理。医疗机构应建立完善的不良反应报告制度，对于出现的不良反应及时进行报告和处理，以保障患者的用药安全。

6. 遵守法律法规

精神类、麻醉类药品的管理应严格遵守国家相关法律法规的规定，确保药品的合法、合规使用。医疗机构的医务人员应加强对相关法律的学习和宣传，增强法律意识，确保药品管理工作规范、有序进行。

医院是麻醉、精神药品的主要使用场所，护士是给药治疗的主要执行者。随着现代医学的发展，医院麻醉药品使用量增加，种类繁多，如何使用和管理好麻醉药品是医院管理工作的重中之重，而完善的管理制度则是管理好麻醉、精神药品的有力保障。在临床护理工作中需要不断提高管理效率，规避流程风险，在满足患者合理需求，减轻痛苦的同时确保麻醉、精神药品的安全使用。

二、护理单元精神类、麻醉类药品的管理

（1）麻醉药品、第一类精神药品必须严格实行专人管理、专册登记、专用账册、专柜加锁、专用处方的“五专”管理。要有醒目标识，固定基数管理。每班交接，双人双锁，钥匙随身保管，交接有记录，做到账务相符。

（2）使用麻醉药品、第一类精神药品时，要保留空安瓿、废贴，按要求在专用账册上做好记录。凭专用处方、记账单和空安瓿补充基数。登记本需保管 3 年。

（3）麻醉及第一类精神药品处方为红色专用处方，第二类精神药品处方为白色专用处方，书写要清晰工整，完整填写所有项目，处方医师签全名，划价、配方、发药核对人员均签全名，并进行麻醉处方编号。单张处方有最大用量限制，具体详见表 2-4。

表 2-4　麻醉、精神药品单张处方最大用量

<table>
<tr><th>药品类别</th><th colspan="2">患者类别</th><th>注射剂型</th><th>其他剂型</th><th>缓控释剂型</th></tr>
<tr><td rowspan="4">麻醉及第一类精神药品</td><td>门急诊</td><td>普通患者</td><td>一次常用量</td><td>三日常用量</td><td>七日常用量</td></tr>
<tr><td rowspan="2">门急诊</td><td>癌症患者</td><td rowspan="2">三日常用量</td><td rowspan="2">七日常用量</td><td rowspan="2">十五日常用量</td></tr>
<tr><td>中重度慢性疼痛患者</td></tr>
<tr><td colspan="2">住院患者</td><td>一日常用量</td><td>一日常用量</td><td>一日常用量</td></tr>
<tr><td>第二类精神药品</td><td colspan="2">所有患者</td><td>七日常用量</td><td>七日常用量</td><td>/</td></tr>
</table>

（4）残余药液的销毁：对于未使用完的注射液和镇痛泵中的残余药液，由医师、药师或护士在视频监控下，由双人倾泻入下水道等，并逐条记录。视频监控资料的保存期限不得少于 180 天。麻醉药品、第一类精神药品残余药液的销毁记录册应统一格式（详见表 2-5），保存期限为 3 年（自最后一天记录日期计算）。

表 2-5　麻醉药品、第一类精神药品残余药品销毁登记册示例图

日期	患者姓名	药品名称	规格	批号	原包装药品体积/重量	处方使用量	残余药品体积/重量	销毁执行人一签名	销毁执行人二签名	备注

填写说明：①日期为销毁当天的日期。②登记镇痛泵剩余药液时，药品名称、规格、批号栏可空缺，残药品体积栏登记镇痛泵剩余全部液体的体积。

(5)在存储、保管过程中发生麻醉、精神药品丢失或被盗、被抢、骗取或者冒领的，应立即向医务部、护理部、药学部和保卫部门报告。

(6)具有处方权的医生在为患者首次开具麻醉药品、第一类精神药品时，应为其建立相应的病历，留存患者身份证复印件，要求其签署《知情同意书》。病历、知情同意书由医生保管。

(7)麻醉药品非注射剂型和第一类精神药品需要在院外使用时，具有处方权的医生在患者或者其代办人出示下列材料后方可开具相应处方：①二级以上医院的医生开具的诊断证明；②患者户籍、身份证或者其他相关身份证明；③代办人员身份证明。同时，应当在患者门诊病历中留存代办人员身份证明复印件。

(8)第二类精神药品实行专处方、专柜，专人"三专"管理，凭专用处方和记账单领用第二类精神药品，保存期限为两年。

(9)患者不再使用的麻醉药品、精神药品，应当要求患者将剩余的麻醉药品、精神药品无偿交回医院，由医院按规定处理。

(10)每月定期检查药品的质量及有效期，若发现沉淀、变色、过期、标签模糊等时，需停止使用并报药房处理。

(11)医院药房、护理部等主管部门定期对护理单元的麻醉、精神药品进行检查，发现问题及时整改并持续改进。

三、器官移植专科精神类、麻醉类药品

器官移植患者由于手术、疾病等因素经常需要使用精神类、麻醉类药品，常见药品及贮藏要求见表 2-6。

表 2-6　器官移植专科常见精神、麻醉药品

药品分类	药品名称	剂型	贮藏
麻醉药品	布桂嗪片	片剂	密封，干燥保存
	布桂嗪注射液	注射液	遮光，密封保存
	芬太尼透皮贴剂	贴剂	密封(15~25 ℃)保存
	芬太尼注射液	注射液	遮光，密封(≤30 ℃)保存
	可待因片	片剂	避光，密封保存
	吗啡缓释片	片剂	避光，密封保存
	吗啡片	片剂	遮光，密封保存
	吗啡注射液	注射液	避光，密封保存
	哌替啶注射液	注射液	密封保存
	盐酸羟考酮缓释片	片剂	阴凉处(≤25 ℃)保存
	瑞芬太尼粉针	粉针	遮光，密封(2~25 ℃)保存
	舒芬太尼注射液	注射液	遮光，密封(≤25 ℃)保存
第一类精神药品	氯胺酮注射液	注射液	密封保存
	麻黄素注射液	注射液	避光，密封保存
第二类精神药品	阿普唑仑片	片剂	避光，密封保存
	艾司唑仑片	片剂	避光，密封保存
	艾司唑仑注射液	注射液	避光，密封保存
	苯巴比妥片	片剂	密封保存
	苯巴比妥注射液	注射液	避光，密封保存
	地西泮片	片剂	密封保存
	地西泮注射液	注射液	避光，密封保存
	氯硝西泮片	片剂	避光，密封保存
	咪达唑仑注射液	注射液	遮光，密封(≤30 ℃)保存
	地佐辛注射液	注射液	避光，密封保存

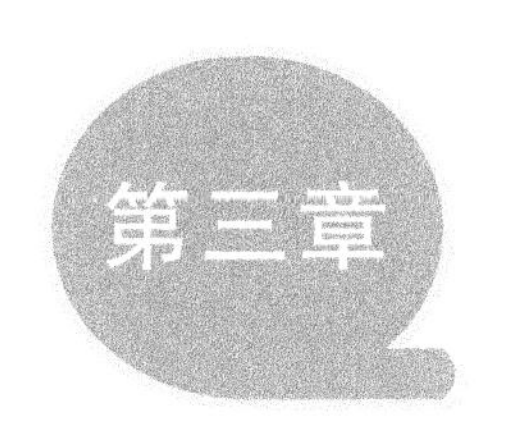

药品的使用

第一节 概 述

药品的规范使用是保证医疗质量与患者安全的重要举措。确保用药安全是患者十大安全目标之一。2024年，美国患者安全组织(PSO)之一的ECRI研究所发布“2024年十大医疗技术危害清单”，其中有两条是关于药品安全使用内容的(3.没有使用技术保障的无菌药物配制增加了用药错误的风险；8.输液泵损坏仍然是一个药物安全问题)。而由ECRI和其附属机构美国ISMP撰写的“2023年度美国医疗机构十大患者安全关注点清单”中，有三条关乎用药安全。护士在执行药物治疗中承担着重要的角色和职责，包括：严格遵守安全给药的原则；参与病区药品管理；掌握正确的给药方法和技术。

1. 严格遵守安全给药的原则

在临床护理工作中，护士是各种药物治疗的实施者，也是用药过程的监护者。因此，护士必须了解相关的药理学知识，包括药物的作用、副作用、用法和不良反应。对有疑问的医嘱，应及时向医生提出，不可盲目执行。护士在给药前，应认真检查药品的质量；而在给药时要做到将准确的药物，按准确的剂量，用准确的途径，在准确的时间内给予准确的患者。因此，护士在执行药物治疗时应严格执行查对制度。

2. 参与病区药品管理

病区设专人负责药品的管理。根据需要确定药品的品种及基数，适量领取，防止积压。根据药品的种类和性质将口服、注射、外用药品及特殊管理药品分类放置与保管。所有针剂和口服药应存放在原包装盒内。药品标签规范、完整、清晰且不得有涂改。定期检查药品数量、质量和有效期并做好记录。遵循近期药品先用原则。对于看似、听似及多规格的药物，做好醒目标识，起到警醒提示作用。

3. 掌握正确给药方法和技术

需依据药物的性质、剂型、机体组织对药物的吸收情况和治疗需要等，选择不同的给药途径。常用的给药途径有口服给药、舌下给药、直肠给药、皮肤黏膜给药、吸入给药、注射给药等。护士应掌握各种给药方法和技术，以保证患者在用药过程中能达到最佳治疗效果和最小不良反应。

临床药物使用过程中对于不同药物有着不同的用药要求，以下就药物的不同给药途径进行阐述。

一、静脉药品的使用

（一）注射剂溶媒的选择

注射剂是住院患者药物治疗的常见剂型，也是不良反应发生较多的剂型。临床上绝大多数的注射剂不可直接静脉输注，需要通过特定溶媒稀释后方可使用。溶媒 pH 偏低或偏高时，其氢离子、氢氧根离子可催化药物的水解，引起药物溶解度或降解速度的变化，影响药物质量稳定性。强电解质溶媒或含有如钙离子、钠离子等强电解质成分的，加入弱离子溶液或非电解质溶液中时，可降低药物的水溶性，诱导药物析出产生沉淀，或者对某些胶体溶液的稳定性产生破坏作用。此外，对溶媒用量也有一定的要求，溶媒量过大，输注浓度偏低，会降低药物治疗效果，并可能因输注时间延长而增加药物毒副作用概率；溶媒量过小，药物溶解不充分，容易产生药物微粒，增加静脉炎或静脉血栓的发生率。因此，对溶媒的正确选择非常重要，原则上应参照药品说明书列出的溶媒种类进行配置。

（二）输注中需避光的药品

临床有很多光敏性药物如硝普钠，在输注过程中容易发生光化降解反应，导致药物活性成分含量降低、产生变色沉淀等不良结果。因此，这些药物需要在避光条件下输液。关于“避光”的定义，是在 2015 年版的《中国药典》中新增的，对光不稳定药品的存储和使用提出了更细致的管理要求。避光管理的药品相较遮光管理的药品而言，光稳定性较高，仅需注意避免日光直射，因此几乎所有的室内输液均符合该要求，不需要采取特别措施。但是目前某些药品说明书及临床仍对“避光”与“遮光”标准的执行存在一些混淆的情况。《静脉用药安全输注药护专家指引》建议使用避光输液器代替传统的采用深色布或黑色塑料袋包裹避光方法，此外要求此类药物现配现用。

（三）药物皮肤试验指引

皮肤试验（以下简称皮试）的主要目的是预测是否发生 Ⅰ 型（速发型）过敏反应，应根据药品说明书具体要求或《中华人民共和国药典临床用药须知》，确定是否需要皮试及选择具体皮试方法，并在用药前做好过敏抢救的准备措施。β 内酰胺类抗菌药物是目前临床应用最多且具有重要临床价值的一类抗菌药物。为进一步规范 β 内酰胺类抗菌药物皮试的使用和判读，促进抗菌药物的合理应用，国家卫生健康委员会委托国家卫生健康委抗菌药物临床应用与细菌耐药评价专家委员会制定了《β 内酰胺类抗菌药物皮肤试验指导原则（2021 年版）》《青霉素皮肤试验专家共识（2017 年版）》。结合其他相关文件与规范，β 内酰胺类药物皮试相关规定如下：

（1）根据《临床用药须知》《抗菌药物临床应用指导原则（2015 年版）》等对头孢菌素药

物均未提出使用前需要皮试的相关论证，迄今为止也无批准上市的头孢菌素皮试试剂，故不推荐在使用头孢菌素前常规进行皮试，仅以下情况需要皮试：①既往有明确的青霉素或头孢菌素Ⅰ型(速发型)过敏史患者，此类患者如临床确有必要使用头孢菌素，并具有专业人员与急救条件，在获得患者知情同意后，选用与过敏药物侧链不同的头孢菌素进行皮试，其结果具有一定的参考价值；②药物说明书中规定需进行皮试的。

(2)有过敏性疾病病史，如过敏性鼻炎、过敏性哮喘、特应性皮炎、食物过敏和其他药物(非β内酰胺类抗菌药物)过敏，发生头孢菌素过敏的几率并不高于普通人群，应用头孢菌素前也无需常规进行皮试。但上述患者用药后一旦出现过敏反应，症状可能会更严重，应加强用药后观察。

(3)其他β内酰胺类(如碳青霉烯类、氨曲南等)抗菌药物均无循证医学证据支持皮试预测作用，给药前无需常规进行皮试。

(四)配伍禁忌

配伍禁忌指两种或两种以上药物混合使用时，在体外发生物理性或化学性的相互作用，如药物中和、水解、破坏等，从而发生浑浊、沉淀、变色等外观异常的现象。配伍禁忌可导致药物的治疗效果降低或不良反应增加。《静脉用药安全输注药护专家指引》推荐中药注射剂、生物制剂原则上不与其他药物混合配伍使用，应单独输注。连续输注其他药物时，应冲管或按要求更换输液器。药物的配伍禁忌可通过药品说明书、药学信息数据库或用药软件等进行查询。

二、口服药品的使用

口服给药是临床上最常用、方便、经济、安全、适用范围最广的给药方法，药物经口服后被胃肠道吸收进入血液循环，从而达到局部治疗和全身治疗的目的。口服药品的剂型可以细分为片剂、糖衣片、胶囊、缓释片、控释片、溶液、口含片、舌下含片、咀嚼片、泡腾片等。药物剂型不同，服药方法也各有讲究。比如硝酸甘油舌下含服可以更快地发挥药效；铝碳酸镁咀嚼片能够更好地起到保护胃黏膜的效果；缓控释制剂释药缓慢、血药浓度平稳，可以减少用药频率，克服给药不便、血药浓度不稳定等缺点，能够有效改善患者的顺应性，降低血药浓度“峰谷现象”，从而提高治疗效果和用药安全。但是缓、控释制剂的工艺类型不同，其服用的方法亦有所不同，比如膜控法和释药驱动调节型一般不可以掰断使用，骨架片则可以掰断使用。

(1)控释片：是对药物释放要求相对较高的制剂，多见于心血管制剂。在单位时间内有比较恒定的释放剂量，以维持稳定的药物浓度。

(2)缓释片：在时间上比普通药片释放持久，不像普通药片到体内能马上释放。有些缓释片是为了避免对胃肠道产生较大刺激，主要起保护作用。

(3)可鼻饲型缓控释制剂：药物通常不可碾碎服用，但可以掰开或溶于水用于鼻饲。药片上常会印有划痕供掰成半片服用，胶囊则在说明书中提示打开胶囊内容物可跟其他食物混合服用，例如盐酸坦索罗辛缓释胶囊、单硝酸异山梨酯缓释片。

三、外用药品的使用

外用药品的种类包括膏剂、擦剂、洗剂、滴剂、粉剂、栓剂、膜剂、酊剂、油剂等。在使用不同剂型的外用药品时，需要仔细阅读说明书，正确使用，同时认真查看药品有无变质与过期等。同一部位涂抹两种及两种以上外用药时，为避免药物间的相互影响，两种药物的涂抹时间必需间隔 30 min 以上，并且用温开水进行擦拭，避免药物叠加，影响其吸收。其次，外用药不是涂抹越多越好，尤其是婴幼儿，涂抹过多可能造成皮肤受损。皮肤敏感人群，可以先进行皮肤局部涂抹试验，如用药后出现局部反应，如灼烧、红肿、刺痒或疼痛等不良反应，应立即停止使用。护士应熟知一些特殊外用药品的注意事项，如 1 岁以下儿童禁用丙酸氟替卡松乳膏；高锰酸钾片不可直接使用，应按比例稀释后使用；康复新液有口服和外用两种用法等。

第二节　器官移植专科常见药品的使用

除免疫抑制剂外，抗真菌、抗病毒、抗细菌、降压、降脂等药品在器官移值专科亦比较常见。作为移植专科护士，需要严格掌握药品的正确使用方法，以保障患者的用药安全。

一、注射剂溶媒的选择

临床常用的注射剂溶酶包括：0.9%氯化钠注射液、5%葡萄糖注射液、10%葡萄糖注射液、5%葡萄糖氯化钠注射液等。器官移植专科常用注射剂的溶酶选择及使用要点见表 3-1。

表 3-1　器官移植专科常用注射剂溶酶选择

药品名称	0.9%氯化钠注射液	5%葡萄糖注射液	10%葡萄糖注射液	5%葡萄糖氯化钠注射液	使用要点
注射用更昔洛韦	√	√			浓度≤10 mg/mL，静脉滴注，滴注时间≥60 min，每隔 12 h 给药 1 次
注射用美罗培南	√	√	√	√	也可用 2.5%或 10%甘露醇配制，静脉滴注，滴注时间>15～30 min

续表 3-1

药品名称	0.9%氯化钠注射液	5%葡萄糖注射液	10%葡萄糖注射液	5%葡萄糖氯化钠注射液	使用要点
注射用亚胺培南西司他丁钠	√	√	√	√	配制溶液应≥100 mL，剂量≤500 mg，静脉滴注，滴注时间>20～30 min；若剂量>500 mg，静脉滴注，滴注时间>40～60 min
注射用替考拉宁	√	√			用3 mL注射用水溶解，在溶解过程中应轻轻转动小瓶，直至完全溶解，避免形成泡沫；若已形成泡沫，则液体需静置15 min，再抽出液体；现配现用，静脉滴注，滴注时间≥30 min
注射用醋酸卡泊芬净	√				配制溶液应≥100 mL，静脉滴注，滴注时间>1 h
注射用阿莫西林钠克拉维酸钾	√				
注射用哌拉西林钠他唑巴坦钠	√	√			静脉滴注，滴注时间>30 min
注射用哌拉西林钠舒巴坦钠	√	√			
注射用青霉素钠					用注射用水配制，速度≤50万U/min
注射用盐酸去甲万古霉素	√	√			不可肌注，不可静推，静脉滴注，滴注时间>60 min
注射用盐酸万古霉素	√	√			静脉滴注，滴注时间>60 min
注射用阿奇霉素	√	√			浓度≤2.0 mg/mL，静脉滴注，滴注时间≥60 min
注射用氨曲南	√	√	√		静脉滴注，滴注时间>20～60 min
注射用头孢哌酮舒巴坦钠	√	√	√	√	可用灭菌注射用水溶解，静滴时间≥15～60 min
注射用头孢曲松钠	√	√	√	√	禁止与含钙溶液共同输注
硫酸庆大霉素注射液	√	√			浓度≤0.1%，静脉滴注，滴注时间>30～60 min
注射用硫酸依替米星	√	√			静脉滴注，滴注时间>60 min

续表 3-1

药品名称	0.9%氯化钠注射液	5%葡萄糖注射液	10%葡萄糖注射液	5%葡萄糖氯化钠注射液	使用要点
硫酸阿卡米星注射液	√	√			每 500 mg+溶媒 100~200 mL，静脉滴注，滴注时间>30~60 min。滴注完毕，需用 5%葡萄糖水溶液或 0.9%氯化钠注射液冲洗
注射用克拉霉素磷酸酯	√	√			稀释后浓度<6 mg/mL，静脉滴注，滴注速度<20 mg/min
盐酸左氧氟沙星注射液	√	√			静脉滴注，滴注时间：250 mL≥2 h，500 mL≥3 h
盐酸莫西沙星注射液	√	√	√		也可与无菌注射用水、20%木糖醇溶液、乳酸钠林格注射液、乳酸林格氏溶液配制
利奈唑胺葡萄糖注射液	√	√			可溶于乳酸钠林格溶液，静脉滴注，滴注时间>30~120 min，避免冷冻
氟康唑氯化钠注射液	√				也可与 20%葡萄糖注射液、乳酸钠林格注射液、4.2%碳酸氢钠溶液配制
注射用伏立康唑	√	√			静脉滴注，滴注速度≤3 mg/kg
注射用两性霉素 B		√			用 0.9%氯化钠注射液稀释可产生沉淀；避光，静脉滴注，滴注浓度≤10 mg/100 mL，滴注时间>6 h
注射用两性霉素 B 脂质体		√			必须用灭菌注射用水溶解，稀释只能用 5%葡萄糖注射液
注射用阿昔洛韦	√	√			静脉滴注，滴注时间≥60 min，配置后 12 h 内使用
氨茶碱注射液	√	√	√		注射给药≥10 min
盐酸昂丹司琼注射液	√	√			
注射用奥美拉唑钠	√	√			储存：溶于 5%葡萄糖注射液<6 h，0.9%氯化钠注射液<12 h
注射用泮托拉唑钠	√	√	√		溶解和稀释后必须在 4 h 内用完
注射用艾司奥美拉唑钠	√				
丙氨酰谷氨酰胺注射液	√	√	√	√	按 1：5 的体积比与溶媒混合稀释

续表 3-1

药品名称	0.9%氯化钠注射液	5%葡萄糖注射液	10%葡萄糖注射液	5%葡萄糖氯化钠注射液	使用要点
丹参注射液		√			
地西泮注射液		√	√		不得用0.9%氯化钠注射液稀释
地塞米松磷酸钠注射液		√			
多烯磷脂酰胆碱注射液		√	√		严禁用含电解质的溶液稀释，可用5%木糖醇溶液稀释
盐酸氨溴索注射液	√	√	√		也可与乳酸钠林格注射液配制，不可与pH>6.3的溶液混合
酚磺乙胺注射液	√	√			
呋塞米注射液	√				本品为钠盐注射液，碱性较高，故静脉注射时宜用0.9%氯化钠注射液稀释，而不宜用葡萄糖注射液稀释
复方氨基酸注射液（3AA）		√	√		
复方氨基酸注射液（9AA）	√	√	√	√	
注射用还原型谷胱甘肽	√	√			室温下保存2 h，0~5 ℃保存8 h
注射用甲泼尼龙琥珀酸钠	√	√			
盐酸甲氧氯普胺注射液	√	√	√	√	
盐酸精氨酸注射液	√	√	√	√	
西咪替丁注射液	√	√	√	√	
硫酸镁注射液	√	√	√	√	可用25%葡萄糖注射液稀释后缓慢推注
10%氯化钾注射液	√	√	√		浓度≤3.4 g/L，速度≤0.75 g/h
门冬氨酸钾镁注射液		√			不可肌注和静推
浓氯化钠注射液	√	√	√	√	稀释浓度3%~5%
葡萄糖酸钙注射液	√	√	√	√	可用10%葡萄糖注射液稀释后缓慢推注
托拉塞米注射液	√	√			

续表 3-1

药品名称	0.9%氯化钠注射液	5%葡萄糖注射液	10%葡萄糖注射液	5%葡萄糖氯化钠注射液	使用要点
维生素 B_6 注射液	√	√	√	√	
维生素 C 注射液	√	√	√	√	
维生素 K_1 注射液	√	√	√	√	
注射用硝普钠		√			避光滴注，严格控制速度
硝酸甘油注射液	√	√			开始速度 5 μg/min，用输液泵恒速输入，根据个体调整用量
单硝酸异山梨酯注射液	√	√			
注射用重组人白介素-2	√				40 万～80 万 IU/次加入 0.9%氯化钠注射液 500 mL，静脉滴注，滴注时间>4 h

注：√表示可配溶剂；静脉输注一般不采用灭菌注射用水作为溶媒，因其易形成低张注射液可导致溶血。

某些特殊性质的药品对溶媒的要求比较高，如 pH、脂溶性大小、助溶剂、所含特定辅料等，常用溶媒无法满足以上要求，需要配套专用溶媒。器官移植专科常用药品甲泼尼龙琥珀酸钠粉针的特殊溶媒为苯甲醇及注射用水，配置时要求在无菌环境下将稀释液加入含无菌粉末的密封瓶内。如果需要，该药品可稀释后给药，将已溶解的药品与 5%葡萄糖注射液、0.9%氯化钠注射液混合，配置后的溶液在 48 h 内物理和化学性质保持稳定。此外，注射用丁二磺酸腺苷蛋氨酸需要使用特殊溶媒 L-赖氨酸、氢氧化钠和注射用水，要求注射用冻干粉针在临用前用所附溶液溶解，静脉注射速度必须非常缓慢，同时不应与碱性溶液或含钙溶液混合。

二、缓、控释制剂的正确服用

缓、控释制剂是将药品用特殊的材料包裹或与之混合，使药片在一定酸碱度条件下缓慢释放而起作用。缓、控释制剂可通过延缓药品从该剂型中的释药速率，降低药品进入机体的吸收速率，从而起到更佳的治疗效果。缓、控释制剂具有血药浓度稳定、服药次数少、治疗作用时间长等特点。器官移植专科常用的缓、控释制剂药品及使用要点见表 3-2。

表 3-2 器官移植专科常用缓、控释制剂

药品分类	药品名称	剂型	服用要求
循环系统药品	硝苯地平	控释片	不能掰开、咀嚼或压碎服用，整片吞服
	硝苯地平	缓释片	
	非洛地平	缓释片	
	维拉帕米	缓释片	能掰开服用，但不能咀嚼或压碎服用
	地尔硫卓	缓释胶囊	整粒吞服，不能掰开或者咀嚼胶囊
	单硝酸异山梨酯	缓释片	能沿划痕掰开服用，不能咀嚼或压碎服用
	单硝酸异山梨酯	缓释片	整片或半片服用前应保持完整，用半杯水吞服，不能咀嚼或压碎服用
	琥珀酸美托洛尔	缓释片	一天一次口服，最好早晨服用，可掰开但不能咀嚼或压碎，至少半杯液体送服
口服降糖药	格列齐特	缓释片	不能掰开、咀嚼或压碎服用，整片吞服
	格列吡嗪	控释片	不能掰开、咀嚼或压碎服用，整片吞服
非甾体抗炎药及镇痛药	对乙酰氨基酚	缓释片	不能掰开、咀嚼或压碎服用，整片吞服
	硫酸吗啡	缓释片	不能掰开、咀嚼或压碎服用，整片吞服
	布洛芬	缓释胶囊	整粒吞服，不能打开或溶解后服用，不得咀嚼或吮吸缓释胶囊，不得饮酒或服用含乙醇饮料
	曲马多	缓释片	足量水整片吞服，不能沿划痕掰开、咀嚼或压碎服用
其他药品	盐酸坦洛新	缓释片	整片吞服
	坦索罗辛	缓释胶囊	不能咀嚼胶囊内的颗粒
	奥美拉唑	肠溶片	整片吞服，至少半杯液体送服，药片不可咀嚼或将其分散于水或微酸液体中
	埃索美拉唑	肠溶片	整片吞服，不能咀嚼或压碎；不能咀嚼者可将药片溶于不含碳酸盐的水中通过胃管给药
	氯化钾缓释片	缓释片	不能掰开、咀嚼或压碎服用，整片吞服
	麦考酚钠肠溶片	肠溶片	需整片吞服，不可碾碎、咀嚼或切割

三、输注中需避光的药品

一些药品稳定性差，遇光会发生氧化、分解、变色等化学反应，在使用过程中，需要采取避光措施。器官移植专科常用输注避光药品及使用要点见表 3-3。

表 3–3　器官移植专科常用输注避光药品

药品名称	避光要求
注射用硝普钠	对光敏感，溶液稳定性较差，滴注溶液应新鲜配制并迅速将输液瓶避光；新鲜溶液为淡棕色，如变为暗棕色、橙色或蓝色应弃去溶液，超过 8 h 应及时更换药品及输液器
尼莫地平注射液	如输液过程中不可避免地暴露于太阳光下，则需对输液瓶和输液器进行避光；如在散射性日光或人工光源下，10 h 内不需采取特殊保护措施
注射用水溶维生素	加入葡萄糖注射液中进行静脉滴注时，应注意避光
注射用两性霉素 B	避光缓慢静脉滴注
甲钴胺注射液	见光易分解，开封后注意避光并立即使用
硝酸甘油注射液	静脉使用时注意避光
注射用硫酸长春新碱	遇光或热易变黄
甲磺酸左氧氟沙星注射液	静脉滴注过程中需避光
卡铂注射液	一经稀释，静脉滴注，滴注时间≤8 h；注时应避免直接日晒
注射用顺铂	使用时，应避光，静脉滴注，滴注时间≤24 h
注射用盐酸多柔比星	静脉滴注过程中需避光，配制后的溶液于室温避光可稳定保存 24 h，在 4~10 ℃下可稳定 48 h
注射用奈达铂	遇光和热可发生分解，应避免阳光直射和高温
注射用硫酸长春碱	注入静脉时避免日光直接照射
硝苯地平注射液	遮光、静脉滴注
伊曲康唑注射液	混合后的溶液，避免直接光照
莫西沙星注射液	避光缓慢静脉滴注
依诺沙星注射液	避光静脉滴注
注射用米卡芬净钠	在光线下可缓慢分解，应避免阳光直射；如果从配制到输液结束需时超过 6 h，应将输液袋避光(不必将输液管遮光)
复方维生素注射液	混合后的溶液，避免直接光照

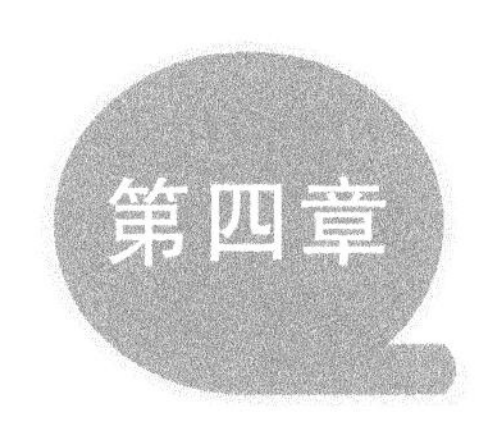

器官移植专科免疫抑制剂的用药护理

第一节　概　述

一、免疫抑制剂的发展

免疫抑制剂的出现是移植里程碑上一颗璀璨的明珠。随着器官移植手术的不断成熟，免疫抑制剂也在不断更新迭代。免疫抑制剂可抑制机体异常的免疫反应，是用于抑制或减弱免疫系统功能的药物，广泛应用于器官移植、自身免疫性疾病治疗等领域。免疫抑制剂的发展和应用与纯熟的器官移植手术齐头并进，使器官移植受者获得了更长期有效的存活。

免疫抑制剂的发展主要经历了以下几个阶段：

(1)早期探索(20 世纪 40 年代至 50 年代)：早期的免疫抑制剂研究主要集中在放射性同位素和化学毒物上，如磷酰胺和氮芥类化合物，但这些方法副作用大，限制了其应用。

(2)环孢素的出现(20 世纪 80 年代)：环孢素(Cyclosporine)的发现标志着免疫抑制剂的一个重要进展。它是一种强效的免疫抑制药物，能够有效预防器官移植后的排斥反应，且副作用相对较小。

(3)新型免疫抑制剂的开发(20 世纪 90 年代至今)：随着人类对免疫系统认识的深入，科研人员开发了更多种类的免疫抑制剂。这些新型免疫抑制剂包括针对特定免疫细胞或信号通路的药物，例如针对 T 细胞的单克隆抗体、针对细胞信号转导途径的小分子抑制剂等。这些药物在治疗自身免疫性疾病、过敏性疾病等方面显示出了良好的效果。

(4)个体化和精准医疗(21 世纪初至今)：随着生物信息学和基因组学的进步，免疫抑制剂的使用越来越趋向于个体化和精准医疗。通过分析个体的基因组、转录组和蛋白质组，研究者可以更好地理解免疫抑制剂在个体中的效果和副作用，从而为患者提供更加精确的治疗方案。

总而言之，免疫抑制剂是现代医学中器官移植领域的重大突破，对于延长移植患者的生存时间和生活质量有着不可估量的价值。

免疫抑制剂的发展历程反映了现代医学对于生命科学的深刻理解和创新能力的提升。随着研究的不断深入，未来可能会有更多更安全、更有效的免疫抑制剂问世，为疾病的治疗带来新的希望。

二、免疫抑制剂在器官移植术后的应用

免疫抑制剂对器官移植患者的长期存活以及移植物保持良好功能都起着非常重要的作用。移植术后患者的机体免疫系统会对异体移植物产生强烈的排斥反应，为了使移植物能在受者体内长期存活，不被排斥，患者需要服用免疫抑制剂来抑制机体的免疫反应。目前常用的药物有四类：①钙神经蛋白抑制剂(calcineurin inhibitor，CNI)类药物，包括环孢素(ciclosporin，CsA)和他克莫司(tacrolimus，FK506)；②抗细胞增殖类药物，包括硫唑嘌呤(azathioprine，AZA)、吗替麦考酚酯(mycophenolate mofetil，MMF)、麦考酚钠肠溶片(enteric-coated mycophenolate sodium，EC-MPS)、咪唑立宾(mizoribine，MZR)和来氟米特(leflunomide，LEF)；③哺乳动物雷帕霉素靶蛋白抑制剂(mammalian target of rapamycin inhibitor，mTORi)，如西罗莫司(sirolimus，SRL)；④糖皮质激素。

(一)肾移植术后免疫抑制剂治疗

《中国肾移植受者免疫抑制治疗指南(2016版)》推荐肾移植受者免疫抑制剂治疗包含：

1. 免疫抑制诱导治疗

免疫诱导治疗是指移植围手术期短期使用的单克隆或多克隆抗体类免疫抑制治疗。除受者和供者是同卵双生兄弟姐妹外，所有的肾移植受者都需要接受诱导治疗以预防排斥反应。诱导治疗有以下三个目的：①降低移植物排斥反应的发生率及严重程度，以直接改善移植的效果；②使免疫维持治疗方案中的CNI类药物或糖皮质激素安全减量甚至停用，以降低其长期服用所带来的不良反应；③可能诱导受者产生针对移植物特异性的临床免疫耐受状态，以大幅减少维持治疗的总体免疫抑制剂所需剂量。

目前的诱导治疗方案是在移植手术前、术中或术后立即给予生物制剂—白细胞介素-2受体拮抗剂(interleukin-2 receptor antagonist，IL-2RA)或淋巴细胞清除性抗体。国内指南推荐在肾移植术前或术中即开始联合应用免疫抑制剂(1A)；并推荐将IL-2RA作为诱导治疗的一线用药(1B)；对排斥反应风险较高的肾移植受者，建议使用淋巴细胞清除性抗体[如兔抗胸腺细胞球蛋白(rabbit antithymocyte globulin，r ATG)、抗胸腺细胞球蛋白-Fresenius(antithymocyte globulin-Fresenius，ATG-F)]进行诱导治疗(2B)。

2. 免疫抑制治疗的初始方案

免疫抑制维持治疗是一个长期的治疗方案，在移植术前或术中即开始启动。初始治疗用药可与诱导治疗用药合并或不合并使用。初始方案普遍使用联合药物治疗以达到充分的免疫抑制治疗效果，同时降低单个药物的毒性。由于急性排斥反应风险在移植术后3个月内最高，所以在这一时间段内应给予充足的剂量，待移植肾功能稳定后再逐渐减量以降

低药物毒性。国内外普遍采用的方案是 CNI 联合一种抗增殖类药物加糖皮质激素的三联免疫抑制方案作为维持治疗的初始方案。

3. 免疫抑制剂的长期维持治疗

随着免疫学的发展与新型免疫抑制剂的应用，可供选择的维持免疫治疗方案日益增多。虽然目前临床肾移植已有国际公认的首选免疫抑制维持方案，但由于不同免疫抑制剂在作用机制、免疫抑制强度以及不良反应等方面存在差异，维持治疗方案的选择还是应该遵循科学、个体、合理化的用药原则。目前最常用的免疫抑制维持治疗方案是以 CNI 为基础的三联免疫抑制方案，即 GsA 或 FK506 联合一种抗增殖类药物如霉酚酸(mycophenolic acid，MPA)类药物或咪唑立宾等，同时加糖皮质激素，依此建立肾移植术后免疫抑制的长期稳定状态。美国 FDA 及改善全球肾脏病预后组织(Kidney Disease：Improving Global Outcomes，KDIGO)指南均建议 FK506+MPA+糖皮质激素为肾移植术后的标准免疫抑制方案。

总之，肾移植术后免疫稳态的建立是一个动态过程，鉴于个体差异性和免疫系统复杂性，不可能采用统一免疫抑制模式，应遵循选择性、协调性和特异性的用药原则。指南建议：如果未发生急性排斥反应，建议移植术后 2~4 个月采用低剂量的免疫抑制维持方案(2C)；持续应用以 CNI 为基础的免疫抑制方案，如无特殊情况，不建议停用 CNI(2B)；出现 MPA 类药物相关的腹泻、腹胀等消化道症状、骨髓抑制、丙型肝炎病毒(hepatitis C virus，HCV)复制活跃或 CMV、BK 病毒(BK virus，BKV)感染等情况时，推荐减量或停用 MPA 类药物或转换应用二线抗增殖类药物，如咪唑立宾(2B)。

临床用药遵循的原则是选用最低的有效剂量，注意药物间的协同作用和拮抗作用，减少免疫抑制药物的不良反应，达到经济实惠和患者安全的目的。采取预防性用药方案 FK506(或 CsA)为主+MPA(或硫唑嘌呤)+甲基泼尼松龙，可预防排斥反应的发生；而对于急性排斥反应，可用甲基泼尼松龙等冲击治疗。若女性患者有生育需求，需在移植科及产科医生的指导下调整用药种类及剂量。总之，移植患者的用药应由移植科医生根据患者的具体病情、身体状况等综合因素来选择，患者自己不能随意调整用药。

(二)肝移植术后免疫抑制剂治疗

目前，肝移植术后免疫抑制治疗尚无统一标准，各移植中心都有自己的经验与方案。为进一步规范肝移植术后免疫抑制治疗及排斥反应诊疗，中华医学会器官移植学分会组织肝移植专家，总结国内外相关研究最新进展，并结合国际指南和临床实践，针对肝移植术后免疫抑制剂应用原则、常用方案及各类型排斥反应的诊断与治疗，制订《中国肝移植免疫抑制治疗与排斥反应诊疗规范(2019 版)》，为临床肝移植术后免疫抑制剂治疗提供参考。

1. 肝移植术后免疫抑制剂应用原则

(1)联合用药原则。利用免疫抑制剂之间的协同作用，增强免疫抑制效果，同时减少单药剂量，降低其不良反应。

(2)精准用药原则。由于个体间存在药代动力学差异，某些药物(如 CsA、FK506 等)需要通过监测血药浓度来调整剂量。

（3）最低剂量原则。肝移植术后早期易发生排斥反应，免疫抑制剂应用量较大。通过监测肝功能、血药浓度等，在有效预防排斥反应的前提下，维持期可酌情减量，最终达到剂量最小化，避免免疫抑制过度，减少因免疫功能降低所致感染和肿瘤等并发症的发生。

（4）个体化用药原则。根据不同受者的基础疾病和合并症，或同一受者术后不同时段以及用药顺应性和不良反应调整免疫抑制剂种类和剂量。在保证治疗作用的同时，兼顾减轻受者经济负担。

2. 常用免疫抑制方案

肝移植术后免疫抑制治疗已从仅着眼于预防和治疗移植术后排斥反应，逐步向追求受者和移植物长期存活、药物不良反应最小化以及改善受者生存质量的同时降低经济负担等方向发展。目前，各移植中心一般采用以 CNI 为基础的免疫抑制方案，联合 MPA 等抗增殖类药物和/或糖皮质激素。常用的三联免疫抑制方案为 CNI+MPA+糖皮质激素，常用的二联免疫抑制方案为 CNI+MPA/糖皮质激素。针对肝癌肝移植、肾功能受损、再次肝移植以及可能存在高致敏和高危因素的受者，采取调整用药、联合用药、减少剂量以及制订个体化治疗方案等策略尤为重要。

三、器官移植免疫抑制剂血药浓度监测

过去 30 年，免疫抑制剂的应用已有效降低了移植术后患者排斥反应的发生率，并有效改善了受体的存活率。由于移植受者个体间存在年龄、体重、胃肠道功能等差异，并受遗传、环境和药物间相互作用等诸多因素影响，所以药物在受者体内的代谢过程差异较大。因此，定期进行免疫抑制剂血药浓度监测，优化给药剂量，确保有效预防排斥反应，对于移植受者具有十分重要的意义。血药浓度监测是以药代动力学原理为指导，分析测定药物在血液中的浓度，用以评价治疗效果或确定给药方案，使给药方案个体化，以提高药物治疗水平，达到临床安全、有效、合理的用药。免疫抑制剂服用过少，达不到药物有效浓度，则会诱发排斥反应，长期使用会造成移植物出现不可逆的损伤。服用过多，超过药物的有效浓度时，会引起药物中毒、免疫抑制过度，造成患者肝肾功能损害，并增加身体遭受致病菌感染的风险。

（一）环孢素（CsA）血药浓度监测

CsA 在治疗剂量下，其生物利用度和药代动力学的个体差异及机体对 CsA 的敏感性和差异性很大，治疗过程中进行血药浓度监测可以降低排斥反应和药物不良反应的发生率，提高移植器官的存活率。相关研究表明，移植受者 CsA 的 AUC 是移植物存活和急性排斥反应发生的敏感预测因素，而个体内 CsA 的 AUC 变异性则是慢性排斥反应的危险因素之一。临床上主要依靠患者 CsA 服药后 12 h 的血药谷浓度（C_0）和服药后 2 h 的血药峰浓度（C_2）来指导临床用药。

1. 监测频次

移植术后短期内隔日监测，直至达到目标浓度；在更改药物或受者状况出现变化可能影响血药浓度时，随时测定；出现肾功能下降提示有肾毒性或排斥反应时，随时测定。

2. 目标血药浓度

CsA 血药浓度治疗窗详见表 4-1。

表 4-1 中国器官移植受者应用 CsA 联合 MPA 和糖皮质激素三联方案的目标浓度(ng/mL)

移植后时间	C_0	C_2
<1 个月	150~300	1000~1500
1~3 个月	150~250	800~1200
3~12 个月	120~250	600~1000
>12 个月	80~120	>400

(二)他克莫司(FK506)血药浓度监测

1. 检测方法

FK506 在血液中绝大部分分布于红细胞，血浆药物浓度与全血药物浓度不一致，目前使用全血样本检测受者体内的血药浓度。血药浓度检测血样采集时间为移植受者次日晨服药前(C_0)，抽取全血 1 mL 置于乙二胺四乙酸(ethylene diamine tetra acetic acid，EDTA)抗凝试管中，采用校准品制作标准曲线，以此为基础计算结果。

2. 目标血药浓度

对于新生抗供体特异性抗体阳性且肾功能稳定的肾移植受者，建议维持 FK506 血药谷浓度>6 ng/mL，其他情况详见表 4-2。

表 4-2 中国器官移植受者应用 FK506 联合 MPA 和糖皮质激素三联方案的目标浓度(ng/mL)

移植后时间	C_0
<1 个月	8~12
1~3 个月	6~10
3~12 个月	4~10
>12 个月	4~8

(三)霉酚酸类(MPA)血药浓度监测

MPA 类药物包括 MMF 和 EC-MPS。两者进入体内后，虽吸收时间及效率不同，但在体内的有效成分均是 MPA。MPA 在人体内药代动力学个体差异大，对服用 MPA 的移植受者进行血药浓度监测，可防止或减少药物的毒性及不良反应，延长移植物存活期。98%的 MPA 与血浆蛋白结合，送检样本最好是 EDTA 抗凝管全血。

MMF 的监测时间为次日清晨服药前 30 min(C_0)、服药后 0.5 h($C_{0.5}$)及服药后 1 h(G)、服药后 2 h(C_2)、服药后 8 h(G_8)；EC-MPS 的监测时间根据联合服用 CNI 的不同而异。

（四）西罗莫司（SRL）血药浓度监测

SRL 有效血药浓度范围窄，血药浓度易受药物影响。因此，临床要求对其血药浓度进行监测，制订个体化治疗方案。

SRL 的血浆蛋白结合率>92%，最好采集全血置于抗凝管内进行检测，采样时间为次日清晨服药前（C_0）。

建议 SRL 联合 CNI 类及糖皮质激素作为初始治疗的血药谷浓度控制在 8～12 ng/mL；早期转化 SRL+MPA+糖皮质激素方案是可行的，建议 SRL 血药谷浓度控制在 4～10 ng/mL；晚期转换 SRL+MPA+糖皮质激素方案，建议 SRL 血药谷浓度控制在 4～8 ng/mL。

第二节　免疫抑制剂的用药护理要点与常见不良反应的预防与处理

一、免疫抑制剂用药护理要点

免疫抑制剂在器官移植领域确实起到了至关重要的作用。在器官移植手术中，移植的器官被视为外来的物体，人体的免疫系统会识别并攻击这些“非己”的物体，这种现象称为移植排斥反应。免疫抑制剂的作用就是抑制这种天然免疫反应，减少移植器官的排斥现象，从而使移植手术更加成功，提高患者的生活质量。然而，免疫抑制剂是一把双刃剑，使用过程中需要谨慎，因为它们不仅可以抑制移植器官的排斥反应，同时也会降低患者的抵抗力，有可能导致严重的感染以及药物所致的各种不良反应。因此，医生需要在移植前后仔细评估患者的状况，合理地选择和使用免疫抑制剂，以达到最佳的治疗效果。与此同时，对移植患者关于免疫抑制剂用药的临床护理工作显得尤为重要。免疫抑制剂的用药护理要点如下。

1. 用药指导

在用药前，护理人员需向患者详细解释药物的名称、剂量、用法和可能的副作用，确保患者能够正确服用。指导患者严格按照医嘱用药，不可自行调整剂量或中断治疗，以避免影响治疗效果和引起不必要的风险。注意监测其他可能与免疫抑制剂产生相互作用的药物。在开始或停止其他药物时，应与医生沟通，以确保药物的安全性和有效性。

2. 病情监测

需密切观察患者的病情变化，如移植器官的功能状况和患者的整体健康状况。指导患者定期进行实验室检查，如血常规、肝肾功能等，以评估药物的治疗效果和及时发现可能的副作用。

3. 副作用管理

免疫抑制剂可能引起多种副作用，包括恶心、呕吐、腹泻、皮疹、高血压、糖尿病等。护理人员需教育患者识别副作用的早期迹象，并及时与医疗团队联系。对于出现的副作用，应根据医嘱给予相应的处理，如使用抗高血压药物控制高血压等。

4. 个人卫生与防护

免疫抑制剂会降低患者的免疫力，使患者感染风险增加。护理人员应指导患者保持良好的个人卫生习惯，如勤洗手、避免接触感冒或流感患者等。在流感季节，推荐患者接种流感疫苗以降低感染风险。

5. 健康教育

护理人员应向患者提供关于免疫抑制剂的足够信息，包括药物的重要性、正确用药的方法及可能出现的副作用。鼓励患者提问，解答他们的疑惑。教育患者如何处理突发事件，比如药物漏服、过量服用或其他紧急情况等，确保患者知道何时及如何与医疗团队联系。譬如，告知患者免疫抑制剂的主要不良反应包括：感染风险增加、胃肠道副作用（如恶心、呕吐、腹泻和肠炎）、皮肤反应（如皮疹、脱发）、肾脏问题（如肾功能障碍，可能需要调整药物剂量或停药）、高血压（可能需要使用降血压药物来控制）、月亮脸和圆脸（面部脂肪积累，这是长期使用某些免疫抑制剂的典型副作用）、肿瘤风险等。

6. 心理支持

长期使用免疫抑制剂可能会给患者带来心理压力，护理人员应提供必要的心理支持和指导。鼓励患者参与疾病管理，提升他们的治疗依从性和生活质量。

7. 生活指导

建议患者保持健康的生活方式，如戒烟、限制饮酒、保持良好的饮食习惯和适度的运动。保持规律作息，合理安排工作和休息。在饮食上，鼓励患者选择营养均衡的食物，避免辛辣、油腻等刺激性食物，保持良好的饮食习惯。避免接触可能引起过敏的物质，如某些食物、花粉等。

通过以上护理要点，可以帮助患者安全、有效地使用免疫抑制剂，减少其副作用，同时确保治疗效果，提高生活质量。护理人员应与医疗团队密切合作，为患者提供全面的治疗和护理。

二、免疫抑制剂相关不良反应的预防与处理

（一）腹泻的预防与处理

腹泻是器官移植术后常见并发症之一，研究报道，肾移植术后 2 月至 1 年内腹泻发生率为 8.78%，术后 1 年以上腹泻发生率为 2.39%。当大便为水样或糊状，每天≥3 次可判断为腹泻，连续大于 7 天为严重腹泻。长期慢性腹泻可导致机体脱水、营养不良等，影响受者的生活质量，严重的慢性腹泻甚至可引起移植器官功能丧失或受者死亡。

器官移植术后腹泻常见病因有：感染性腹泻，包括细菌引起的腹泻、真菌感染导致的腹泻、病毒感染引起的腹泻（如轮状病毒、巨细胞病毒）等各种病原体感染导致的腹泻；非感染性腹泻，包括免疫抑制剂诱导的腹泻（通过减量或停用 1 种或几种免疫抑制剂如 FK506、MMF、CsA 等几天内腹泻症状明显缓解者；或反复腹泻达 2 周以上，且不伴有发热，大便常规检查未见感染性病原体）和抗生素相关性腹泻（广谱抗生素使用导致肠道菌群失衡）。

肾移植受者腹泻的主要病因是术后长期服用免疫抑制药物。研究显示，免疫抑制剂如CNI(包括 FK506、CsA)、MPA、SRL 均可引起腹泻，与 CsA 相比，接受 FK506 治疗的受者腹泻发生率更高(29%~64% VS. 13%~38%)。

预防与处理办法：

(1)饮食卫生：少食多餐，饮食宜清淡，忌食生冷及刺激性食物，忌油腻及辛辣食物；避免食用不卫生、不新鲜、未煮熟的食物；避免食用易引起腹泻的食物，例如梅子、香蕉、麦麸和蚕豆。

(2)对症治疗：轻、中型腹泻予清淡流质或半流质饮食，重型伴呕吐者可暂禁食；严重腹泻时应及时就医，给予止泻药物，口服或静脉补液纠正水电解质紊乱。

(3)对因处理：遵医嘱适当减少免疫抑制药物剂量或选用其他能够明显减少腹泻的发病率的免疫抑制药物。

(4)若服用免疫抑制剂后出现腹泻，指导患者按以下原则进行药物加服：①水样便，每日 5~6 次，加服 1/2 的免疫抑制剂；②水样便，每日 3 次以上，加服 1/4 的免疫抑制剂；③糊状软便，无需加服。

(二)体重增加的预防与处理

器官移植患者服用糖皮质激素，食欲增加或者饮食无节制，都可导致体重增加甚至肥胖。标准体重(kg)= 自身身高(cm)-105。轻度肥胖：超过标准体重 20%~30%；中度肥胖：超过标准体重 30%~50%；重度肥胖：大于标准体重 50%以上。肥胖在一定程度上有增加高血压、高血糖、冠心病等疾病的风险，故移植患者最好能保持标准体重。

预防和处理办法：

(1)进食低盐、低脂、低热量的食物。

(2)控制每次进食量。

(3)可以选择低热量的食物，例如新鲜蔬菜、水果。

(4)适当进行体育锻炼。

(三)药物所致痤疮的预防与处理

痤疮是毛囊皮脂腺单位的一种慢性炎症性皮肤病，是由于皮肤油脂分泌增加引起的，与 CsA、糖皮质激素和雷帕霉素等的使用有关。

预防和处理办法：

(1)每天用温水多次轻柔地清洗患处，注意不要摩擦患处。

(2)用温和的洗面皂清洗以去除多余的油脂，注意不要让皮肤干燥。

(3)不要用手挤痤疮或者刺破痤疮。

(4)必要时看皮肤科医生，使用局部治疗抗生素或口服维生素 A 胶囊。

(四)血糖升高的预防与处理

一般空腹正常血糖 3.9~6.1 mmol/L，餐后 2 h 血糖≤7.8 mmol/L。肾移植术后血糖升高主要与使用糖皮质激素、CsA、FK506 等免疫抑制剂有关。肾移植术后早期常使用大剂量激素冲击治疗，超过60%的患者会发生糖代谢异常，但随着免疫抑制剂用量减少，多数患者会逐渐恢复。

预防和处理办法：

(1)饮食治疗是所有糖尿病治疗的基础，可请营养师制定专门的营养计划。

(2)遵循适量、个体化、经常性原则进行运动，最好每日运动30 min左右，选择中等强度的运动，如：快走、慢跑、骑自行车等。

(3)早期诊断并治疗糖代谢异常可有效地预防并发症的发生，故血糖监测是肾移植术后复诊的重要内容之一；可居家按时监测，若发现异常，及时与医生沟通，调整免疫抑制剂方案。

(4)控制体重以降低对胰岛素的需求。

(5)必要时口服降糖药及接受胰岛素治疗。

(五)器官移植术后四肢震颤的预防与处理

FK506和CsA的使用是导致肾移植术后患者四肢震颤的主要原因。患者震颤的程度与血药浓度的高低呈正相关。震颤的发生还与电解质失衡有关。如果震颤很明显还需要接受神经内科医生的检查，以排除造成震颤的其他原因。

预防和处理办法：

(1)监测药物浓度，尽量用最低的血药浓度来达到移植免疫效果。

(2)如果震颤严重影响患者的生活，可选用其他免疫抑制剂治疗。

(3)进行简单伸展等身体锻炼。

(4)监测血电解质包括血磷、血镁和血钙水平，必要时进行治疗。

(六)高血压的预防与处理

高血压是指静息状态下动脉收缩压和舒张压升高，通常是指在未使用抗高血压药物的情况下，收缩压>140 mmHg和/或舒张压>90 mmHg。据研究，肾移植受者中高血压的发生率为50%~90%。

预防和处理办法：

(1)低盐饮食：推荐慢性肾脏病患者钠盐的摄人量每日3~5 g。

(2)控制体重：维持健康体重，避免体重过低或肥胖。

(3)适当运动：推荐在心血管状况和整体可以耐受的情况下，每周运动5次，每次至少30 min。

(4)饮食多样：根据蛋白尿、肾功能、血钾、钙磷代谢等情况具体调整饮食，适当摄入蔬菜、水果，减少饱和脂肪及总脂肪摄入。

(5)限制饮酒量或者不饮酒；明确建议患者戒烟。

(6)每天监测血压，遵医嘱按时坚持服药。

(7)调整心理状态：若确诊心理疾病，应到专科接受正规治疗。

（七）高脂血症的预防与处理

很多免疫抑制剂都可以引起血脂异常，包括高脂血症、高胆固醇血症及高甘油三酯血症，三者单发甚至同时存在，其中以雷帕霉素导致甘油三酯升高最多见。此外，糖皮质激素可以促进胆固醇的合成，CsA 会降低胆固醇的排泄。

预防和处理办法：

（1）适当减少碳水化合物的摄入量，不吃过多的甜食。

（2）遵医嘱口服降脂药。

（3）坚持每天运动锻炼至少 20 min。

（4）向营养师咨询制定低脂、低胆固醇、优质蛋白质的营养计划。

（八）骨痛、骨质疏松的预防与处理

肾移植术后长期大剂量应用糖皮质激素可使骨强度和硬度下降，可致腰背痛甚至骨折，严重危害患者健康。此外，使用 CsA 也可引起患者骨质疏松。有研究显示，非糖尿病肾病的肾移植受者骨折患病率为 7%～11%，因糖尿病肾病接受肾移植手术的受者骨折发生率更高。移植后骨折常发生在前三年，四肢骨（如臀部、长骨、脚踝、脚）比中轴骨（如脊柱和肋骨）更常见。

预防和处理办法：

（1）保持正常体重以减少关节和骨的负重。

（2）绝经妇女可以适当使用一些雌激素。

（3）出现一些骨质疏松危险因素或者已经发生骨质疏松的患者可以服用活化磷酸盐。

（4）进行适当的锻炼以保持肌肉强壮，但避免从事会造成骨紧张的活动，如跑步、高撞击有氧健身操或单一腿部负重等。

（5）避免吸烟、饮酒。

（6）饮食方面建议进食高钙、维生素 D 含量高的食物如虾皮、紫菜等。

（7）定期通过骨密度扫描监测骨质的健康状况，还可以抽血查维生素 D、血钙、甲状旁腺激素的水平，必要时遵医嘱直接补充钙剂和维生素 D。

（九）牙龈过度增生的预防与处理

使用 CsA 不仅会引起牙龈的过度增生，还会增加齿龈出血的倾向。

预防和处理办法：

（1）每天用软毛牙刷刷牙 2 次，保持口腔卫生。

（2）避免 CsA 接触齿龈。

（3）使用非处方的牙科漱口水。

（4）每年接受 2～4 次口腔检查，避免吸烟。

（5）开始用药前先检查口腔，消除一切可引起牙龈炎的刺激因素，积极治疗原有的牙龈炎。

第三节　器官移植专科常用免疫抑制剂的用药护理

根据中华医学会器官移植学分会《器官移植免疫抑制剂临床应用技术规范(2019版)》，将目前临床应用的免疫抑制剂分为免疫诱导药物和维持治疗药物两类。同种异体器官移植术后早期发生急性排斥反应的风险较高，而免疫诱导治疗的目的就是针对这一关键时期提供高强度的免疫抑制，从而有效减少急性排斥反应的发生，提高移植手术成功率。诱导的开始时间通常是在术前或术中，术后数日内结束。诱导治疗并非受者免疫抑制治疗必不可少的部分，其依据器官移植的种类而有所不同。临床药理学上将诱导治疗用药分为两类：即多克隆抗体和单克隆抗体。器官移植维持期免疫抑制剂的应用是预防急性排斥反应，在预防排斥反应与免疫抑制剂逐步减少剂量方面获取平衡，以获得受者和移植物的长期存活，目前常用的药物有六类，包括：皮质类固醇类药物、钙调磷酸酶抑制剂、哺乳动物西罗莫司靶蛋白、抗细胞增殖类药物、生物性免疫抑制剂、新型免疫抑制剂。

一、皮质类固醇类药物

注射用甲泼尼龙琥珀酸钠
(Methylprednisolone Sodium Succinate for Injection)

【规格】

粉针：①40 mg；②500 mg。

【适应证】

甲泼尼龙琥珀酸钠是一种糖皮质激素，常用于抗炎和免疫调节的治疗。用于休克、严重炎症和免疫抑制治疗时糖皮质激素只能作为对症治疗，只有在治疗某些内分泌失调的情况下，才能作为替代药品。甲泼尼龙片则可用于非内分泌失调症。以下是注射用甲泼尼龙琥珀酸钠常见的适应证：

(1)风湿性疾病：甲泼尼龙琥珀酸钠可能用于治疗风湿性关节炎、类风湿性关节炎等风湿性疾病。

(2)过敏性疾病：该药物可以用于治疗过敏性疾病，如过敏性鼻炎、荨麻疹等。

(3)皮肤病：在某些皮肤炎症和疾病的治疗中，如湿疹、银屑病等，甲泼尼龙琥珀酸钠也可能被使用。

(4)哮喘：在一些情况下，该药物可能用于哮喘的治疗，尤其是在需要强力的抗炎作用时。

(5)自身免疫性疾病：甲泼尼龙琥珀酸钠可能用于治疗一些自身免疫性疾病，如系统性红斑狼疮、类风湿性关节炎等。

(6)器官移植：在一些器官移植手术后，该药物可能用于预防或治疗排斥反应。

【药物的相互作用】

甲泼尼龙是细胞色素P450酶(CYP)的底物，其主要经CYP3A4酶代谢。

(1)CYP3A4是成人肝脏内最丰富的CYP亚家族中占主导地位的酶。它催化类固醇的6β-羟基化，这是内源性的和合成的皮质类固醇基本的第一阶段代谢。许多其他化合物也是CYP3A4的底物，通过CYP3A4酶的诱导(上调)或者抑制，其中一些(以及其他药物)显示能够改变糖皮质激素的代谢。

(2)CYP3A4抑制剂——抑制CYP3A4活性的药物，通常降低肝脏清除，并增加CYP3A4底物药物的血浆浓度，例如甲泼尼龙。由于CYP3A4抑制剂的存在，可能需要调整甲泼尼龙的剂量，以避免类固醇毒性。

(3)CYP3A4诱导剂——诱导CYP3A4活性的药物通常增加肝脏清除，导致CYP3A4底物药物的血浆浓度降低。同时服用可能需要增加甲泼尼龙的剂量，以达到预期的效果。

(4)CYP3A4底物——由于另一个CYP3A4底物的存在，甲泼尼龙的肝脏清除可能受到影响，需要调整相应的剂量。使用任一种药物引起的不良反应可能在两种药物同时使用时更容易发生。

【药物不良反应】

包括糖尿病、消化道溃疡和类库欣综合征、感染；欣快、失眠、行为及感觉异常、头痛、癫痫发作；多毛、伤口延期愈合、痤疮、月经失调、骨质疏松等。长期用药后忽然停药可致生命危险。

(1)免疫系统反应：可能引起免疫系统抑制，增加感染的风险。患者可能更容易受到细菌、病毒和真菌的感染。

(2)内分泌系统影响：长期使用可能导致内分泌系统紊乱，如肾上腺皮质激素受抑制，可能导致骨量减少、高血糖、水钠潴留等。

(3)胃肠道反应：包括胃溃疡、胃肠道出血和其他消化系统问题。

(4)肌肉骨骼系统：长期使用可能导致骨密度减少，增加骨折的风险，也可能导致肌肉萎缩。

(5)眼部反应：可能引起青光眼、白内障等眼部问题。

(6)皮肤问题：包括皮肤瘙痒、瘀血、皮肤萎缩等。

(7)心血管系统：可能导致高血压和水钠潴留。

(8)精神健康：可能引起情绪波动、失眠等。

【护理要点】

(1)糖尿病、骨质疏松症、肝硬化、肾功能不全、甲状腺功能减退、结核病、急性细菌性或病毒性感染患者慎用。

(2)为达最佳治疗效果并降低毒性反应，可于晨间顿服或冲击治疗，并在用药前常规护胃治疗。

(3)深部肌肉注射；氢化可的松琥珀酸钠与甲泼尼龙琥珀酸钠不可混用。

(4)严密监测患者血压、血糖、电解质、体重水平；监测患者睡眠、情绪反应，特别是大剂量用药时。

【健康教育】

(1)告知患者不要忽然停药或不经医生同意就停药。

(2)告知患者治疗早期可能会出现乏力、关节痛、恶心、呼吸困难等症状。

(3)告知患者本药可以和牛奶或食物同服。

(4)告知长期治疗的患者定期进行眼科检查；注意有无类库欣综合征症状，并在体重忽然增加或发胖时告知医生。

(5)指导患者随身携带卡片，注明药物治疗方法及使用剂量。

(6)告知患者避免碰伤。

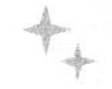

醋酸泼尼松片

(Prednisone Acetate Tablets)

【规格】

片剂：5 mg/片。

【适应证】

糖皮质激素药，主要用于过敏性与自身免疫性炎症性疾病。适用于结缔组织病，系统性红斑狼疮，重症多肌炎，严重的支气管哮喘，皮肌炎，血管炎等过敏性疾病，急性白血病，恶性淋巴瘤。以下是常见的适应证：

(1)炎症性疾病：醋酸泼尼松可用于治疗多种炎症性疾病，包括风湿性关节炎、类风湿性关节炎等。

(2)过敏反应：可用于控制过敏反应，如过敏性鼻炎、过敏性皮炎等。

(3)自身免疫性疾病：可用于治疗一些自身免疫性疾病，如系统性红斑狼疮、类风湿性关节炎等。

(4)哮喘：在哮喘发作时，醋酸泼尼松可用于减轻炎症反应，缓解呼吸道症状。

(5)皮肤病：可用于治疗各种皮肤炎症，例如湿疹、银屑病等。

(6)器官移植：在器官移植手术后，醋酸泼尼松可用于预防或治疗排斥反应。

(7)消炎和免疫调节：作为一种激素药，醋酸泼尼松还可用于抗炎和免疫调节。

【药物的相互作用】

(1)非甾体消炎镇痛药可加强其致溃疡作用。

(2)可增强对乙酰氨基酚的肝毒性。

(3)与两性霉素 B 或碳酸酐酶抑制剂合用，可加重低钾血症；长期与碳酸酐酶抑制剂合用，易发生低血钙和骨质疏松。

(4)与蛋白质同化激素合用，可增加水肿的发生率，使痤疮加重。

(5)与抗胆碱能药(如阿托品)长期合用，可致眼压增高。

(6)三环类抗抑郁药可使其引起的精神症状加重。

(7)与降糖药如胰岛素合用时，可使糖尿病患者血糖升高，故应适当调整降糖药剂量。

(8)甲状腺激素可使其代谢清除率增加，故甲状腺激素或抗甲状腺药与其合用，应适当调整后者的剂量。

(9)与避孕药或雌激素制剂合用，可加强其治疗作用和不良反应。

(10)与强心苷合用，可增加洋地黄毒性及心律紊乱的发生。

(11)与排钾利尿药合用，可致严重低血钾，并由于水钠潴留而减弱利尿药的排钠利尿效应。

(12)与麻黄碱合用，可增强其代谢清除。

(13)与免疫抑制剂合用，可增加感染的风险，并可能诱发淋巴瘤或其他淋巴细胞增生性疾病。

(14)可促进异烟肼在肝脏代谢和排泄，降低异烟肼的血药浓度和治疗效果。

(15)可促进美西律在体内代谢，降低血药浓度。

(16)与水杨酸盐合用，可减少血浆水杨酸盐的浓度。

(17)与生长激素合用，可抑制后者的促生长作用。

【药物不良反应】

使用醋酸泼尼松可能引起一系列不良反应，这些反应的具体表现和严重程度因个体差异、用药剂量、疗程长短以及患者的整体健康状况而异。以下是一些可能的不良反应：

(1)免疫系统抑制：长期使用可能导致免疫系统抑制，增加感染的风险。患者容易受到细菌、病毒和真菌的感染。

(2)内分泌系统影响：可能引起内分泌系统紊乱，包括肾上腺皮质激素抑制，可能导致骨量减少、高血糖、水钠潴留等。

(3)胃肠道问题：包括胃溃疡、胃肠道出血等。

(4)心血管系统影响：可能引起高血压、水钠潴留等。

(5)眼部问题：包括白内障、青光眼等。

(6)肌肉骨骼系统：可能导致骨密度减少，增加骨折的风险，也可能导致肌肉减少。

(7)皮肤问题：包括皮肤瘙痒、易淤血、皮肤萎缩等。

(8)情绪和神经系统：可能引起情绪波动、失眠等神经系统问题。

(9)水电解质平衡：长期使用可能影响水电解质平衡，导致水电解质紊乱。

(10)代谢影响：可能引起体重增加、脂肪分布变化等。

(11)生长抑制：特别是在儿童和青少年中，长期使用可能抑制生长。

(12)其他：还可能包括肌肉萎缩、骨折、易感染、月经不规律等不良反应。

【护理要点】

(1)使用该药可能会发生角膜穿孔，所以单纯性眼疱疹患者应谨慎使用。

(2)尽可能使用最低剂量的糖皮质激素来治疗疾病，并逐渐减少剂量。

(3)阿司匹林在凝血酶原低血症时应谨慎与糖皮质激素联合使用；高血压、骨质疏松症和重症肌无力者应谨慎使用皮质类固醇。

【健康教育】

(1)理解疾病及治疗目标：患者需要了解自己患有的疾病与症状，以及醋酸泼尼松是如何帮助缓解症状与治疗疾病的。

(2)医生指导：应该根据医生的处方使用醋酸泼尼松。患者需要理解医生的建议，包括用药剂量、用药时间和任何其他特殊指示。

(3)用药方式：如果醋酸泼尼松是口服药物，患者需要知道如何正确地服用，包括是否需要随餐服用或空腹服用等。

(4)副作用和不良反应：患者需要了解可能的副作用和不良反应(包括感染风险、骨密度下降、高血压、血糖升高等)，以及应该何时联系医生。

(5)不突然停药：醋酸泼尼松通常不宜突然停药，应该根据医生的建议逐渐减少剂量。患者需要知道如何正确地调整剂量或停药，以防止发生戒断反应。

(6)避免感染：由于醋酸泼尼松可能抑制免疫系统，患者需要避免接触可能引发感染的环境，如感冒或流感患者。

(7)定期复查：定期随访以便医生能够监测治疗效果、调整治疗方案，并评估任何潜在的不良反应。

(8)饮食和生活方式：患者可能需要注意饮食，尤其是盐分和糖分的摄入。还需维持健康的生活方式，包括适度的运动和良好的饮食。

(9)孕妇和儿童：孕妇和儿童是特别需要医生监督和建议的人群，因为激素类药物可能会对胎儿和儿童的发育产生影响。

(10)自我监测：患者应该学会自我监测可能的副作用和不适症状，并及时报告给医生。

(11)告知使用皮质类固醇的患者应避免暴露于水痘病毒或麻疹病毒。

二、钙调磷酸酶抑制剂

环孢素胶囊
(Ciclosporin Capsules)

【规格】

胶囊：①25 mg/粒；②100 mg/粒。

【适应证】

(1)预防器官移植排斥反应：环孢素常被用于器官移植术后，以预防免疫系统对移植器官的排斥反应；预防及治疗骨髓移植时的移植物抗宿主反应。

(2)类风湿性关节炎：在一些情况下，环孢素可以用于治疗类风湿性关节炎，一种慢性炎症性关节病。

(3)重症弥漫性硬皮病(系统性硬皮病)：这是一种结缔组织疾病，环孢素有时可用于治疗重症弥漫性硬皮病的相关症状。

(4)牛皮癣性关节炎：环孢素有时也被用于治疗牛皮癣性关节炎，一种与牛皮癣相关的关节炎病症。

(5)干燥综合征：对于某些干燥综合征患者，环孢素可能用于缓解相关的免疫反应。

(6)白细胞介导的肾炎：环孢素也可能在白细胞介导的肾炎的治疗中发挥作用。

【药物的相互作用】

(1)该品与雌激素、雄激素、西咪替丁、地尔硫卓、红霉素、酮康唑等合用，可增加该品的血浆浓度。因而可能使该品的肝、肾毒性增加。故与上述各药合用时须慎重，应监测患者的肝、肾功能及该品的血药浓度。

(2)与吲哚美辛等非甾体抗炎镇痛药合用时，可使发生肾功能衰竭的风险性增加。

(3)用该品时如果输注贮存超过10日的库存血，或该品与保钾利尿药、含高钾的药物等合用，可使血钾增高。

(4)与肝酶诱导剂合用会诱导肝微粒体的酶而增加该品的代谢，故应调节该品的剂量。

(5)与肾上腺皮质激素、硫唑嘌呤、苯丁酸氮芥、环磷酰胺等免疫抑制剂合用。可能会增加引起感染和淋巴增生性疾病的风险性，故应谨慎。

(6)与洛伐他汀(降血脂药)合用于心脏移植患者，有可能增加横纹肌溶解和急性肾功能衰竭的风险性。

(7)与能引起肾毒性的药合用，可增加对肾脏的毒性。如果发生肾功能不全，应减低药品的剂量或停药。

【药物不良反应】

(1)肾功能损害：环孢素有肾毒性，可导致肾功能不全，可能表现为血尿、蛋白尿等症状，出现于10%~40%的服用者。

(2)高血压：使用环孢素可能导致高血压，患者需要定期监测血压，出现于33%的患者。

(3)神经系统问题：可能引起头痛、震颤、共济失调等神经系统症状。

(4)胃肠道问题：包括恶心、呕吐、腹泻等消化系统问题。

(5)免疫系统问题：由于其免疫抑制作用，可能增加感染的风险，包括细菌、病毒和真菌感染。

(6)糖尿病：环孢素可能导致胰岛素抵抗，增加患糖尿病的风险。

(7)高尿酸血症：可能导致血尿酸水平升高，增加患痛风的风险。

(8)血小板减少：可能导致血小板减少，增加出血的风险。

(9)毛发问题：包括毛发增长、脱发等。

(10)电解质紊乱：包括钠、钾等电解质的紊乱。

(11)肝功能损害：可能导致肝功能异常，包括肝酶水平升高。

(12)生殖系统问题：可能导致月经不规律等生殖系统问题。

【护理要点】

(1)严格按医嘱用药：患者必须严格按照医生的处方和建议使用环孢素胶囊，不可自行调整剂量或停药。

(2)定期复查：定期复查以便医生能够评估治疗效果、监测任何潜在的不良反应，并调整治疗方案。

(3)监测血药浓度：有时医生可能需要监测患者血液中环孢素的浓度，以确保在治疗范围内。西咪替丁、地尔硫卓、红霉素、酮康唑、亚胺培南西司他丁钠、甲泼尼龙、盐酸甲氧氯普胺等可增加该品的血浆浓度。卡马西平、异烟肼、苯巴比妥、利福平等可降低该品的血浆浓度。

(4)定期检查肾功能：由于环孢素可能对肾脏产生影响，患者需要定期进行肾功能检查。

(5)监测血压：由于环孢素可能导致高血压，患者需要定期监测血压，并遵循医生的建议进行管理。

(6)避免感染：由于环孢素会抑制免疫系统，患者需要采取预防措施，避免接触已知的感染源，保持良好的卫生习惯。如使用软毛牙刷保持口腔清洁；注意全身皮肤的清洁；不能自行拔除毛发。

(7)生殖健康：对于女性患者，强调使用有效的避孕方法，因为环孢素可能会对胎儿产生不良影响。

(8)骨密度监测：长期使用环孢素可能会导致骨密度减少，医生可能会建议进行骨密度监测。

(9)避免饮酒：避免大量饮酒，因为乙醇可能与环孢素相互作用，增加药物的毒性。

(10)避免使用草药和非处方药：在使用环孢素期间，患者应避免使用草药和非处方药物，因为它们可能与环孢素相互作用。

(11)突发状况准备：患者应了解如何在紧急情况下与医疗专业人员联系，并应该随身携带有关药物使用和医疗记录的信息。

(12)定期眼科检查：对于一些患者，特别是长期使用环孢素的患者，应定期进行眼科检查以监测可能发生的眼觉问题。

【健康教育】

(1)向患者说明服药的重要性，未经医生许可，不能私自停药。每天必须在同一时间服药，不得随意增减剂量。

(2)向患者说明出院后复查的重要性，特别是药物浓度的监测。

(3)预防感染。户外活动时，注意防晒。

(4)如果服药后 2 h 内发生呕吐，应告知医护人员。

(5)环孢素不能与他克莫司同时服用。

他克莫司胶囊
(Tacrolimus Capsules)

【规格】

胶囊：①0.5 mg/粒；②1 mg/粒。

【适应证】

免疫抑制剂，是用于肝脏、心脏、肾脏及骨髓移植患者的首选免疫抑制药物。他克莫司胶囊的主要适应证如下。

(1)预防器官移植排斥反应：常用于器官移植术后，以预防免疫系统对移植器官的排斥反应，包括心脏、肾脏、肝脏、肺脏等器官的移植。

(2)预防皮肤移植排斥反应：也可以用于预防皮肤移植手术排斥反应。

(3)类风湿性关节炎：在一些情况下，可以用于治疗类风湿性炎，一种慢性炎症性关节病。

(4)自身免疫性疾病治疗：可用于治疗一些自身免疫性疾病，如严重的银屑病(牛皮癣)等。

(5)特定眼科疾病：可用于眼科领域的治疗，如干眼症等。

【药物的相互作用】

(1)体内观察：药物相互作用的临床资料有限。然而该品在临床试验中与大量的药物联合应用。据报道，并用的注射用甲泼尼龙琥珀酸钠可以降低或升高该品的血浆浓度。有报道称达那唑和克霉唑会增加该品血药浓度。在大鼠中，该品能降低戊巴比妥和安替比林的清除率和增加半衰期。

(2)与环孢素 A 合用：当与环孢素 A 同时给药时，该品增加环孢素 A 的半衰期。另外，出现协同/累加的肾毒性。因为这些原因，不推荐该品和环孢素联合应用，且患者由原来环孢素转换为本品时应特别注意。体外资料：像环孢素 A 一样，本品主要由肝细胞色素 P450 系统代谢。尤其，该品对细胞色素 CYP3A4 抑制作用广而强。

(3)其他药物对经细胞色素 CYP3A4 代谢的他克莫司影响：体外试验表明，下列药物可能是该品代谢的潜在抑制剂：溴麦角环肽、可的松、麦角胺、红霉素、孕二烯酮、炔雌醇、醋竹桃霉素、交沙霉素、氟康唑、酮康唑、咪康唑、咪达唑仑、尼伐地平、奥美拉唑、他莫昔芬和异搏定。在体外模型中，没有观察到下列药物对该品代谢有抑制作用：阿司匹林、开博通、西咪替丁、环丙沙星、二氯芬酸、强力霉素、呋噻米、格列本脲、米帕明、利多卡因、扑热息痛、孕酮、雷尼替丁、磺胺甲基异噁唑、甲氧苄啶、万古霉素。

(4)下列药物有矛盾的结果，可能抑制或不影响该品的代谢：两性霉素 B、环孢素 A、地尔硫卓、地塞米松和强的松龙。从理论上说，并用下列药物能诱导细胞色素 CYP3A4 系统更新从而降低该品的血液浓度：包括巴比妥类(如苯巴比妥)、苯妥英、利福平、卡马西平、安乃近、异烟肼等。该品对经细胞色素 CYP3A4 代谢的其他药物的影响：在人体肝细胞中发现，该品可能是细胞色素 CYP3A4 的诱导剂，但比利福平作用弱。相反地，本品抑制可的松和睾丸酮的代谢。由于该品可能干扰类固醇性激素的代谢，所以口服避孕药的效果可能被降低。

(5)与血浆蛋白结合的相互作用：该品能与血浆蛋白广泛结合。因此，应考虑其可能与血浆蛋白结合率高的药物发生相互作用(如口服抗凝剂、口服抗糖尿病药等)。影响特殊器官或身体机能的相互作用：在使用本品时，疫苗的效能会减弱，应避免使用减毒活疫苗。与已知有肾毒性的药物联合应用时应注意，如氨基糖苷、两性霉素 B、旋转酶抑制剂、万古霉素、复方磺胺甲噁唑和非甾体抗炎药。当该品与具有潜在神经毒性的化合物合用时，如阿昔洛韦或更昔洛韦，可能会增强这些药物的神经毒性。应用该品可能导致高钾血症，或加重原有的高钾血症，应避免摄入大量的钾或服用保钾利尿药(如氨氯吡咪、氨苯蝶啶及安体舒通)。该品与含有中等脂肪的饮食一起服用会显著降低其生物利用度和口服吸收率。因此，为达到最大口服吸收率，须空腹服用或至少在餐前 1 h 或餐后 2~3 h 服用。

【药物不良反应】

使用他克莫司可能伴随一系列不良反应，这些反应的具体表现和严重程度会因个体差异、用药剂量、疗程长短以及患者的整体健康状况而异。以下是可能的不良反应：

(1)肾功能损害：可能对肾功能产生不良影响，导致肾毒性。患者可能出现血尿、蛋白尿等肾脏问题。

(2)高血压：可能导致高血压，患者需要定期监测血压。

(3)神经系统问题：包括头痛、震颤、共济失调等神经系统症状。

(4)胃肠道问题：包括恶心、呕吐、腹泻等消化系统问题。

(5)高血糖：可能导致血糖升高，增加患糖尿病的风险。

(6)电解质紊乱：包括钠、钾等电解质的紊乱。

(7)免疫系统问题：由于其免疫抑制作用，可能增加感染的风险，包括细菌、病毒和真菌感染。

(8)皮肤问题：包括皮肤瘙痒、皮疹等。

(9)关节痛：一些患者可能经历关节痛。

(10)生殖系统问题：包括月经不规律等生殖系统问题。

(11)视觉问题：长期使用他克莫司可能出现视觉问题，患者可能需要定期进行眼科检查。

(12)增加患癌风险：免疫抑制药物使用可能与某些癌症的发生增加有关。

【护理要点】

(1)西咪替丁、地尔硫卓、红霉素、酮康唑、亚胺培南西司他丁钠、甲泼尼龙、盐酸甲氧氯普胺等可增加该品的血浆浓度。卡马西平、异烟肼、苯巴比妥、利福平等可降低该品的血浆浓度。西柚汁可增加该药血药浓度，应禁食。

(2)建议空腹服用或至少在饭前 1 h 或饭后 1~2 h 服用。

(3)服药期间监测药物浓度，并根据浓度结果调整药物剂量。服药期间需监测血糖、电解质(特别是血钾)、全血细胞计数、肝肾功能等。

(4)服药患者更易发生感染、淋巴瘤及其他恶性疾病。

【健康教育】

(1)向患者说明服药的重要性，未经医生许可，不能私自停药。每天必须在同一时间服药，不得随意增减剂量，不能随意更换药物厂家。

(2)向患者说明出院后复查的重要性，特别是药物浓度的监测。

(3)预防感染。注意手卫生。因有发生皮肤癌的风险，户外活动时，注意防晒。

(4)如果服药后 2 h 内发生呕吐，应告知医护人员。

(5)有发生高血糖、高血钾的风险，应注意饮食与运动。

(6)服药期间如需使用其他药物，应咨询移植专科医生。

(7)可能影响疫苗接种的反应，应避免使用活疫苗。

(8)妊娠禁用。

他克莫司缓释胶囊

(Tacrolimus Sustained-release Capsules)

【规格】

口服胶囊：①5 mg/粒；②10 mg/粒。

【适应证】

他克莫司缓释胶囊是一种免疫抑制药物，其适应证通常与常规的他克莫司胶囊相似。

主要用于：预防器官移植术后的排斥反应，包括心脏、肾脏、肝脏和肺脏等器官的移植。免疫抑制作用有助于减少免疫系统对移植器官的攻击，提高器官移植手术的成功率。

【药物的相互作用】

(1)代谢相互作用：吸收入血的他克莫司经肝脏CYP3A4酶代谢。也有证据表明肠壁的CYP3A4酶使他克莫司在胃肠道代谢。如果同时服用其他已知抑制或诱导CYP3A4酶活性的药物或植物制剂，可能会影响他克莫司的代谢，增加或降低他克莫司的血药浓度。在同时使用其他具有潜在改变CYP3A4代谢的药物情况下，推荐进行他克莫司血药浓度监测，并根据实际情况调整他克莫司的剂量以便保持相似的他克莫司全身暴露量。

(2)代谢抑制剂：临床上表明许多物质能够增加他克莫司的血药浓度。抗真菌药物比如酮康唑、氟康唑、伊曲康唑、伏立康唑，大环内酯类红霉素或HIV蛋白酶抑制剂(例如利托那韦)等与他克莫司均有很强的相互作用。如果同时服用这些药品，几乎所有患者可能需要降低他克莫司的剂量。药代动力学研究表明，他克莫司血药浓度的增加主要是由于胃肠道代谢被抑制而导致的口服生物利用度增加，对肝清除率的影响并不显著。克霉唑、克拉霉素、交沙霉素、硝苯地平、尼卡地平、地尔硫卓、维拉帕米、达那唑、炔雌醇、奈法唑酮等与他克莫司的相互作用较弱。体外试验表明，下述药物是该品代谢潜在抑制剂：溴隐亭、可的松、氨苯砜、麦角胺、孕二烯酮、利多卡因、美芬妥因、咪康唑、咪达唑仑、尼伐地平、炔诺酮、奎尼丁、他莫昔芬、(三乙酰)竹桃霉素。有报道认为葡萄柚汁能增加他克莫司的血药浓度，因此要避免同时服用。兰索拉唑、环孢素能抑制CYP3A4介导的他克莫司代谢，从而增加他克莫司的全血浓度。

(3)代谢诱导剂：临床上许多物质已证实能降低他克莫司的血药浓度水平。利福平、苯妥英、土连翘与他克莫司有很强的相互作用，当二者同服，需增加他克莫司的剂量。另外，临床上还观察到苯巴比妥与他克莫司有显著的相互作用。维持剂量的皮质类固醇则会降低他克莫司血药浓度。治疗急性排斥的高剂量泼尼松龙或甲基泼尼松龙，可潜在地增加或降低他克莫司的血药浓度。卡马西平、安乃近、异烟肼也可潜在地降低他克莫司血药浓度。

(4)本品对其他药物代谢的影响：他克莫司是已知的CYP3A4代谢酶抑制剂。将他克莫司与其他CYP3A4酶代谢的药物同服，则会影响这类药物的代谢。如果将环孢素与他克莫司同服，则会延长环孢素的半衰期。此外，协同的肾脏毒性将会发生。由于上述原因，不推荐环孢素与他克莫司联合用药。当患者由环孢素治疗转换为该品治疗初期，要特别注意。有证据表明他克莫司能增加苯妥英的血药浓度。由于他克莫司能降低甾体类避孕药的清除，导致体内激素水平升高，因此在选择避孕途径的时候要特别留意。他克莫司和他汀类药物相互作用的知识有限。临床数据表明在与他克莫司同时给药时，他汀类药物的药代动力学不发生大的变化。动物试验表明，他克莫司能潜在地降低苯巴比妥和安替比林的清除率，增加其半衰期。

(5)其他能潜在地增加他克莫司全身暴露量的药物：促运动的药物(例如甲氧氯普胺和西沙必利)、西咪替丁、氢氧化镁铝。

(6)其他导致临床有害结果的相互作用：同时服用他克莫司及已知有肾毒性或神经毒性的药物，会加剧毒性程度(例如氨基糖苷、回旋酶抑制剂、万古霉素、复方磺胺甲噁唑、非甾体类抗炎药、更昔洛韦或阿昔洛韦)。两性霉素 B 和布洛芬与他克莫司联合给药将增加肾脏毒性。因他克莫司治疗会伴随有高钾血症，或者增加原有的高钾血症，因此高钾摄入或保钾利尿药应避免使用(例如阿米洛利、氨苯蝶啶、螺内酯)。免疫抑制剂可影响疫苗的应答，他克莫司治疗期间接种疫苗可能是无效的，同时要避免使用减毒活疫苗。他克莫司能与血浆蛋白高度结合，因此，应注意其他的已知蛋白结合率高的药物与他克莫司可能的相互作用(例如非甾体类抗炎药、口服抗凝剂或其他的口服降糖药)。

【药物不良反应】

常见不良反应：震颤、肾功能不全、高血糖、高钾血症、高血压、感染、失眠等。

【护理要点】

(1)口服一日一次，清晨服用。应空腹或至少在饭前 1 h 或饭后 2~3 h 服药。

(2)该品从包装取出后应马上用水送服。

(3)清晨忘记服药，应当日迅速补服，不能在第二日服用两倍剂量。

(4)他克莫司胶囊和他克莫司缓释胶囊不能转换用药，环孢素和他克莫司不推荐联合用药。

(5)用药期间需监测他克莫司全血谷浓度。

(6)对他克莫司或其他大环内酯类药物过敏者禁用。

【健康教育】

(1)18 岁以下儿童或青少年需在监护下使用该品。

(2)服用该品不能驾车或操作危险机械。

(3)储存时远离儿童，注意勿误食干燥剂，打开铝箔袋后应在 12 h 内用完。

(4)避免同时服用葡萄柚汁，以免增加药物浓度。

(5)孕妇用药应在医生评估后使用，哺乳期妇女服用本品应停止哺乳。

三、哺乳动物西罗莫司靶蛋白

西罗莫司片
(Sirolimus Tablets)

【规格】

片剂：1 mg/片。

【适应证】

免疫抑制剂，适用于 13 岁及以上的接受肾移植的患者，预防器官排斥反应。

【药物的相互作用】

(1)降低西罗莫司效果的药物：①某些抗生素，如红霉素(Erythromycin)和克拉霉素(Clarithromycin)，以及酮康唑(Ketoconazole)等抗真菌药，可以抑制西罗莫司的代谢，从而增加西罗莫司的血药浓度；②抗病毒药物，如利托那韦(Ritonavir)和奈玛特韦(Nelfinavir)，也可能增加西罗莫司的血药浓度。

(2)增加西罗莫司副作用的药物：①某些降脂药，如辛伐他汀(Simvastatin)和洛伐他汀

(Lovastatin)，与西罗莫司合用时可能会增加肌肉疼痛和肌肉病变的风险；②细胞色素P450酶系统诱导剂，如苯巴比妥(Phenobarbital)和卡马西平(Carbamazepine)，可能会加速西罗莫司的代谢，降低其治疗效果。

(3)其他类型的相互作用：①非甾体抗炎药(NSAIDs)与西罗莫司合用可能会增加肾脏副作用的风险；②口服避孕药可能会影响西罗莫司的代谢，但机制较为复杂，结果可能因个体差异而异。

【药物不良反应】

血小板减少、贫血、发热、高血压、低钾血症、尿道感染、高胆固醇血症、高血糖、高甘油三酯血症、腹泻等。

【护理要点】

(1)仅用于口服。片剂服药方法：必须整片吞服。因为压碎、咀嚼或切开后的片剂的生物利用度尚未确定，因此不推荐这样的使用方法。口服液服药方法：注入盛有至少60 mL水或橘汁的玻璃或塑料容器中，用力搅拌后立即服用。然后另外用120 mL水或橘汁再放入此容器中，用力搅拌后立即服用。建议在服用环孢素4 h后，服用西罗莫司。

(2)需定时监测药物浓度：服药前30 min内，用紫色采血管采血2 mL送检。

(3)注意药物的配伍：地尔硫卓、酮康唑等药物可增加该品的血浆浓度；苯巴比妥等药物可降低该品的血浆浓度；西柚汁可增加该药血药浓度，应禁食。

(4)服药期间需监测血脂、全血细胞计数、肝肾功能等。

【健康教育】

(1)教会患者掌握正确的服药方法及血药浓度采血时机。必须按时、按量服药。

(2)出院后必须定期复查，交代患者我院移植门诊开放时间。

(3)有发生高脂血症的风险，注意饮食、加强锻炼等。

(4)预防感染，注意手卫生等。

依维莫司片
(Everolimus Tablets)

【规格】

片剂：①2.5 mg/片；②5 mg/片；③10 mg/片。

【适应证】

免疫抑制剂，主要用于治疗一些恶性肿瘤和一些免疫系统相关的疾病。其主要适应证如下。

(1)器官移植：预防器官排斥反应。

(2)肾细胞癌：依维莫司被批准用于治疗晚期肾细胞癌，特别是对于之前接受过其他治疗但仍然出现疾病进展的患者。

(3)胰腺神经内分泌肿瘤：对于胰腺中的神经内分泌肿瘤，依维莫司也可能被纳入治疗计划。

(4)非功能性胰岛细胞瘤：在一些情况下，依维莫司可能用于治疗非功能性胰岛细胞瘤，这是一种不产生荷尔蒙的胰腺肿瘤。

（5）乳腺癌：在一些特定情况下，依维莫司可能与其他药物联合，用于治疗乳腺癌。

【药物的相互作用】

（1）依维莫司是 CYP3A4 底物，也是多种药物外排泵 PgP 的底物和中效抑制剂。在体外，依维莫司是 CYP3A4 的竞争性制剂和 CYP2D6 的混合抑制剂。

（2）可升高依维莫司血药浓度的药物：CYP3A4 抑制剂和 PgP 抑制剂。在健康受试者中，与单独使用该品相比较，该品与下列药物合并使用时依维莫司的暴露量显著增加：酮康唑（强效 CYP3A4 抑制剂和 PgP 抑制剂），Cmax 和 AUC 分别增加 3.9 倍和 15.0 倍；红霉素（中效 CYP3A4 抑制剂和 PgP 抑制剂），Cmax 和 AUC 分别增加 2.0 倍和 4.4 倍；维拉帕米（中效 CYP3A4 抑制剂和 PgP 抑制剂），Cmax 和 AUC 分别增加 2.3 倍和 3.5 倍。该品不应与 CYP3A4 强效抑制剂合并用药；本品应谨慎与中效 CYP3A4 抑制剂和/或 PgP 抑制剂合用，如不能选择治疗，应降低该品剂量。

（3）可降低依维莫司血药浓度的药物：CYP3A4 诱导剂。在健康受试者中，与单独使用本品相比较，该品与利福平（CYP3A4 强效诱导剂）合并使用时，依维莫司 AUC 和 Cmax 分别降低 63%和 58%；该品与 CYP3A4 或 PgP 强效诱导剂合并使用时，如不能选择治疗，应考虑增加该品剂量；圣约翰草会不预期地降低依维莫司暴露量，应避免使用。

（4）可被依维莫司改变的血药浓度的药物：在健康受试者中的研究显示，在该品与羧甲基戊二酸单酰辅 A（HMG-COA）还原酶抑制剂阿托伐他汀（CYP3A4 底物）、普伐他汀（非 CYP3A4 底物）之间没有具临床意义的药代动力学相互作用，群体药代动力学分析也没有检测到辛伐他汀（CYP3A4 底物）影响该品清除率的情况。

（5）在健康受试者中进行的研究结果显示，同时服用咪达唑仑（敏感的 CYP3A4 底物）和依维莫司导致咪达唑仑 Cmax 上升 25%，咪达唑仑 AUC0-inf 上升 30%。

【药物不良反应】

（1）感染：由于会抑制免疫系统，患者可能更容易感染，包括细菌、病毒和真菌感染。

（2）口腔溃疡：可能导致口腔溃疡和炎症。

（3）高血糖：增加血糖水平，可能导致新发糖尿病或加重既往糖尿病。

（4）高血压：可能导致血压升高。

（5）高胆固醇：可能引起胆固醇水平升高。

（6）贫血：可能导致红细胞减少，引起贫血。

（7）淋巴细胞减少：降低淋巴细胞数量，影响免疫功能。

（8）肝功能异常：可能导致肝功能异常，包括肝酶水平升高。

（9）肺部问题：包括肺炎、呼吸困难等。

（10）皮肤问题：包括皮疹、瘙痒等。

（11）蛋白尿：可能导致尿液中蛋白质的排出。

（12）口干：可能导致口腔和喉咙的干燥感。

（13）胃肠道问题：包括恶心、呕吐、腹泻等。

（14）头痛：可能引起头痛。

（15）关节痛：一些患者可能经历关节痛。

【护理要点】

(1)医生监督：依维莫司是一种强效的免疫抑制药物，患者必须在医生的监督下使用。医生将监测患者的病情、药物效果以及不良反应，及时调整治疗方案。

(2)监测免疫系统：定期监测患者的免疫系统功能，包括白细胞计数和淋巴细胞计数，以助于及时发现免疫抑制引起的问题。

(3)预防感染：由于免疫抑制作用，患者更容易感染。应避免接触已知的感染源，保持良好的个人卫生，并及时处理任何感染症状。

(4)监测血压和血糖：依维莫司可能导致高血压和高血糖，因此需要定期监测血压和血糖水平。

(5)肾功能监测：定期检查肾功能，包括测量肌酐和尿液分析，以便及早发现肾功能异常。

(6)药物相互作用：通知医生患者正在使用的所有药物，包括处方药、非处方药和补充剂，避免一些药物可能与依维莫司发生相互作用。

(7)避免饮酒：避免大量饮酒，因为乙醇可能增加依维莫司的毒性。

(8)避免暴露于太阳光下：依维莫司可能增加对紫外线的敏感性，患者应该采取适当的措施，如使用防晒霜、穿长袖衣物等，以避免晒伤。

(9)生殖健康：对于女性患者，需要在治疗期间采取有效的避孕措施，因为依维莫司可能对胎儿产生不良影响。

(10)监测视觉：长期使用依维莫司可能会发生视觉问题，患者可能需要定期进行眼科检查。

(11)定期复查：定期复查，以确保医生及时调整治疗方案和监测患者的整体健康状况。

【健康教育】

(1)药物信息：提供患者关于依维莫司的基本信息，包括药物的名称、作用机制、适应证以及预期的治疗效果。

(2)用法用量：解释依维莫司的正确用法，包括服用时间、剂量和是否需要与食物一起服用。患者应该明确了解如何正确服用药物。

(3)定期医学监测：强调治疗期间定期医学监测的重要性，包括血液检查、免疫系统监测、肝功能和肾功能检查等。这有助于及早发现任何潜在的问题。

(4)预防感染：解释依维莫司的免疫抑制作用可能增加感染的风险，提供预防感染的建议，包括保持良好的卫生习惯、避免接触已知的感染源等。

(5)饮食和生活方式：提供关于饮食和生活方式的建议，包括避免饮酒、保持健康饮食、避免暴露于太阳光下等。

(6)血糖和血压监测：对于可能导致高血糖和高血压的患者，强调定期监测血糖和血压的重要性。

(7)肾功能监测：强调应对肾功能进行定期监测，以及采取必要的措施来维护肾脏健康。

四、抗细胞增殖类药物

硫唑嘌呤片
（Azathioprine Tablets）

【规格】

片剂：①50 mg/片；②100 mg/片。

【适应证】

硫唑嘌呤是一种免疫抑制剂，主要用于治疗免疫系统过度活跃导致的一些疾病。其主要适应证如下：

（1）预防器官移植排斥反应：常用于器官移植术后，以预防免疫系统对移植器官的排斥反应，这包括心脏、肾脏、肝脏、肺脏等器官的移植。

（2）风湿性关节炎：在一些情况下，可能用于治疗风湿性关节炎，这是一种慢性炎症性关节病。

（3）系统性红斑狼疮：用于治疗系统性红斑狼疮，这是一种自身免疫性疾病，可影响多个器官和系统。

（4）溃疡性结肠炎：对于溃疡性结肠炎等炎症性肠病，硫唑嘌呤有时也被纳入治疗方案。

（5）类风湿性多肌病：在某些情况下，可能用于治疗类风湿性多肌病，这是一种影响肌肉和关节的自身免疫性疾病。

（6）其他自身免疫性疾病：可能用于治疗一些其他自身免疫性疾病，如系统性硬化症等。

【药物的相互作用】

别嘌呤醇可抑制巯基嘌呤（后者是硫唑嘌呤的活性代谢物）代谢成无活性产物，结果使巯基嘌呤的毒性增加，当二者必须同时服用时，硫唑嘌呤的剂量应该极大地减低。硫唑嘌呤可降低6-巯嘌呤的灭活率。6-巯嘌呤的灭活通过下列方式：酶的S-甲基化，与酶无关的氧化，或是被黄嘌呤氧化酶转变成硫尿酸盐等。硫唑嘌呤能与巯基化合物如谷胱甘肽起反应，在组织中缓缓释出6-巯嘌呤而起到前体药物的作用。

【药物不良反应】

患者在使用硫唑嘌呤期间应该密切关注任何异常症状，并及时向医生报告。以下是硫唑嘌呤可能引起的一些不良反应：

（1）免疫系统问题：由于硫唑嘌呤抑制免疫系统，患者可能更容易感染，包括细菌、病毒和真菌感染。

（2）骨髓抑制：硫唑嘌呤可能导致骨髓抑制，使白细胞、红细胞和血小板减少，增加感染、贫血和出血的风险。

（3）肝功能异常：可能导致肝功能异常，包括肝酶水平升高。

（4）恶心和呕吐：一些患者可能经历恶心和呕吐。

(5)肠道问题：包括腹泻、腹痛等消化系统问题。
(6)皮肤反应：可能导致皮疹、瘙痒、光敏感等皮肤问题。
(7)胃肠道溃疡：硫唑嘌呤使用期间可能增加胃肠道溃疡的风险。
(8)肺炎：一些患者可能发生肺炎。
(9)肾功能异常：可能引起肾功能异常，需要定期进行监测。
(10)头痛：一些患者可能经历头痛。
(11)肌肉和关节疼痛：可能导致肌肉和关节疼痛。
(12)生殖系统问题：可能影响生殖系统，包括影响精子和卵子的生成。

【护理要点】

(1)对硫唑嘌呤或其他任何成分有过敏史者禁用。
(2)须在饭后用足量水吞服，用于抗排斥反应治疗时应维持治疗用药。
(3)用药期间注意监测全血细胞计数及肝肾功能情况。
(4)该药会影响华法林的抗凝作用，增强西咪替丁及吲哚美辛等药物的骨髓抑制作用。
(5)25 ℃以下避光保存。

【健康教育】

(1)可致胎儿畸形，孕妇禁用，哺乳期妇女服药期间不应进行哺乳。
(2)接受本品治疗的患者禁用活疫苗。

麦考酚钠肠溶片
(Enteric-coated Mycophenolate Sodium Tablets)

【规格】

口服片剂：①180 mg/片；②360 mg/片。

【适应证】

免疫抑制剂，麦考酚钠是一种非甾体抗炎药，肠溶片通常用于减轻疼痛和炎症。以下是麦考酚钠肠溶片可能的适应证：
(1)器官移植：与环孢素和皮质类固醇合用，可用于对接受同种异体肾移植成年患者急性排斥反应的预防。
(2)缓解疼痛：麦考酚钠肠溶片可用于缓解轻至中度的疼痛，例如头痛、牙痛、肌肉痛等。
(3)抗炎症：由于其抗炎作用，也可能用于缓解轻度炎症，如关节炎或其他炎症性疾病。
(4)解热：可用于降低体温，因此在发热时可能会被使用。
(5)缓解风湿症状：对于一些风湿性疾病，如类风湿性关节炎，麦考酚钠肠溶片可能用于减轻相关的疼痛和炎症症状。
(6)缓解月经痛：对于女性，麦考酚钠肠溶片有时也用于缓解月经期间的疼痛。

【药物的相互作用】

(1)硫唑嘌呤：由于尚未进行与该药物联合使用的研究，建议不要将麦考酚钠肠溶片与硫唑嘌呤联合使用。

（2）阿昔洛韦：在肾功能不全时可能出现麦考酚酸葡萄糖醛酸苷（MPAG）和阿昔洛韦的血浆浓度升高。因此，可能存在这两种药物的肾小管分泌竞争，导致 MPAG 和阿昔洛韦浓度的进一步升高。在此种情况下，患者应当接受仔细的追踪观察。

（3）含有镁和铝氢氧化物的抗酸剂：使用抗酸剂会减少麦考酚钠的吸收。麦考酚钠和含有镁和铝氢氧化物的抗酸剂联合使用会导致麦考酚酸（MPA）整体暴露量降低 37% 和 MPA 最大浓度降低 25%。当麦考酚钠与抗酸剂（含有镁和铝氢氧化物）联合使用时应谨慎使用。

（4）考来烯胺和其他干扰肝肠循环的药物：由于具有阻断药物肝肠循环的作用，考来烯胺可能会降低 MPA 的整体暴露量。与考来烯胺和其他干扰肝肠循环的药物联合用药时可能会降低麦考酚钠的效果，应谨慎使用。

（5）更昔洛韦：MPA 和 MPAG 的药代动力学性质不受加入更昔洛韦的影响。MPA 治疗剂量对更昔洛韦的清除率没有影响。然而，对肾功能不全患者联合使用麦考酚钠和更昔洛韦时，应当仔细观察更昔洛韦的推荐剂量和进行患者监护。

（6）他克莫司：一项在稳定期肾移植患者中进行的钙调神经磷酸酶交叉研究中，在环孢素及他克莫司治疗过程中测量麦考酚钠的稳态药代动力学参数。发现 MPA 的平均曲线下面积（AUC）提高 19%，最大浓度（C_{max}）降低大约 20%。相反，与使用环孢素治疗相比，使用他克莫司治疗时 MPAG 的 AUC 和 C_{m}ax 都降低了约 30%。

（7）口服避孕药：口服避孕药经过氧化代谢，而麦考酚钠经过葡萄糖苷酸化代谢。临床上口服避孕药应不会对麦考酚钠药代动力学产生影响。然而，尚不知道麦考酚钠对口服避孕药药代动力学的长期影响，口服避孕药的有效性有可能会受到不利影响。

（8）环孢素 A：对稳定期肾移植患者进行研究时，发现环孢素 A 的药代动力学不受稳定剂量的麦考酚钠影响。

【药物不良反应】

（1）胃肠道反应：包括但不限于胃痛、消化不良、恶心、呕吐和腹泻。使用肠溶片是为了减轻胃肠道不适，但不良反应仍可能发生。

（2）消化道出血和溃疡：可能增加消化道溃疡、出血和穿孔的风险，特别是在长期或高剂量使用的情况下。

（3）肾功能不全：可能导致肾功能不全，尤其是在已有肾脏问题的患者中，这可能表现为水肿、尿量减少等症状。

（4）高血压：可能引起高血压或使现有的高血压状况加重。

（5）心血管事件：长期使用麦考酚钠可能增加心脏事件（如心脏病发作和中风）的风险。

（6）过敏反应：包括皮疹、荨麻疹、呼吸急促和面部肿胀等过敏症状。

（7）肝功能异常：可能导致肝功能异常，表现为黄疸、肝酶升高等。

（8）水肿：长期使用麦考酚钠可能导致水肿，尤其是在有心脏或肾脏问题的患者中。

（9）视觉问题：长期使用麦考酚钠可能会发生视觉问题，包括视觉模糊等。

（10）血小板功能抑制：可能影响血小板的功能，增加出血的风险。

(11)嗜睡或头晕：一些患者可能在使用麦考酚钠时经历嗜睡或头晕。

【护理要点】

(1)每日服用两次，空腹服用、进食前1 h或进食后2 h服用。

(2)该品为肠溶片，为保持缓释片肠溶衣的完整性，需整片吞服，不可碾碎、咀嚼或切割。

(3)治疗期间检查全血细胞计数，注意中性粒细胞数值是否减少。

(4)对麦考酚钠过敏者禁用。

(5)保存于原包装盒中，30 ℃以下保存。

【健康教育】

(1)告知患者完整的用药指导，包括治疗中需要的实验室相关检查。

(2)用药期间避免使用减毒活疫苗，注意预防感染。

(3)使用高防晒指数的防晒霜或穿防晒服。

(4)如果没有医生指导，不能与吗替麦考酚酯片剂或胶囊互换用药。

(5)禁用于孕妇、哺乳期和未使用高效避孕方法的育龄期妇女，计划怀孕需提前告知医生调整用药。

吗替麦考酚酯胶囊
(Mycophenolate Mofetil Capsules)

【规格】

胶囊：0.25 g/粒。

【适应证】

免疫抑制剂，主要用于预防移植排斥反应。

【药物的相互作用】

(1)阿昔洛韦：同时服用该品和阿昔洛韦，MPAG和阿昔洛韦的血浆浓度均较单独用药时有所升高。由于肾功能不全时，MPAG血浆浓度升高，阿昔洛韦浓度也升高，所以有两种药物竞争肾小管分泌的潜在性存在，使两种药物的血浆浓度可能进一步升高。

(2)抗酸药和质子泵抑制剂(PPI)：同时服用该品和抗酸药(如氢氧化镁和氢氧化铝)或质子泵抑制剂(包括兰索拉唑和泮托拉唑)时，可以观察到MPA暴露量降低。但对比同时服用质子泵抑制剂的患者和未同时服用质子泵抑制剂的患者，其移植排斥率或移植失败率无显著差异。基于这些数据，可将这一结果外推至所有抗酸药，因为在同时服用本该和氢氧化镁或氢氧化铝时，MPA暴露量的降低比同时服用该品和PPI时幅度小。

(3)消胆胺：正常健康受试者，预先服用消胆胺4天，4 g，每日三次，单剂给药该品1.5 g，MPA的AUC下降约40%。该品与影响肝肠循环的药物合用时需慎重。

(4)环孢素A：环孢素A的药代动力学不受该品的影响。但在肾移植受者中，与联合使用西罗莫司或贝拉西普和类似剂量该品的患者相比，合并使用该品和环孢素A可将MPA降低30%~150%，因为环孢素A干扰MPA的肝肠循环。

(5)替米沙坦：与替米沙坦联用，可使MPA的浓度降低大约30%。替米沙坦可以改变MPA的消除，是通过提高PPARγ表达(过氧化物酶体增殖物活化受体γ)，然后导致

UGT1A9 表达和活性增加。将给予该品联用替米沙坦及不联用替米沙坦患者的移植排斥率、移植失败率或者不良反应进行对比，没有观察到药代动力学与药物相互作用的临床结果。

(6)更昔洛韦：根据推荐剂量的单剂口服吗替麦考酚酯和静脉注射更昔洛韦的研究结果，以及已知肾损伤对该品与更昔洛韦药代动力学的影响，预计这些试剂的联合给药(竞争肾小管分泌的机制)将导致 MPAG 和更昔洛韦浓度的增加。预计 MPA 药代动力学没有实质性改变，也无需调整该品的剂量。在肾损伤的患者当中，本品与更昔洛韦或者它的前药，如缬更昔洛韦联合给药时，应对其进行密切监视。

(7)口服避孕药：口服避孕药的药代动力学不受同服该品的影响。对 18 例银屑病妇女连续 3 个月经周期的研究表明，该品(1 g，每日两次)与含有乙炔雌醇(0.02~0.04 mg)和左炔诺孕酮(0.05~0.20 mg)，去氧孕烯(0.15 mg)或孕二烯酮(0.05~0.10 mg)的结合型口服避孕药联合给药，血清黄体酮、LH 和 FSH 水平无显著变化，提示该品对口服避孕药的卵巢抑制功能可能无影响。

(8)利福平：经过剂量校正以后，在单心、肺移植的患者合并利福平给药时观察到 MPA 的暴露(AUC0~12 h)下降了 70%。因此建议在合并使用此药的时候，对 MPA 的暴露水平进行监测，并相应地调整该品的剂量，以维持临床治疗效果。

(9)他克莫司：在接受肝脏移植的患者中，合并使用他克莫司和该品对 MPA 的 AUC 或 Cmax 没有影响。最近在肾移植受者中进行的一项研究也观察到了类似结果。在肾移植受者中发现，该品不会改变他克莫司的浓度。但是在肝脏移植受者中，给予他克莫司服用者多剂本品(1.5 g，每日两次)后，他克莫司的 AUC 大约增加 20%。小肠内清除产 β-葡萄糖醛酸酶细菌的抗生素(如氨基糖苷、头孢素、氟喹诺酮和青霉素类)可能会干扰 MPAG/MPA 肠肝循环，进一步导致 MPA 全身暴露减少。

(10)有关下述抗生素的可用信息：

①环丙沙星和阿莫西林克拉维酸：据报道，肾脏移植受者口服环丙沙星或阿莫西林克拉维酸后，MPA 初始剂量浓度(谷值)在服药当天随即降低 54%，持续服用抗生素，这一作用有减弱的趋势，停药后该作用消失。初始剂量浓度的改变可能并不能准确反映 MPA 的全身暴露量，因此尚不清楚这些观察结果的临床相关性。

②诺氟沙星和甲硝唑：单次给予该品后，联合使用诺氟沙星和甲硝唑导致 MPA 的 AUC0~48 h 降低 30%。将该品与其中任何一种抗生素单独联合使用不会对 MPA 全身暴露产生影响。

③甲氧苄啶/磺胺甲基异噁唑：联合使用甲氧苄啶/磺胺甲基异噁唑时，对 MPA(AUC，Cmax)的全身暴露量无影响。

(11)其他相互作用：

①本品与丙磺舒合用，在猴子试验中可使血浆 MPAGAUC 升高 3 倍。因此，其他已知从肾小管分泌的药物都可能与 MPAG 竞争，因此可使 MPAG 和其他通过肾小管分泌的药物血浆浓度升高。

②在成人和儿童患者中，合并使用司维拉姆和本品可以使 MPA 的 Cmax 和 AUC0~12 h 分别降低 30%和 25%。这些数据表明，应在服用本品后 2 h 应用司维拉姆和其他钙游

离磷酸盐结合剂，从而将其对 MAP 吸收的影响降至最低。

(12)活疫苗：免疫反应损伤的患者不应当使用活疫苗。对其他疫苗的抗体反应也可能会减少。

【药物不良反应】

骨髓抑制(贫血、白细胞及血小板减少)、肿瘤、感染、恶心、腹泻等。

【护理要点】

(1)移植后 24 h 内给药，空腹服药可提高药物利用度。

(2)有潜在致畸作用，不要打开或粉碎胶囊。避免吸入粉末或让粉末与皮肤接触，如有接触，应用肥皂和水充分清洗，并用水冲洗眼睛。

(3)服药期间，监测药物浓度、血常规、肝功能。

(4)部分患者可出现腹泻，多在减量后好转。

【健康教育】

(1)向患者说明遵医嘱服药的重要性，未经医生许可，不能私自停药。每天必须在同一时间服药，不得随意增减剂量，不能随意更换药物厂家。

(2)不要打开或粉碎胶囊，整颗服下。

(3)告知患者，如有腹泻，应及时与医生联系。

(4)如服药后 2 h 内发生呕吐，应告知医护人员。

(5)女性患者避孕。

咪唑立宾片
(Mizoribine Tablets)

【规格】

片剂：0.25 g/片。

【适应证】

免疫抑制剂。咪唑立宾片的主要成分是咪康唑，它是一种抗真菌药物，常用于治疗真菌感染。以下是咪唑立宾片可能的适应证：

(1)移植术后感染：预防肾移植排斥反应。

(2)念珠菌感染：通常用于治疗念珠菌感染，例如念珠菌引起的口腔、阴道或皮肤感染。

(3)真菌性皮肤感染：包括足癣(脚癣)、手癣等真菌感染的皮肤病变。

(4)口腔念珠菌感染：常见于口腔黏膜的真菌感染，如口腔念珠菌病。

(5)阴道念珠菌感染：用于治疗由念珠菌引起的女性阴道感染。

(6)指甲真菌感染：也可能用于治疗指甲真菌感染。

【药物的相互作用】

(1)增加咪唑立宾血药浓度的药物：①抑制剂：某些药物可能抑制咪唑立宾的代谢，导致其血药浓度升高，这些药物包括抗生素(如红霉素、克拉霉素)、抗真菌药(如酮康唑、伊曲康唑)和抗病毒药(如利托那韦)；②其他药物：如某些降脂药(他汀类)、抗高血压药(如钙通道阻滞剂)和抗癫痫药(如卡马西平)也可能增加咪唑立宾的血药浓度。

(2)降低咪唑立宾血药浓度的药物：诱导剂。某些药物可能增加咪唑立宾的代谢，导致其血药浓度下降，这些药物包括苯巴比妥、卡马西平和苯妥英。

(3)其他类型的相互作用：①非甾体抗炎药：与咪唑立宾合用可能会增加肾脏副作用的风险；②口服避孕药：可能会影响咪唑立宾的代谢，但机制较为复杂，结果可能因个体差异而异。

【药物不良反应】

(1)局部刺激：可能引起局部刺激，如灼热感、刺痛或红肿。

(2)过敏反应：有些人可能对药物成分过敏，导致过敏反应，如皮疹、瘙痒、肿胀等。严重过敏反应可能引起呼吸急促、喉咙肿胀等症状，需要立即就医。

(3)消化系统不适：包括恶心、呕吐、腹泻等消化系统不适等。

(4)皮肤反应：可能发生皮疹、潮红或其他皮肤不适。

(5)头痛：一些患者可能在使用该药物时经历头痛。

【护理要点】

(1)可引起骨髓功能抑制等严重不良反应，应定期进行血液检查、肝肾功能检查等。

(2)注意观察感染及出血倾向。

(3)白细胞计数 3000/mm^3 以下的患者有可能加重骨髓功能抑制，出现严重感染症、出血倾向等。

【健康教育】

(1)有尿酸增高的可能，注意低嘌呤饮食，不吃如动物内脏等，鼓励多吃蔬菜水果。

(2)服药期间，如有不明原因瘀斑发生，应重视并及时就诊。

(3)孕妇或可能妊娠的妇女禁用。

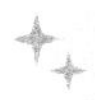

来氟米特片
(Leflunomide Tablets)

【规格】

片剂：①10 mg/片；②20 mg/片；③100 mg/片。

【适应证】

(1)免疫抑制剂，用于预防器官移植患者的慢性排斥反应。

(2)适用于成人类风湿关节炎，有改善病情作用。

(3)狼疮性肾炎。

【药物的相互作用】

(1)与考来烯胺、药用炭合用，能使活性代谢产物 A771726(M1)浓度很快减少。

(2)与甲苯磺丁脲、非甾体抗炎药合用，活性代谢产物 A771726(M1)可使后者的血药浓度升高 13%~50%，但是临床意义暂时还不清楚。

(3)与单剂量和多剂量利福平联用，活性代谢产物 A771726(M1)峰浓度较单独使用升高约 40%，当两者合用时，应慎重。

(4)与肝毒性药物联用可增加不良反应的发生。

【药物不良反应】

(1)常见：轻度过敏反应，腹泻、瘙痒、可逆性肝酶(ALT 和 AST)升高、脱发、皮疹等。

(2)还有乏力、腹痛、背痛、高血压、关节功能障碍、腱鞘炎、头晕、头痛、支气管炎、泌尿系统感染等。

(3)十分罕见：重度速发过敏/类速发过敏反应、血管炎，包括皮肤坏死性血管炎。

【护理要点】

(1)可引起一过性的 ALT 升高和白细胞下降，服药初始阶段应定期检查 ALT 和白细胞。

(2)肝脏损害和乙肝或丙肝血清学指标阳性、免疫缺陷、未控制的感染、活动性胃肠道疾病、肾功能不全与骨髓发育不良患者须慎用。

(3)准备生育的男性应考虑中断服药，同时服用考来烯胺(消胆胺)。

(4)服药期间不使用免疫活疫苗。

(5)国外报道有罕见间质性肺炎发生。

(6)如果服药期间白细胞下降，注意调整用量或停药。

【健康教育】

(1)向患者说明遵医嘱服药的重要性，未经医生许可，不能私自停药。每天必须在同一时间服药，不得随意增减剂量，不能随意更换药物厂家。

(2)不要打开或粉碎片剂，应整片服下。

(3)告知患者，如有腹泻，应及时与医生联系。

(4)如果服药后 2 h 内发生呕吐，应告知医护人员。

(5)生物性名义抑制剂。

五、生物性免疫抑制剂

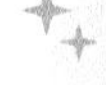

重组抗 CD3 人源化单克隆抗体注射液
(Anti-CD3 Monoclonal Antibody Injection)

【规格】

注射液：①100 mg/5 mL；②200 mg/10 mL；③500 mg/25 mL。

【适应证】

免疫抑制剂。重组抗 CD3 人源化单克隆抗体作用于免疫系统，抑制 T 细胞的活性，从而调控免疫反应。这对于防止器官移植排斥反应或减轻自身免疫性疾病症状可能是有益的。该类药物通常用于器官移植术后，以防止免疫系统攻击移植的器官。此外，它们有时也用于治疗自身免疫性疾病，如类风湿性关节炎、系统性红斑狼疮等。

【药物的相互作用】

重组抗 CD3 人源化单克隆抗体注射液是一种针对 CD3 抗原的免疫治疗药物，常用于治疗某些类型的癌症，如急性淋巴细胞性白血病和某些 T 细胞淋巴瘤。CD3 是 T 细胞表面的一种蛋白质，抗 CD3 抗体可以通过激活免疫细胞来增强免疫反应。

关于药物相互作用，以下是可能影响重组抗 CD3 人源化单克隆抗体注射液效果的因素：

(1)与免疫抑制剂如皮质类固醇、甲氨蝶呤、环孢素等并用时，可能会增强抗体的免疫抑制效果，需要调整剂量以避免过度的免疫抑制。

(2)某些抗生素(如氨基糖苷类)和抗病毒药物(如更昔洛韦)可能会影响抗体的药代动力学，需要密切监测药物浓度和治疗效果。

(3)与其他抗肿瘤药物(如化疗药物)并用时，可能会增加治疗相关的副作用，如骨髓抑制、恶心、呕吐等。需要根据患者的具体情况调整剂量和监测副作用。

(4)与其他生物制品(如其他单克隆抗体或细胞因子)并用时，可能会增加副作用发生的风险，需要谨慎评估风险与收益。

(5)某些中药成分和补充疗法可能会影响抗体的治疗效果或增加副作用发生的风险，建议在使用前咨询医生。

(6)电解质平衡药物(如碳酸氢钠)可能会影响抗体的药代动力学，需要调整剂量。

在使用重组抗 CD3 人源化单克隆抗体注射液时，应由有经验的医生进行监测和评估，确保药物的安全性和有效性。如果需要与其他药物联用，应在医生的指导下进行，并密切监测患者的反应。

【药物不良反应】

使用抗 CD3 抗体可能伴随一些不良反应，如发热、寒战、头痛、呼吸急促等。重要的是在使用这类药物时密切监测患者的免疫系统状况和药物相关的不良事件。

【护理要点】

(1)监测免疫系统反应：定期监测患者的免疫系统状况，以确保药物的有效性和防范不良反应。

(2)密切观察不良反应：重要的是密切监测患者是否出现不良反应，例如发热、寒战、头痛、呼吸急促等。及时报告医生，以便采取适当的措施。

(3)预防感染：免疫抑制药物可能使患者更容易感染。因此，建议患者避免接触有传染性的人群，勤洗手，保持良好的个人卫生。

(4)定期复查：在使用这类药物期间，定期医院复查是非常重要的。医生可以监测治疗效果、调整药物剂量，并处理可能的不良反应。

(5)遵循医嘱：患者应该严格按照医生的建议和开具的药物处方使用药物，不要自行更改剂量或停药。

(6)注意药物相互作用：通知医生关于患者正在使用的所有药物，包括处方药、非处方药和补充剂，以防止不良的药物相互作用。

【健康教育】

(1)药物的目的和作用机制：解释药物的用途，即调节免疫系统，防止器官移植排斥反应或减轻自身免疫性疾病症状。患者应理解药物是如何在体内起作用的。

(2)用药方式和剂量：提供详细的用药说明，包括药物正确的注射方式、注射部位和剂量。确保患者知道如何正确使用药物。

(3)治疗计划的重要性：强调按照医生的建议和开具的药物处方使用药物，不要自行更改剂量或停药。提醒患者不要漏用药物，按时进行治疗。

(4)监测和随访：解释定期随访的重要性，以便医生可以监测治疗效果并调整治疗计划。患者需要理解应该如何主动报告任何不适或不良反应。

(5)预防感染：提供预防感染的建议，包括避免接触有传染性的人群、勤洗手和保持良好的个人卫生。

(6)药物相互作用和其他注意事项：患者需要告知医生关于正在使用的所有药物，包括处方药、非处方药和补充剂，以防止药物相互作用。

(7)紧急情况处理：指导患者提供在紧急情况下的联系方式，让患者知道在出现不良反应或其他紧急情况时该如何处理。

(8)调整生活方式：根据具体情况，可能需要就饮食、锻炼和其他生活方式进行一些调整，以提高治疗效果。

达利珠单抗注射液
(Daclizumab Injection)

【规格】

注射液：25 mg/5 mL。

【适应证】

免疫抑制剂，主要用于预防肾移植后急性排斥反应的发生，可与含钙调素抑制剂和皮质类固醇激素的免疫抑制方案联用。

【药物的相互作用】

(1)与免疫抑制剂如皮质类固醇、环孢素等并用时，可能会增强免疫抑制效果，需要调整剂量。

(2)某些抗生素(如氨基糖苷类)和抗病毒药物(如更昔洛韦)可能会影响抗体的药代动力学，需要密切监测药物浓度和治疗效果。

(3)与其他抗肿瘤药物(如化疗药物)并用时，可能会增加治疗相关的副作用，如骨髓抑制、恶心、呕吐等。需要根据患者的具体情况调整剂量和监测副作用。

(4)与其他生物制品(如其他单克隆抗体或细胞因子)并用时，可能会增加副作用发生的风险，需要谨慎评估风险与收益。

(5)某些中药成分和补充疗法可能会影响抗体的治疗效果或增加副作用发生的风险，建议在使用前咨询医生。

(6)电解质平衡药物(如碳酸氢钠)可能会影响抗体的药代动力学，需要调整剂量。

(7)激素替代疗法可能会影响免疫检查点抑制剂的效果，需要密切监测。

(8)在使用该药时，应由有经验的医生进行监测和评估，确保药物的安全性和有效性。如果需要与其他药物联用，应在医生的指导下进行，并密切监测患者的反应。由于药物相互作用可能随着新药物的上市和临床实践的更新而变化，因此在使用时应参考最新的药物说明书和医生的建议。

【药物不良反应】

(1)常见不良反应：肝损伤、高血脂、高血压、高尿酸、寒战发热、贫血、白细胞减少、血小板减少。

(2)严重不良反应：严重感染、超敏反应等。

【护理要点】

(1)禁用于对重组抗CD25人源化单克隆抗体及成分具有超敏反应的患者。

(2)发生严重超敏反应包括首次和重复给药时，表现为低血压、支气管痉挛、哮喘、皮肤瘙痒等反应，应立即停药并对症处理。

(3)首剂应在移植前24 h内给药，然后隔14天给药一次，两次为一疗程。

(4)不能直接注射，使用0.9%氯化钠注射液50 mL稀释后滴注，混合溶液时禁止剧烈振荡。15 min输完，不得与其他药物在同一溶液中稀释和输注。

(5)2~8 ℃避光干燥保存。不可冷冻或剧烈摇晃。稀释后药液于2~8 ℃可保存24 h，室温下可保存4 h。

【健康教育】

(1)使用前由有资质的医生告知患者使用药物可能的受益和风险。

(2)孕妇最好避免使用，育龄期妇女做好有效的避孕措施。

注射用巴利昔单抗

(Basiliximab for Injection)

【规格】

粉针：①20 mg/支；②10 mg/支。

【适应证】

免疫抑制剂，主要用于预防肾移植术后的早期急性器官排斥反应。

【药物的相互作用】

(1)与免疫抑制剂如皮质类固醇、环孢素等并用时，可能会增强免疫抑制效果，需要调整剂量。

(2)某些抗生素(如氨基糖苷类)和抗病毒药物(如更昔洛韦)可能会影响抗体的药代动力学，需要密切监测药物浓度和治疗效果。

(3)与其他抗肿瘤药物(如化疗药物)并用时，可能会增加治疗相关的副作用，如骨髓抑制、恶心、呕吐等。需要根据患者的具体情况调整剂量和监测副作用。

(4)与其他生物制品(如其他单克隆抗体或细胞因子)并用时，可能会增加副作用发生的风险，需要谨慎评估风险与收益。

(5)某些中药成分和补充疗法可能会影响抗体的治疗效果或增加副作用发生的风险，建议在使用前咨询医生。

(6)电解质平衡药物(如碳酸氢钠)可能会影响抗体的药代动力学，需要调整剂量。

(7)激素替代疗法可能会影响免疫检查点抑制剂的效果，需要密切监测。

(8)在使用该药时，应由有经验的医生进行监测和评估，确保药物的安全性和有效性。如果需要与其他药物联用，应在医生的指导下进行，并密切监测患者的反应。由于药物相互作用可能随着新药物的上市和临床实践的更新而变化，因此在使用时应参考最新的药物说明书和医生的建议。

【药物不良反应】

恶心、腹泻、水肿、贫血、低磷血症、高钾血症、高胆固醇血症、高血压、体重增加、血肌酐增高、感染、过敏反应等。

【护理要点】

(1)标准总剂量为 40 mg，分两次给予，每次 20 mg。首次 20 mg 应于移植术前 2 h 给予，第二次 20 mg 应于移植术后 4 天给予。

(2)过敏反应：荨麻疹、瘙痒、低血压、心动过速、呼吸困难、支气管痉挛、肺水肿等。如出现严重的过敏反应，必须立即停用并且不能再次使用。

(3)使用巴利昔单抗治疗时，需备有治疗严重过敏反应的药物。

(4)该品不应与其他药物混合使用，应使用单独输液器给药。

【健康教育】

(1)告知患者治疗目的与免疫抑制剂治疗的风险。如果发生感染，及时报告医生。

(2)告知患者如有发热等不适，及时报告医生。

(3)女性患者避孕。

利妥昔单抗注射液
(Rituximab Injection)

【规格】

注射液：①100 mg/10 mL；②500 mg/5 mL。

【适应证】

抗肿瘤药和免疫机能调节药，适用于：高敏移植受者的脱敏治疗、治疗抗体介导的排斥反应、非霍奇金淋巴瘤、霍奇金淋巴瘤、类风湿性关节炎、系统性红斑狼疮、抗中性粒细胞胞浆抗体相关的小血管炎症、免疫性血小板减少症等。

【药物的相互作用】

(1)与化疗药物并用时，可能会增加治疗相关的副作用，如骨髓抑制、恶心、呕吐等。需要根据患者的具体情况调整剂量和监测副作用。与放疗药物并用时，可能会增强治疗效果，但同时也可能增加副作用发生的风险。

(2)激素类药物(如泼尼松)可能会影响抗体的药代动力学，需要调整剂量。

(3)某些抗生素(如氨基糖苷类)和抗病毒药物(如更昔洛韦)可能会影响抗体的药代动力学，需要密切监测药物浓度和治疗效果。

(4)与其他生物制品(如其他单克隆抗体或细胞因子)并用时，可能会增加副作用发生的风险，需要谨慎评估风险与收益。

(5)某些中药成分和补充疗法可能会影响抗体的治疗效果或增加副作用发生的风险，建议在使用前咨询医生。

(6)电解质平衡药物(如碳酸氢钠)可能会影响抗体的药代动力学，需要调整剂量。

(7)激素替代疗法可能会影响免疫检查点抑制剂的效果，需要密切监测。

【药物不良反应】

(1)常见不良反应：感染、注射部位反应(可能出现红肿、疼痛、瘙痒等注射部位的局部反应)、中性粒细胞减少、恶心、皮疹、皮肤瘙痒、发热、乏力、头痛、低血压等。

(2)严重不良反应：致命性输液反应、严重的皮肤反应、乙型肝炎病毒再激活、进行性多灶性白质脑病等。

【护理要点】

(1)应备有复苏设备，用药时医生密切监测患者情况，尤其是首次用药 30 min 至 2 h 内。严密观察输液反应，出现呼吸困难、低氧血症和支气管痉挛时应停止滴注并对症处理。

(2)用药前应预先使用解热镇痛药、抗组胺药和糖皮质激素，以降低输液反应。

(3)使用 0.9%生理盐水或 5%葡萄糖溶液稀释，轻柔地颠倒注射袋避免产生泡沫。

(4)未稀释药物不能静脉滴注，已配制液体不能用于静脉注射。

(5)不与其他药物混用输液管滴注。

(6)2~8 ℃保存。配制好液体室温下保存 12 h，在冰箱(2~8 ℃)可保存 24 h。

【健康教育】

(1)孕妇及哺乳期妇女禁用。

(2)不建议接种活病毒疫苗。

抗人 T 细胞猪免疫球蛋白
(Anti-human T Lymphocyte Porcine Immunoglobulin)

【规格】

注射液：5 mL/0.25 g。

【适应证】

系统用抗感染药，适用于：预防及治疗临床器官移植的免疫排斥，预防骨髓移植的移植物抗宿主反应，重型再生障碍性贫血、纯红再生障碍贫血等病的治疗。自身免疫性溶血性贫血、原发性血小板减少性紫癜以及其他免疫疾病也可试用。

【药物的相互作用】

(1)与化疗药物或其他抗肿瘤药物并用时，可能会增加副作用发生的风险，如免疫系统抑制、感染等。

(2)与免疫抑制药物并用时，可能会增强 HuPIG 的免疫抑制效果，需要密切监测患者的免疫状态。

(3)激素类药物可能会影响 HuPIG 的药代动力学，需要调整剂量。

(4)某些抗生素和抗病毒药物可能会影响 HuPIG 的效果，需要根据患者的具体情况谨慎选择。

(5)与其他生物制品(如其他单克隆抗体或细胞因子)并用时，可能会增加副作用发生的风险，需要谨慎评估风险与收益。

(6)某些中药成分和补充疗法可能会影响 HuPIG 的效果或增加副作用发生的风险，建议在使用前咨询医生。

【药物不良反应】

体温轻度上升、寒战等属正常现象，短期内自行消退。多次使用后可能发生荨麻疹、血清病，甚至过敏性休克，应停止使用。

【护理要点】

(1)对异种蛋白过敏者、免疫功能减退、严重病毒感染、恶性肿瘤等患者禁用。

(2)应配备专用的皮试液，在使用前或者一个疗程完毕后，经过1~2周以上的时间再用药，均需进行皮试(氯化钠注射液稀释1∶100)，皮试阴性者方可使用。

(3)仅供静脉输注用，输注本品时应避免同时输注血液与血液制品。必须准备急救治疗设备以防治过敏性休克，如发生过敏应停止使用。

(4)输注期间密切监测临床症状及血液学检查，治疗1~2周后需进行肾功能检查。

(5)常可见循环淋巴细胞减少，应特别注意防止患者感染。

(6)冷藏(2~8 ℃)保存。

【健康教育】

(1)告知患者药物不良反应，若出现药物不良反应，应立即报告。

(2)孕妇及哺乳期妇女禁用。

兔抗人胸腺细胞免疫球蛋白
(Rabbit Anti-human Thymocyte Immunoglobulin)

【规格】

粉针：25 mg/支。

【适应证】

免疫抑制剂，主要用于预防和治疗器官排斥反应。

(1)预防急性和慢性移植物抗宿主病(GvHD)。

(2)治疗激素耐受的移植物抗宿主病(GvHD)。

(3)血液学疾病：治疗再生障碍性贫血。

【药物的相互作用】

(1)兔抗人胸腺细胞免疫球蛋白与其他免疫抑制剂或激素(如泼尼松)并用时，可能会增加免疫抑制的效果，增加感染和其他副作用发生的风险。

(2)如果患者同时使用抗凝血药物，如华法林，需要注意监测凝血功能，因为RAHIT可能影响血小板功能，结合其他抗凝血药物可能会增加出血的风险。

(3)某些抗生素和抗病毒药物可能会影响RAHIT的效果，或者与RAHIT共同使用可能会增加副作用发生的风险。

(4)与其他生物制品(如其他单克隆抗体或细胞因子)并用时，可能会增加副作用发生的风险，需要谨慎评估风险与收益。

(5)某些中药成分和补充疗法可能会影响RAHIT的效果或增加副作用发生的风险，建议在使用前咨询医生。

【药物不良反应】

淋巴细胞减少、中性粒细胞减少、血小板减少；呼吸困难；吞咽困难、恶心；过敏反

应；肌肉疼痛；感染；恶性肿瘤；低血压；外周血栓性静脉炎等。

【护理要点】

(1)有罕见致死的过敏反应，用药期间备床旁气管切开包和抗过敏药物于床旁，必须自始至终密切观察患者。输注前使用抗组胺类药物。选择大静脉缓慢滴注，总滴注时间不短于4 h。药物必须现配现用。

(2)用法用量：预防急性排异，肝、肾移植应用2~9日；治疗急性排异，应用3~14日。

(3)用药期间，必须监测呼吸、血压、白细胞和血小板计数。

(4)观察患者是否有发生感染(如发热、咽痛等)。

【健康教育】

(1)告知患者用药的重要性，介绍药物不良反应。

(2)向患者说明静脉注射部位不适要及时报告护士。

六、新型免疫抑制剂

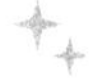

盐酸芬戈莫德胶囊

(Fingolimod Hydrochloride Capsules)

【规格】

硬胶囊：0.5 mg/粒。

【适应证】

免疫抑制剂，主要用于治疗肝移植术后10岁及以上患者的复发型多发性肝硬化，减少临床加重的频数和延缓身体残疾的积蓄。

【药物的相互作用】

一种口服的小分子免疫调节剂，作用机制包括减少淋巴细胞的再循环和迁移，从而减少中枢神经系统的炎症。

(1)与其他免疫抑制剂(如皮质类固醇、甲氨蝶呤等)并用时，可能会增加免疫抑制的效果，增加感染和其他副作用发生的风险。

(2)可能会影响血小板功能，与抗凝血药物(如华法林)并用时，需要注意监测凝血功能，以减少出血的风险。

(3)可能会引起血压下降，与抗高血压药物并用时，可能需要调整抗高血压药物的剂量。

(4)与β受体阻滞剂、钙通道阻滞剂等影响心血管系统的药物并用时，可能需要谨慎调整剂量，并监控血压和心率的变化。

(5)与其他生物制品(如其他单克隆抗体或细胞因子)并用时，可能会增加副作用发生的风险，需要谨慎评估风险与收益。

(6)某些中药成分和补充疗法可能会影响FTY-720的效果或增加副作用发生的风险，建议在使用前咨询医生。

【药物不良反应】

最常见不良反应：头痛、流感、腹泻、背痛、肝转氨酶升高和咳嗽。

【护理要点】

(1)首次给予后心率和/或房室传导减慢：首次剂量后6 h能在所有患者中观察到心动过缓的征象和症状。对心动过缓高风险患者可在首次剂量前得到基线心电图。接受类别Ⅰa或类别Ⅲ抗心律失常药、β受体阻滞剂、钙通道阻滞剂，以及有慢心率、昏厥史、病态窦房结综合征、二级或更高级传导阻滞、缺血性心脏病、或充血性心力衰竭的患者发生心动过缓或心阻断风险增加。

(2)感染：可能增加感染的风险。开始治疗前应得到最近的血常规检查结果。治疗期间及停药后2个月监查感染的征象和症状。有活动性、急性或慢性感染患者中不要使用。

(3)黄斑水肿：可能发生视力损害症状。在开始前和在治疗开始后3~4个月时应进行眼科评价。在基线和常规评价期间监查视力。有糖尿病或葡萄膜炎史患者发生风险增加，应定期进行眼科评价。

(4)使肺功能试验减低：当临床上有指征时获取肺活量和一氧化碳肺弥散量。

(5)肝效应：可能增加肝转氨酶水平。开始治疗前应得到最近肝酶检查结果。如果症状提示肝发生损伤则应评估肝酶。如果证实显著肝损伤停止用药。

(6)胎儿风险：治疗期间和停药后2个月内育龄期妇女应有效避孕。

(7)妊娠：根据动物资料，可能引起胎儿危害。

(8)儿童患者：尚未确定安全性和有效性。

(9)肝损伤：严密监查严重肝损伤患者，因暴露加倍，不良反应的风险较大。

【健康教育】

(1)建议患者报告新的或可疑的皮肤不良反应，并限制患者暴露在阳光和紫外线下，应穿防晒服并使用高防护因子防晒霜。

(2)建议患者报告进行性多灶性白质脑病或黄斑水肿的症状。

(3)建议女性患者在治疗期间避免妊娠，并在最后一次服药后至少2个月内避免妊娠。

(4)副作用可能包括头痛、流感、鼻窦炎、腹痛、腹泻、背痛、呼吸困难和咳嗽。

(5)建议患者立即报告后部可逆性脑病的症状。

(6)建议患者报告感染或新的或恶化的呼吸困难。

(7)建议患者报告肝损伤症状。

(8)指导患者不要因可能导致残疾严重而突然停用药物。

(9)指导患者漏服的剂量应及时向医生报告。

注射用硼替佐米
(Bortezomib for Injection)

【规格】

注射液：①1.0 mg；②3.5 mg。

【适应证】

免疫抑制剂，是一种抗肿瘤药物，主要用于治疗多发性骨髓瘤和部分非霍奇金淋巴瘤等血液系统的恶性肿瘤。以下是硼替佐米的主要适用证：

(1)多发性骨髓瘤：是多发性骨髓瘤的一线治疗选择之一。多发性骨髓瘤是一种白血病样的浆细胞恶性增生疾病，通常发生在骨髓中。

(2)弥漫大B细胞淋巴瘤：在某些情况下也被用于治疗弥漫大B细胞淋巴瘤，这是一种非霍奇金淋巴瘤。

(3)辅助治疗：有时也作为干细胞移植前后的辅助治疗和高敏移植受者的脱敏治疗，用于提高治疗效果。

【药物的相互作用】

(1)与药物代谢酶CYP3A4的抑制剂(如伊曲康唑、酮康唑、红霉素等)并用时，可能会增加蛋白酶体抑制剂的血药浓度，增加副作用发生的风险。

(2)与药物代谢酶CYP3A4的诱导剂(如巴比妥类药物、卡马西平等)并用时，可能会降低蛋白酶体抑制剂的血药浓度，影响其治疗效果。

(3)可能影响血小板功能，与抗凝血药物(如华法林)并用时，需要注意监测凝血功能，以减少出血的风险。

(4)与其他抗肿瘤药物(如紫杉醇、阿霉素等)并用时，可能会增加副作用发生的风险，需要谨慎评估风险与收益。

(5)与其他生物制品(如其他单克隆抗体或细胞因子)并用时，可能会增加副作用发生的风险，需要谨慎评估风险与收益。

(6)某些中药成分和补充疗法可能会影响蛋白酶体抑制剂的效果或增加副作用发生的风险，建议在使用前咨询医生。

【药物不良反应】

常见不良反应如下：

(1)周围神经病变：可能导致感觉异常、刺痛、麻木等神经症状。

(2)恶心和呕吐：患者可能经历恶心和呕吐。

(3)腹泻：是另一个常见的不适反应。

(4)疲劳：一些患者可能感到疲劳或虚弱。

(5)血小板减少：可能导致血小板减少，增加出血的风险。

(6)贫血：也可能引起贫血。

严重的不良反应具体如下：

(1)神经病理性疼痛：可能引起严重的神经病理性疼痛。

(2)心血管问题：包括心脏衰竭、心律失常等。

(3)感染：免疫系统被抑制，增加感染的风险。

(4)肺部问题：可能导致肺炎等肺部问题。

(5)肾功能异常：有时可能引起肾功能异常。

(6)高血压：可能导致高血压。

【护理要点】

(1)对硼替佐米、硼或甘露醇过敏的患者禁用。

(2)给药方式：用0.9%氯化钠注射液3.5 mL完全溶解至浓度为1 mg/mL，给药时注意在3~5 s内通过外周或中心静脉导管静脉推注，推注后使用0.9%氯化钠注射液冲管；或者经皮下给药(浓度2.5 mg/mL)，多次皮下给药应注意更换注射部位。

(3)鞘内注射会导致死亡。

(4)监测全血细胞计数及肝肾功能情况。

(5)30 ℃下原包装避光保存。配制后药液不暴露在室内光线下，于25 ℃可保存8 h。

【健康教育】

(1)哺乳期避免哺乳。

(2)育龄期妇女在治疗期间做好有效的避孕措施。

(3)定期医学检查：在治疗期间，患者通常需要进行定期的医学检查，以监测药物的治疗效果和不良反应。这可能包括血液检查、心脏检查、肝肾功能检查等。

(4)注意神经系统症状：可能引起周围神经病变，导致感觉异常、刺痛、麻木等症状。患者应该留意任何神经系统相关的不适，及时向医生报告。

(5)保持饮食均衡：在治疗期间，保持饮食均衡对于患者的整体健康很重要。

(6)饮食应包含足够的营养，以维持体力和免疫系统的健康。

(7)注意感染迹象：由于可能影响免疫系统，患者需要特别注意感染的迹象，如发热、寒战、喉咙痛等。任何感染症状都应及时向医生报告。

(8)避免与其他药物相互作用：在接受硼替佐米治疗期间，患者应避免使用未经医生批准的其他药物，因为一些药物可能与硼替佐米发生相互作用。

艾库组单抗注射液
(Eculizumab Injection)

【规格】

注射液：30 mL/瓶，10 mg/mL。

【适应证】

免疫抑制剂，主要用于如下情况：

(1)非小细胞肺癌：被批准用于治疗晚期非小细胞肺癌。它可能用于单药治疗或与其他药物联合使用，具体的治疗方案会因患者的病情和医生的判断而有所不同。

(2)膀胱癌：也被批准用于治疗晚期膀胱癌。在一些情况下，它可能与化疗药物联合使用。

(3)肝癌：可能用于治疗晚期肝细胞癌。

(4)三阴性乳腺癌：可能被用于治疗晚期、转移性三阴性乳腺癌，尤其是与其他治疗方式联合使用。

(5)小细胞肺癌：也可能在一些小细胞肺癌患者中使用，通常作为与化疗药物的组合治疗。

(6)器官移植：预防肾移植术后的排斥反应。

【药物的相互作用】

(1)可能与其他免疫抑制剂(如皮质类固醇、环磷酰胺等)并用，这可能会增加免疫抑制的效果，增加感染和其他副作用发生的风险。

(2)可能会影响血小板功能和凝血因子，与抗凝血药物(如华法林、肝素等)并用时，需要注意监测凝血功能，以减少出血的风险。

(3)可能会影响肾脏功能，与利尿药并用时，可能会增加电解质失衡的风险，如发生低钠血症。

(4)与非甾体抗炎药(NSAIDs)或其他抗炎药物并用时，可能会增加副作用发生的风险，如胃肠道副作用和肾脏副作用。

(5)与其他生物制品(如其他单克隆抗体或细胞因子)并用时，可能会增加副作用发生的风险，需要谨慎评估风险与收益。

(6)某些中药成分和补充疗法可能会影响补体调节剂的效果或增加副作用发生的风险，建议在使用前咨询医生。

【药物不良反应】

头痛，鼻咽炎，背痛和恶心。

【护理要点】

(1)监测不良反应：患者在接受艾库组单抗治疗期间可能出现不同程度的不良反应，包括但不限于疲劳、恶心、呕吐、发热、皮肤疾病、免疫相关性炎症等。患者和医疗团队需要密切监测这些反应，及时采取措施进行处理。

(2)预防感染：艾库组单抗可能会降低免疫系统的活动，增加感染的风险。患者需要采取预防措施，如勤洗手、避免接触生病的人群、保持环境清洁等，以减少感染的可能性。

(3)监测血液参数：该药可能影响血液参数，包括白细胞、红细胞和血小板的数量。患者需要定期接受血液检查，以确保这些参数在安全范围内。

(4)管理免疫相关性炎症：可能引起免疫相关性炎症，影响多个器官系统。医疗团队需要密切监测患者的症状，并在必要时采取适当的治疗措施。

(5)心理支持：癌症治疗本身可能对患者的心理健康产生影响。提供心理支持和咨询服务对于帮助患者应对治疗过程中的情绪和心理压力非常重要。

(6)遵循医生建议：患者应该遵循医生的建议，并按照治疗计划接受艾库组单抗治疗。如果出现任何不适或疑虑，应及时向医疗团队报告。

【健康教育】

(1)药物机理说明：艾库组单抗能激发患者自身免疫系统，帮助身体对抗癌细胞。患者需要了解治疗的目的，以及它如何在癌症治疗中发挥作用。

(2)治疗方案和进度：患者应该清楚了解自身治疗方案，包括药物的用法、剂量、治疗周期和预期的治疗时程。了解治疗进度对于患者合理规划生活和应对可能的不适感非常重要。

(3)不良反应和副作用：艾库组单抗可能引起一系列的不良反应，包括但不限于疲劳、恶心、呕吐、皮肤反应、免疫相关性炎症等。患者需要了解这些可能的不适，及时向医生报告，以便进行有效的管理。

(4)免疫系统的影响：艾库组单抗的作用是通过调节免疫系统来攻击癌细胞，因此患者可能会经历免疫相关的不适。这包括可能的感染风险，患者需要采取预防措施，如保持良好的个人卫生和避免接触生病人群。

贝拉西普
(Belatacept)

【规格】

注射粉针：250 mg。

【适应证】

免疫抑制剂，主要用于：治疗 EBV 血清阳性，与巴利昔单抗诱导、霉酚酸酯和皮质类固醇联合使用预防肾移植排斥反应。

【药物的相互作用】

(1)与免疫抑制剂(如皮质类固醇、环磷酰胺等)并用时，可能会增加免疫抑制的效果，增加感染和其他副作用发生的风险。

(2)与其他生物制品(如其他单克隆抗体或细胞因子)并用时，可能会增加副作用发生的风险，需要谨慎评估风险与收益。

(3)可能会影响凝血机制，与抗凝血药物(如华法林、肝素等)并用时，需要注意监控凝血功能，以减少出血的风险。

(4)可能会影响肾脏功能，与利尿药并用时，可能会增加电解质失衡的风险，如低钠血症。

(5)与非甾体抗炎药(NSAIDs)或其他抗炎药物并用时，可能会增加副作用发生的风险，如胃肠道副作用和肾脏副作用。

【药物不良反应】

(1)常见不良反应：细菌、病毒和真菌感染、腹泻、便秘、高钾血症、周围水肿、贫血、高血压、疲劳或虚弱、高尿酸血症、蛋白尿等。

(2)严重不良反应：肝功能异常、出血事件(如胃肠道出血)、肾功能损害、心血管事件、移植后淋巴细胞增生性疾病、免疫抑制、恶性肿瘤、严重感染等。

【护理要点】

(1)禁用于 EB 病毒(EBV)血清阴性或 EBV 血清状态不明的移植受者，有移植后淋巴增生性疾病(PTLD)的风险。

(2)治疗开始前需确认患者 EBV 血清学情况，只有 EBV 血清反应阳性才可使用贝拉西普。

(3)不建议在肝移植患者中使用贝拉西普。

(4)与抗胸腺细胞球蛋白共同给药时(同一时间)可能造成同种异体肾静脉血栓形成风险，建议两次给药间隔 12 h。

(5)建议在移植后 3 个月预防巨细胞病毒感染，对肺孢子虫进行预防。

【健康教育】

(1)指导患者减少暴露在紫外线和阳光下，做好防晒措施，使用高保护系数的防晒霜或防晒服。

(2)治疗期间避免使用活疫苗。

(3)确保患者知晓感染的症状和体征，有异常需立即报告医生。

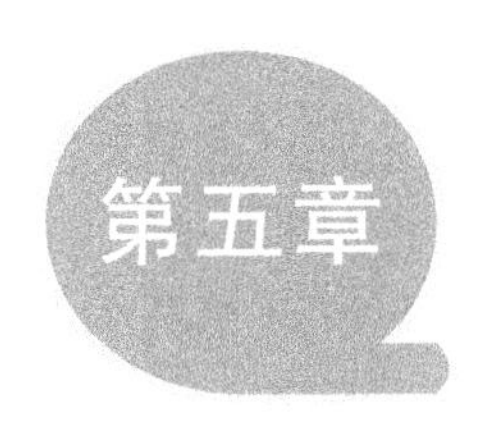

器官移植专科其他常用药品的用药护理

第一节　常用急救药品的用药护理

急救药品是每个临床科室必备的药品。在抢救患者的危急关头，若没有掌握急救药品的使用，会导致患者抢救无效。因此，正确合理的使用急救药品至关重要。急救药品种类多，按作用机制分为血管活性药物、呼吸中枢兴奋药、强心剂、抗心律失常药、血管扩张药、抗过敏药、利尿药、脱水剂、抗心绞痛药、止血药等，其主要功效是为患者的循环系统、呼吸系统、神经系统等重要脏器提供基础生命支持。

一、血管活性药物

盐酸肾上腺素注射液

(Epinephrine Hydrochloride Injection)

【规格】

注射液：1 mL/1 mg。

【适应证】

血管活性药及支气管扩张药，常用于处理紧急情况，以增强心脏的收缩力、提高心率和扩张气道。以下是盐酸肾上腺素注射液的主要适应证：

(1)心脏骤停：盐酸肾上腺素通常在心脏骤停时使用，以支持心脏功能和促使心脏重新恢复跳动。

(2)严重的支气管痉挛：由于其能够扩张气道，可用于治疗严重的支气管痉挛，如在哮喘急性发作时使用。

(3)严重的低血压：用于处理严重低血压，以提高心输出量和血压。

(4)心跳过缓：可用于处理心跳过缓(心率过慢)，以提高心率。

(5)严重过敏反应：有助于缓解过敏症状，如舒张血管、防止血压严重下降等。

【药物的相互作用】

(1)与其他拟交感神经药物(如去甲肾上腺素、异丙肾上腺素等)并用时，可能会增强其作用，导致心率过快、血压升高等的风险增加。

(2)与β受体阻滞剂(如普萘洛尔、美托洛尔等)并用时，可能会相互抵消对方的效果，从而影响心脏功能。

(3)与钙通道阻滞剂(如地尔硫卓、维拉帕米等)并用时，可能会影响心脏的电生理特性，增加心律不齐的风险。

(4)可能会影响血小板功能，与抗凝血药物(如华法林、肝素等)并用时，需要注意监测凝血功能，以减少出血的风险。

(5)可能会影响肾脏功能，与利尿药并用时，可能会增加电解质失衡的风险，如发生低钠血症。

(6)与儿茶酚胺类药物(如三环类抗抑郁药、单胺氧化酶抑制剂等)并用时，可能会增加心率和血压，导致不良反应。

【药物不良反应】

治疗量有时可见：焦躁不安、面色苍白、眩晕、头痛、呕吐、出汗、四肢发冷、心悸、颤抖、血压升高、尿潴留及肺水肿等。

大剂量时：兴奋中枢，引起激动、呕吐及肌强直，甚至惊厥等。严重者可发展为脑溢血、心室颤动。

常见的不良反应如下：

(1)心血管效应：包括心悸、心跳过速、高血压等。

(2)神经系统效应：可能导致头痛、颤抖、焦虑、神经紧张等症状。

(3)代谢效应：可能引起高血糖，尤其是在糖尿病患者中。

(4)呼吸系统效应：包括呼吸急促、呼吸困难等。

(5)消化系统效应：包括恶心、呕吐等。

(6)局部反应：在注射部位可能发生局部疼痛、红肿等。

严重的不良反应如下：

(1)心律失常：可能导致心律失常，包括室性心动过速、心室颤动等。

(2)高血压危机：高剂量使用时可能引起极度高血压。

(3)脑出血：在极端情况下，使用盐酸肾上腺素可能引起脑出血。

(4)心肌梗死：可能增加心肌梗死的风险。

(5)血糖升高：尤其在糖尿病患者中，可能引起血糖升高。

(6)心力衰竭：在某些情况下，可能引起心力衰竭。

【护理要点】

(1)备抢救设备于床旁。选用粗大的静脉并采用输液泵输注给药。

(2)使用该品时必须注意患者血压、心率与节律的变化，多次使用应监测血糖。

(3)注射时必须轮换注射部位，以免引起组织坏死。可局部按摩，减轻其收缩血管的作用。

(4)心源性哮喘患者禁用。

【健康教育】

(1)向患者说明静脉注射部位不适时要及时报告护士。

(2)告知患者如有心悸等不良反应时,及时报告医务人员。

盐酸异丙肾上腺素注射液
(Isoprenaline Hydrochloride Injection)

【规格】

注射液:2 mL/1 mg。

【适应证】

血管活性药,主要用于:支气管哮喘;心源性或感染性休克;完全性房室传导阻滞、心搏骤停。以下是异丙肾上腺素注射液主要的适应证:

(1)心肺复苏:异丙肾上腺素是心肺复苏过程中的常用药物之一。在心脏骤停的情况下,异丙肾上腺素通过增强心脏的收缩力和提高血流动力学来支持心脏功能。

(2)严重支气管痉挛:异丙肾上腺素可能在处理严重的支气管痉挛,尤其是在哮喘急性发作时,起到扩张气道的作用。

(3)严重过敏反应:在处理严重过敏反应时,异丙肾上腺素可以用作急救药品。它能通过收缩血管,提高血压,扩张气道,帮助缓解过敏症状。

(4)心律失常:在一些心律失常的情况下,异丙肾上腺素可能会被用于恢复正常的心律。

【药物的相互作用】

(1)与其他拟交感神经药物(如肾上腺素、去甲肾上腺素等)并用时,可能会增强其作用,导致心率过快、血压升高等和风险增加。

(2)与β受体阻滞剂(如普萘洛尔、美托洛尔等)并用时,可能会相互抵消对方的效果,从而影响心脏功能。

(3)与钙通道阻滞剂(如地尔硫卓、维拉帕米等)并用时,可能会影响心脏的电生理特性,增加心律不齐的风险。

(4)可能会影响血小板功能,与抗凝血药物(如华法林、肝素等)并用时,需要注意监测凝血功能,以减少出血的风险。

(5)可能会影响肾脏功能,与利尿药并用时,可能会增加电解质失衡的风险,如发生低钠血症。

(6)与儿茶酚胺类药物(如三环类抗抑郁药、MAO 抑制剂等)并用时,可能会增加心率和血压,导致不良反应。

(7)与糖皮质激素(如泼尼松、地塞米松等)并用时,可能会增加血糖水平,影响糖尿病患者的血糖控制。

【药物不良反应】

常见的不良反应如下:

(1)心血管系统影响:包括心跳过速、心悸、高血压等。

(2)神经系统影响:可能导致头痛、颤抖、神经紧张等。

(3)消化系统影响：包括恶心、呕吐等。

(4)代谢系统影响：可能引起高血糖。

(5)呼吸系统影响：包括呼吸急促、呼吸困难等。

严重的不良反应如下：

(1)心律失常：可能导致心律失常，包括室性心动过速、心室颤动等。

(2)高血压危机：在高剂量使用时可能引起极度高血压，可能对心脏和血管系统产生不良影响。

(3)脑出血：在极端情况下，使用异丙肾上腺素可能引起脑出血。

(4)过度兴奋：可能导致焦虑、激动、甚至抽搐等。

(5)免疫系统反应：异丙肾上腺素可能引起过敏反应，包括荨麻疹、呼吸急促等。

(6)局部反应：在注射部位可能发生局部疼痛、红肿等。

【护理要点】

(1)使用前必须先纠正低血容量。

(2)密切监测血压、心排血量、心电图及尿量的变化，并根据监测结果调整输液速度。

(3)当心率>110 次/min 应告知医生。大剂量用药时，心率>130 次/min 易诱发室性心律失常。

【健康教育】

(1)向患者说明静脉注射部位不适时要及时报告护士。

(2)告知患者如有胸痛等不适时，及时报告医务人员。

重酒石酸去甲肾上腺素注射液
(Noradrenaline Bitartrate Injection)

【规格】

注射液：1 mL/2 mg。

【适应证】

血管活性药，主要用于如下情况：

(1)心脏骤停：重酒石酸去甲肾上腺素是心肺复苏(CPR)中的关键药物之一，通常用于治疗心脏骤停，以增强心脏的收缩力和提高血压。

(2)严重过敏反应：重酒石酸去甲肾上腺素被广泛用于处理严重的过敏反应，如过敏性休克。它能通过收缩血管，提高血压，并扩张气道，以助于缓解过敏症状。

(3)支气管痉挛：在急性支气管痉挛的情况下，重酒石酸去甲肾上腺素可以用于扩张气道，帮助缓解呼吸困难。

(4)哮喘急性发作：重酒石酸去甲肾上腺素在哮喘急性发作时使用，以帮助扩张气道并减轻呼吸困难。

(5)心律失常：在一些心律失常的情况下，重酒石酸去甲肾上腺素会被用于维持或恢复正常的心律。

(6)低血压：在紧急情况下，重酒石酸去甲肾上腺素可以用于提高血压，特别是在休克等情况下。

【药物的相互作用】

(1)与其他拟交感神经药物(如肾上腺素、异丙肾上腺素等)并用时，可能会增强其作用，导致心率过快、血压升高等的风险增加。

(2)与β受体阻滞剂(如普萘洛尔、美托洛尔等)并用时，可能会相互抵消对方的效果，从而影响心脏功能。

(3)与钙通道阻滞剂(如地尔硫卓、维拉帕米等)并用时，可能会影响心脏的电生理特性，增加心律不齐的风险。

(4)可能会影响血小板功能，与抗凝血药物(如华法林、肝素等)并用时，需要注意监测凝血功能，以减少出血的风险。

(5)可能会影响肾脏功能，与利尿药并用时，可能会增加电解质失衡的风险，如发生低钠血症。

(6)与儿茶酚胺类药物(如三环类抗抑郁药、MAO抑制剂等)并用时，可能会增加心率和血压，导致不良反应。

(7)与糖皮质激素(如泼尼松、地塞米松等)并用时，可能会增加血糖水平，影响糖尿病患者的血糖控制。

【药物不良反应】

(1)心血管系统反应：包括心悸、心跳过速、高血压等。

(2)神经系统反应：可能导致头痛、颤抖、神经紧张等。

(3)消化系统反应：包括恶心、呕吐等。

(4)代谢系统反应：可能引起高血糖，特别是在糖尿病患者中。

(5)呼吸系统反应：包括呼吸急促、呼吸困难等。

(6)心律失常：使用重酒石酸去甲肾上腺素可能导致心律失常，包括室性心动过速、心室颤动等。

(7)过度兴奋：可能导致焦虑、激动、甚至抽搐等。

(8)局部反应：在注射部位可能发生局部疼痛、红肿等。

(9)血管收缩不足：在一些情况下，重酒石酸去甲肾上腺素可能导致血管收缩不足，引起低血压。

(10)过度使用的风险：长期或过度使用肾上腺素类药物可能增加心血管发生风险，并对心脏和血管系统产生不良影响。

【护理要点】

(1)使用前必须先纠正低血容量，选用粗大的静脉并采用输液泵输注给药。在开始滴注该品时，2 min测量血压一次，直到血压平稳，改为5 min测量一次。要频繁地进行血压、心排血量、心电图及尿量监测；避免血压过高。

(2)重视对患者肢端循环的观察(颜色和温度)，以免引起坏死及坏疽。

(3)注意观察尿量。

【健康教育】

(1)向患者说明静脉注射部位不适时要及时报告护士。

(2)告知患者如有心悸等不良反应时，及时报告医务人员。

盐酸多巴胺注射液
(Dopamine Hydrochloride Injection)

【规格】

注射液：2 mL/20 mg。

【适应证】

血管活性药，以下是盐酸多巴胺注射液主要的适应证：

(1)心源性休克：盐酸多巴胺可用于治疗因心脏原因引起的休克，帮助增加心脏的收缩力和改善心排血量。

(2)急性心力衰竭：可用于增加心脏排血量，提高动脉血压，以改善心力衰竭的症状。

(3)心肌梗死：在某些心肌梗死的情况下，盐酸多巴胺可能被用来维持心脏功能，减轻心肌的负担。

(4)严重低血压：在休克或严重低血压的情况下，盐酸多巴胺可用于提高血压。

(5)肾脏灌注不足：可能用于增加肾脏的灌注，帮助改善肾功能。

【药物的相互作用】

(1)与其他拟交感神经药物(如肾上腺素、异丙肾上腺素等)并用时，可能会增强其作用，导致心率过快、血压升高等的风险增加。

(2)与β受体阻滞剂(如普萘洛尔、美托洛尔等)并用时，可能会相互抵消对方的效果，从而影响心脏功能。

(3)与钙通道阻滞剂(如地尔硫卓、维拉帕米等)并用时，可能会影响心脏的电生理特性，增加心律不齐的风险。

(4)可能会影响血小板功能，与抗凝血药物(如华法林、肝素等)并用时，需要注意监测凝血功能，以减少出血的风险。

(5)可能会影响肾脏功能，与利尿药并用时，可能会增加电解质失衡的风险，如发生低钠血症。

(6)与儿茶酚胺类药物(如三环类抗抑郁药、MAO抑制剂等)并用时，可能会增加心率和血压，导致不良反应。

(7)与α受体阻滞剂(如酚妥拉明、妥拉唑林等)并用时，可能会减弱多巴胺的作用，影响治疗效果。

(8)与糖皮质激素(如泼尼松、地塞米松等)并用时，可能会增加血糖水平，影响糖尿病患者的血糖控制。

【药物不良反应】

胸痛、呼吸困难；心悸、心律失常(尤其使用大剂量时)；恶心；手足疼痛或发凉；局部坏死；血压升高等。

【护理要点】

(1)给药说明：

①应用多巴胺治疗前必须先纠正低血容量。

②多巴胺在滴注前必须稀释；采用输液泵缓慢输注，滴注的速度和时间需根据患者情

况而定；选用粗大的静脉，以防止药液外溢产生组织坏死；如确已发生液体外溢，可用 5～10 mg 酚妥拉明稀释溶液在注射部位作浸润。

③脉压减小、尿量减少、心率增快或心律失常时，滴速必须减慢或暂停滴注。

④滴注多巴胺时，血压继续下降或经调整剂量后仍持续低血压，应停用多巴胺，改用更强的血管收缩药；突然停药可产生严重低血压，故停用时应逐渐减少剂量。

(2) 在滴注该品时须进行血压、心率、尿量、心排血量、心电图的监测。

(3) 对肢端循环不良的患者，须严密监测，注意观察坏死及坏疽的迹象。

【健康教育】

(1) 向患者说明静脉注射部位不适时要及时报告护士。

(2) 告知患者如有心悸等不良反应时，及时报告医务人员。

盐酸多巴酚丁胺注射液

(Dobutamine Hydrochloride Injection)

【规格】

注射液：2 mL/20 mg。

【适应证】

血管活性药，主要用于治疗心力衰竭。

【药物的相互作用】

(1) β 受体阻滞剂与多巴酚丁胺合用作用可能会相互抵消，因为 β 受体阻滞剂通常用于减少心率和血压，而多巴酚丁胺则用于增加心率和血压。这种相互作用可能导致血压不稳定和心律失常。

(2) 钙通道阻滞剂可能会降低心脏的反应性，与多巴酚丁胺合用可能会减少其效果。

(3) 洋地黄类药物(如地高辛)与多巴酚丁胺合用可能会增加心脏毒性，包括增加心律失常的风险。

(4) 某些抗心律失常药物可能会影响多巴酚丁胺的效果，特别是在控制心律方面。

(5) 利尿药可能会导致电解质失衡，特别是会导致低钾血症，这可能会影响多巴酚丁胺的效果和安全性。

(6) 皮质类固醇可能会影响钠和水的平衡，与多巴酚丁胺合用可能会增加心脏负担。

(7) 其他拟交感神经药物(如肾上腺素、异丙肾上腺素等)与多巴酚丁胺合用可能会增强其效果，增加心率和血压，但也可能增加不良反应发生的风险。

【药物不良反应】

头痛、胸痛，心悸，高血压，恶心，气促，静脉炎等。

【护理要点】

(1) 给药说明：

①治疗前必须先纠正低血容量。

②在滴注前必须稀释。

③选用粗大的静脉作静注或静滴，以防止药液外溢及产生组织坏死。

④采用输液泵输注，滴注的速度和时间需根据医嘱和患者情况而定。

⑤不可与碳酸氢钠混用。

(2)该品可引起显著高血压，在滴注时须进行血压、心排血量、心电图及尿量的监测。

(3)可降低血钾水平，需进行严密监测。

【健康教育】

(1)告知患者如有呼吸困难等不良反应时，及时报告医务人员。

(2)向患者说明静脉注射部位不适时要及时报告护士。

重酒石酸间羟胺注射液
(Metaraminol Bitartrate Injection)

【规格】

注射液：1 mL/10 mg。

【适应证】

血管活性药，主要用于治疗低血压、休克。

【药物的相互作用】

(1)糖皮质激素(如泼尼松)与重酒石酸间羟胺合用可能会增加血糖水平，特别是在糖尿病患者中。

(2)抗凝血药物(如华法林)与重酒石酸间羟胺合用可能会增加出血的风险，因为重酒石酸间羟胺可能会影响凝血因子的合成。

(3)利尿药与重酒石酸间羟胺合用可能会增加肾脏负担和副作用发生的风险。

(4)抗高血压药物(如β受体阻滞剂、ACE抑制剂等)与重酒石酸间羟胺合用可能会影响血压控制。

(5)与其他非甾体抗炎药(NSAIDs)合用可能会增加副作用发生的风险，如胃肠道不适、肾脏负担和心血管疾病。

(6)乙醇与重酒石酸间羟胺合用可能会增加胃肠道副作用的风险，如胃溃疡和出血。

【药物不良反应】

胸痛；心悸、心律失常；恶心；血压升高、低血压；局部坏死；静脉炎等。

【护理要点】

(1)使用前必须先纠正低血容量，选用粗大的静脉并采用输液泵输注给药。

(2)升压效果比去甲肾上腺素稍弱，但较持久。有蓄积作用，如用药后血压上升不明显，必须观察10 min以上，才能决定是否增加剂量，以免贸然增量致使血压上升过高。

(3)在开始滴注该品时，5 min测量血压一次，直到血压平稳，改为15 min测量一次。要频繁地进行血压、心排血量、心电图及尿量的监测；血压升到略低于正常血压即可，避免血压过高。

(4)重视对患者肢端循环的观察(颜色和温度)，以免引起坏死及坏疽。

(5)对甲状腺功能亢进、高血压、充血性心力衰竭及糖尿病患者慎用。

【健康教育】

(1)静脉注射部位不适时要报告护士。

(2)告知患者有不良反应时，及时报告医务人员。

甲磺酸酚妥拉明注射液
(Phentolamine Mesylate Injection)

【规格】

注射液：1 mL/10 mg。

【适应证】

血管活性药，主要用于治疗高血压、协助诊断嗜铬细胞瘤。

【药物的相互作用】

(1)与β受体阻滞剂并用时，可能会导致血压过度降低，增加心脏抑制的风险。

(2)与利尿药、ACE 抑制剂、ARBs 等降压药物并用时，可能会增强降压效果，需要密切监测血压。

(3)与儿茶酚胺类药物(如肾上腺素、去甲肾上腺素等)并用时，可能会导致血压升高，因为α受体阻滞剂可能会取消儿茶酚胺的降压作用。

(4)可能会影响某些抗心律失常药物的效果，如β受体阻滞剂或钙通道阻滞剂。

(5)非甾体抗炎药(NSAIDs)可能会减少甲磺酸酚妥拉明的效果，因为 NSAIDs 可能会影响肾脏的血压调节机制。

(6)本品可能会增加甲磺酸酚妥拉明的副作用，如液体潴留和低钾血症。

(7)某些抗生素(如β内酰胺类)可能会影响甲磺酸酚妥拉明的代谢，可能需要调整剂量。

【药物不良反应】

直立性低血压；心动过速或心律失常；鼻塞、恶心等。

【护理要点】

(1)能降低外周血管阻力，可用于治疗心力衰竭。

(2)进行血压监测，发生低血压时，不要用肾上腺素治疗，而应使用去甲肾上腺素。

(3)有胃炎、消化性溃疡史者慎用。

【健康教育】

(1)向患者解释用药的必要性。

(2)告知患者如有不适要及时报告医务人员。

盐酸甲氧明注射液
(Methoxamine Hydrochloride Injection)

【规格】

注射液：1 mL/10 mg。

【适应证】

血管活性药，主要用于如下情况：

(1)升高血压，用于治疗在全身麻醉时发生的低血压，并可防止心率失常；也可用于椎管内阻滞所诱发的低血压，但有减低心排血量的可能。

(2)用于终止阵发性室上性心动过速的发作。

【药物的相互作用】

(1)先用α受体阻滞剂如酚妥拉明、酚苄明、妥拉唑林、吩噻嗪类、哌唑嗪类、氟哌啶醇等后再给药时，可部分拮抗该品的升压效应，同时作用时效缩短。

(2)与局麻药同用，可促使局部循环血流量减少，导致组织供血不足。

(3)与降压药或利尿药同用，可使后者的降压作用减弱。

(4)与洋地黄类药同用，可能引起心率失常，须进行心电图监测。

(5)与催产素同用，可使血压剧烈升高。

(6)与麦角胺同用，可引起周围血管缺血及坏死，应禁用。

(7)与胍乙啶同用，可使该品的升压作用增强。

(8)与左旋多巴同用，可致心率失常，故该品用量宜小。

(9)用三环类抗抑郁药后5~7天内用该品可致高血压、心动过速、心率失常与高热。

(10)与硝酸酯类同用，彼此固有的效应均抵消。

(11)与利血平同用，后者的降压作用减弱。

(12)与甲状腺激素同用，使二者的作用均加强。

【药物不良反应】

大剂量时有头痛、高血压、心动过缓等，症状显著时可用α受体阻滞剂(如酚妥拉明)降压，阿托品可纠正其引起的心动过缓。异常出汗、尿急感为罕见不良反应。

【护理要点】

(1)下列情况应慎用：

①酸中毒或缺氧时该品的治疗效果可能减弱，故需先予纠正。

②在严重动脉粥样硬化患者中可减少心排血量，对冠心病不利。

③使心脏病患者的外周血管阻力增加，后负荷增加，可以引起或加重心力衰竭。

④促使严重高血压患者血压增高。

⑤甲状腺机能亢进时，可加重循环负担。

⑥嗜铬细胞瘤患者可顿时出现高血压危象。

⑦过量时可诱发外周血管或肠系膜血管血栓形成，组织缺血导致梗塞范围扩大。

(2)给药期间应经常测血压，使血压保持略低于正常水平；可能时应监测心率和心电图。

【健康教育】

(1)孕妇、哺乳期妇女及老年人应慎用。

(2)动脉硬化、器质性心脏病、甲状腺机能亢进及严重高血压、青光眼病患者禁用；近两周内曾用过单胺氧化酶抑制剂者禁用。

二、呼吸中枢兴奋药

尼可刹米注射液
（Nikethamide Injection）

【规格】

注射液：1.5 mL/0.375 g。

【适应证】

呼吸兴奋药，主要用于治疗中枢性呼吸抑制及各种原因引起的呼吸抑制。

【药物的相互作用】

与其他中枢兴奋药合用，有协同作用，可引起惊厥。

【药物不良反应】

常见面部刺激症、烦躁不安、抽搐、恶心呕吐等。大剂量时可出现血压升高、心悸、出汗、面部潮红、呕吐、震颤、心律失常、惊厥、昏迷。

【护理要点】

(1)作用时间短暂，应视病情间隔给药。

(2)如遇变色、结晶、浑浊、异物应禁用。

(3)如果出现中毒症状，处理如下：

①出现惊厥时，可注射苯二氮䓬类或小剂量硫喷妥钠或苯巴比妥钠等控制。

②静脉滴注10%葡萄糖注射液，促进排泄。

③给予对症治疗和支持疗法。

(4)遮光，密闭保存。

【健康教育】

运动员慎用。

盐酸洛贝林注射液
（Lobeline Hydrochloride Injection）

【规格】

注射液：1 mL/3 mg。

【适应证】

呼吸兴奋药，主要用于各种原因引起的中枢性呼吸抑制。临床上常用于新生儿窒息，一氧化碳、阿片中毒等。

【药物的相互作用】

该药未进行相关试验且无可靠参考文献，故尚不明确。

【药物不良反应】

可有恶心、呕吐、呛咳、头痛、心悸等。

【护理要点】

(1)静脉注射后，其作用持续时间短，一般为 20 min；剂量较大时，能引起心动过速、传导阻滞、呼吸抑制甚至惊厥，应严密观察病情变化。

(2)遮光，密闭保存。

【健康教育】

可用于婴幼儿、新生儿。

三、强心药

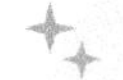

去乙酰毛花苷注射液
(Deslanoside Injection)

【规格】

注射液：2 mL/0.4 mg。

【适应证】

强心药，主要用于治疗心力衰竭。由于其作用较快，适用于急性心功能不全或慢性心功能不全急性加重的患者。亦可用于控制伴快速心室率的心房颤动、心房扑动患者的心室率。由于终止室上性心动过速起效慢，已少用。

【药物的相互作用】

(1)与其他抗心律失常药物(如利多卡因、普罗帕酮等)并用时，可能会影响心脏的电生理特性，增加心律不齐的风险。

(2)与拟交感神经药物(如肾上腺素、异丙肾上腺素等)并用时，可能会增强其作用，导致心率过快、血压升高等的风险增加。

(3)与 β 受体阻滞剂(如普萘洛尔、美托洛尔等)并用时，可能会相互抵消对方的效果，从而影响心脏功能。

(4)与钙通道阻滞剂(如地尔硫卓、维拉帕米等)并用时，可能会影响心脏的电生理特性，增加心律不齐的风险。

(5)可能会影响血小板功能，与抗凝血药物(如华法林、肝素等)并用时，需要注意监测凝血功能，以减少出血的风险。

(6)与其他拟胆碱药物(如新斯的明、毒扁豆碱等)并用时，可能会增强对方的拟胆碱作用，导致不良反应。

【药物不良反应】

(1)常见：心律失常、纳差、恶心、呕吐、腹痛、异常无力、软弱等。

(2)少见：视力模糊或“黄视”(中毒症状)、腹泻、精神错乱、嗜睡、头痛及皮疹、荨麻疹(过敏反应)等。

(3)在洋地黄中毒表现中，心律失常最重要，最常见为室性早搏，其次为房室传导阻滞与阵发性或加速性交界性心动过速等。

【护理要点】

（1）用药前评估患者的基础状况，包括：心率、心律、血压和电解质水平。数桡动脉处脉搏 1 min，脉搏>60 次/min 或无其他类型的节律性改变，方可给药。

（2）用葡萄糖注射液稀释后缓慢注射，时间至少 5 min。禁与含钙注射剂合用。严重心肌损害、肾功能不全、甲状腺功能减退、低钾血症者慎用。

（3）注意观察用药后反应，包括：血压、心率及心律的变化；监测心电图、电解质（尤其钾、钙、镁）；监测肾功能；疑有洋地黄中毒时，应测定地高辛血药浓度。

【健康教育】

（1）教会患者及家属数脉搏，脉搏<60 次/min 或出现黄视等不适时告知医生。

（2）鼓励患者多吃含钾的食物。

地高辛

（Digoxin）

【规格】

①注射液：2 mL/0.5 mg；②片剂：0.25 mg/片。

【适应证】

强心药，主要用于如下情况：

（1）用于治疗成人轻度至中度心力衰竭。

（2）可增加心力衰竭儿童患者的心肌收缩力。

（3）用于控制伴有快速心室率的心房颤动、心房扑动。

【药物的相互作用】

（1）与两性霉素 B、皮质类固醇激素或排钾利尿药如布美他尼（Bumetanide，制品为丁尿胺）、依他尼酸（Ethacrynic Acid，利尿酸）等同用时，可引起低血钾而致洋地黄中毒。

（2）与制酸药（尤其三硅酸镁）或止泻吸附药如白陶土、果胶、考来烯胺（Colestyramine，消胆胺）和其他阴离子交换树脂、柳氮磺吡啶（Sulfasalazine）或新霉素、对氨水杨酸同用时，可抑制洋地黄强心苷吸收而导致强心苷作用减弱。

（3）与抗心律失常药、钙盐注射剂、可卡因、泮库溴胺（潘可龙，巴活郎）、萝芙木碱、琥珀胆碱（司可林）或拟肾上腺素类药同用时，可因作用相加而导致心律失常。

（4）有严重或完全性房室传导阻滞且伴正常血钾者应用洋地黄时不应同时应用钾盐，但噻嗪类利尿药与该品同用时，常须给予钾盐，以防止低钾血症。

（5）β 受体阻滞剂与该品同用，有导致房室传导阻滞与发生严重心动过缓的可能，应重视。但并不排除 β 受体阻滞剂用于洋地黄不能控制心室率的室上性快速心律失常。

（6）与奎尼丁同用，可使该品血药浓度提高约一倍，提高程度与奎尼丁用量相关，甚至可达到中毒浓度，即使停用地高辛，其血药浓度仍继续上升，这是奎尼丁从组织结合处置换出地高辛，减少其分布容积所导致的。故两药合用时应酌减地高辛用量 1/3～1/2。

（7）与维拉帕米、地尔硫卓、胺碘酮合用，由于会降低肾及全身对地高辛的清除率而提高其血药浓度，可引起严重心动过缓。

（8）螺内酯可延长该品半衰期，需调整剂量或给药间期，监测该品的血药浓度。

(9)血管紧张素转换酶抑制剂及其受体拮抗剂可使该品血药浓度增高。

(10)依酚氯铵(腾喜龙)与本品合用可致明显心动过缓。

(11)吲哚美辛(消炎痛)可减少该品的肾清除，使该品半衰期延长，故有中毒风险，需监测血药浓度及心电图。

(12)与肝素同用，由于该品可能部分抵消肝素的抗凝作用，需调整肝素用量。

(13)洋地黄化时静脉用硫酸镁应极其谨慎，尤其是静脉注射钙盐时，可发生心脏传导阻滞。

(14)红霉素由于会改变胃肠道菌群，可促进该品在胃肠道的吸收。

(15)甲氧氯普胺(灭吐灵)因促进肠道运动而减少地高辛的生物利用度约25%。普鲁本辛因抑制肠道蠕动而提高地高辛生物利用度约25%。

【药物不良反应】

(1)常见不良反应：

①胃肠道：恶心和呕吐、腹痛、肠缺血和肠出血性坏死。

②中枢神经系统：头痛、虚弱、头晕、冷漠、意识混乱和精神障碍。

③其他：男性乳房发育(长期服用时偶见)、血小板减少、斑丘疹。

④地高辛毒性：厌食、恶心、呕吐、视觉改变、心律失常[Ⅰ度、Ⅱ度或Ⅲ度心脏传导阻滞(包括停搏)]；房性心动过速伴传导阻滞；房室解离；房室结节律加速；单灶性或多形性室性早搏。

(2)严重不良反应：心律失常(心室颤动、窦性心动过缓)。

【护理要点】

(1)不宜与酸、碱类配伍。

(2)慎用：①低钾血症；②不完全性房室传导阻滞；③高钙血症；④甲状腺功能低下；⑤缺血性心脏病；⑥急性心肌梗死早期；⑦活动性心肌炎；⑧肾功能损害。

(3)用药期间应注意随访检查：①血压、心率及心律；②心电图；③心功能监测；④电解质尤其钾、钙、镁；⑤肾功能；⑥疑有洋地黄中毒时，应测定地高辛血药浓度。过量时，由于蓄积性小，一般于停药后1~2天中毒表现可以消退。

(4)应用时应注意监测地高辛血药浓度。

(5)应用时应注意剂量个体化。

(6)透析不能从体内迅速去除该品。

(7)应静脉给药，因为肌肉注射有明显局部反应，且作用慢、生物利用度低。

【健康教育】

(1)告知患者许多药物可与地高辛相互作用。告知患者在服用任何非处方药(包括草药)或开始使用新处方时告知医生和药师。

(2)告知患者在出现恶心、呕吐、持续腹泻、意识模糊、虚弱或视觉障碍(包括视力模糊、黄绿色障碍、光晕效应)时联系医生，因为这些可能是地高辛剂量过高的症状。

(3)告知父母或看护人，在婴儿和儿科患者中，地高辛剂量过高的症状可能难以识别。体重减轻、婴儿发育迟缓、腹痛和行为障碍等症状也可能是地高辛中毒的症状。

(4)告知患者应每天监测和记录他们的心率和血压。

毒毛花苷 K 注射液
（Strophanthin K Injection）

【规格】

注射液：1 mL/0.25 mg。

【适应证】

强心药，主要适用于急性充血性心力衰竭，特别适用于洋地黄治疗无效的患者，亦可用于心率正常或心率缓慢的心房颤动的急性心力衰竭患者。

【药物的相互作用】

（1）与两性霉素 B、皮质类固醇激素或排钾利尿药如布美他尼、依他尼酸等同用时，可引起低血钾而致洋地黄中毒。

（2）与抗心律失常药、钙盐注射剂、可卡因、泮库溴胺、萝芙木碱、琥珀胆碱或拟肾上腺素类药同用时，可因作用相加而导致心律失常。

（3）钾正常的严重或完全性房室传导阻滞的洋地黄化患者不应同时应用钾盐，噻嗪类利尿药与该品同用时，常须给予钾盐，以防止低钾血症。

（4）注意 β 受体阻滞剂与该品同用，有导致房室传导阻滞和发生严重心动过缓的可能。但并不排除洋地黄不能控制心室率的室上性快速心律失常时应用 β 受体阻滞剂。

（5）与奎尼丁同用，可使该品血药浓度提高约一倍，提高程度与奎尼丁用量相关，甚至可达到中毒浓度。与维拉帕米、地尔硫卓、胺碘酮合用，由于会降低肾及全身对强心苷的清除率而提高其血药浓度，可引起严重心动过缓。

（6）螺内酯可延长该品半衰期，需调整剂量或给药间期，监测该品的血药浓度。

（7）血管紧张素转换酶抑制剂及其受体拮抗剂可使该品血药浓度增高。

（8）依酚氯铵与该品合用可致明显心动过缓。

（9）吲哚美辛可减少该品的肾清除，使该品半衰期延长，故有中毒危险，需监测血药浓度及心电图。

（10）与肝素同用，由于该品可能部分抵消肝素的抗凝作用，需调整肝素用量。

（11）应用该品时静脉注射硫酸镁应极其谨慎，尤其是静脉注射钙盐时，可发生心脏传导阻滞。

（12）该品成人致死量为 10 mg。注意肝功能不良时应减量。同时服用苯妥英钠、苯巴比妥、保泰松、利福平会使血中洋地黄毒苷浓度降低 50%。

【药物不良反应】

（1）常见的不良反应包括：新出现的心律失常；纳差或恶心、呕吐（刺激延髓中枢）；下腹痛；明显的无力、软弱。

（2）少见的反应包括：视力模糊或“黄视”（中毒症状）；腹泻；中枢神经系统反应如精神抑郁或错乱。

（3）罕见的反应包括：嗜睡、头痛及皮疹、荨麻疹（过敏反应）等。

（4）中毒表现中，心律失常最重要，最常见为室性早搏，约占心脏不良反应的 33%。其次为房室传导阻滞、阵发性或加速性交界区心动过速、阵发性房性心动过速伴房室传导阻滞、室性心动过速、心室颤动、窦性停搏等。在儿童中心律失常比其他反应多见，但室性心律失常比成人少见。新生儿可有 P-R 间期延长。

(5)皮下注射可以引起局部炎症反应。

【护理要点】

(1)该品毒性剧烈，过量时可引起严重心律失常。

(2)近 1 周内用过洋地黄制剂者，不宜应用，以免发生中毒危险。

(3)已用全效量洋地黄者禁用，停药 7 天后慎用。不宜与碱性溶液配伍。

(4)急性心肌炎、感染性心内膜炎、晚期心肌硬化等患者忌用。

(5)本品慎用于：低钾血症；不完全性房室传导阻滞；高钙血症；甲状腺功能低下；缺血性心脏病；急性心肌梗死早期；活动性心肌炎；肾功能损害；房、室早搏者。

(6)皮下注射或肌肉注射可以引起局部炎症反应，一般仅用于静脉注射。强心苷中毒，一般会有恶心、呕吐、厌食、头痛、眩晕等，首先应鉴别是由于心功能不全加重，还是强心苷过量所致，因前者需调整剂量，后者则宜停药。

(7)用药期间忌用钙剂。用药期间应注意随访检查：血压、心率及心律；心电图；心功能监测；电解质尤其钾、钙、镁；肾功能；疑有洋地黄中毒时，应测定洋地黄血药浓度。

(8)本品禁用于：任何强心苷制剂中毒患者、室性心动过速、心室颤动、梗阻性肥厚型心肌病(若伴收缩功能不全或心房颤动仍可考虑)、预激综合征伴心房颤动或扑动、Ⅱ度以上房室传导阻滞。

【健康教育】

(1)该品可通过胎盘，故妊娠后期用量可适当增加，分娩后 6 周减量。该品可排入乳汁，哺乳期妇女应用时，应停止哺乳。

(2)老年人应减少剂量。

四、抗心律失常药

盐酸利多卡因注射液
(Lidocaine Hydrochloride Injection)

【规格】

注射液：5 mL/0.1 g。

【适应证】

局麻药及抗心律失常药，主要用于以下情况：

(1)局部麻醉：可以用于产科手术、外科手术和其他一些需要局部麻醉的医疗程序。它通过阻断神经冲动的传导，使局部区域失去感觉。

(2)心律失常：有时也用于治疗某些心律失常，特别是室性心律失常。在这种情况下，它可以通过减缓心脏的电信号传导来起到治疗作用。

(3)疼痛管理：可以用于管理慢性疼痛，例如神经痛或慢性疼痛综合征。本药为注射液。

(4)心脏手术：在某些心脏手术中，盐酸利多卡因可能被用于处理或预防心律失常。

(5)插管和导管置入：在一些需要插管或导管置入的情况下，盐酸利多卡因可能被用于减轻患者的不适感。

(6)急救：可用于紧急情况下的心肺复苏，尤其是治疗心室颤动或室性心动过速。

【药物的相互作用】

(1)与其他抗心律失常药物(如普罗帕酮、恩卡因等)并用时，可能会增强其抗心律失常作用，但也可能增加不良反应发生的风险。

(2)利多卡因的代谢途径涉及肝脏中的药酶系统。与肝药酶抑制剂(如酮康唑、伊马替尼等)并用时，可能会减慢利多卡因的代谢，增加其血药浓度，延长作用时间，也可能增加不良反应发生的风险。

(3)利多卡因的排泄途径包括肾脏。与肾药酶抑制剂(如抗生素、非甾体抗炎药等)并用时，可能会影响利多卡因的代谢和排泄，增加其血药浓度，延长作用时间。

(4)与β受体阻滞剂(如普萘洛尔、美托洛尔等)并用时，可能会相互增强对方的作用，因此可能导致心脏抑制。

(5)与钙通道阻滞剂(如地尔硫卓、维拉帕米等)并用时，可能会影响心脏的电生理特性，增加心律不齐的风险。

(6)可能会影响血小板功能，与抗凝血药物(如华法林、肝素等)并用时，需要注意监测凝血功能，以减少出血的风险。

【药物不良反应】

(1)局部反应：①注射部位不适，可能出现疼痛、灼热感或肿胀；②皮肤过敏：一些人可能对盐酸利多卡因产生过敏反应，表现为皮疹、瘙痒或荨麻疹。

(2)中枢神经系统反应：头晕、头痛。

(3)心血管系统反应：①心律失常，在高剂量下，盐酸利多卡因可能引起心律失常，包括心室颤动；②低血压：在大剂量或过快注射的情况下，可能导致血压降低。

(4)过敏反应：尽管相对罕见，但某些个体可能经历更严重的过敏反应，如过敏性休克。

(5)神经系统反应：在极端情况下，可能引起肌肉震颤。

(6)呼吸系统反应：在极端情况下，可能导致呼吸抑制。

(7)中毒反应：在使用过量或过快注射的情况下，可能引起盐酸利多卡因中毒，表现为中枢神经系统和心血管系统的症状。

【护理要点】

(1)备抢救设备于床旁。用药期间应注意监测血压及心电图变化，出现其他心律失常或原有心律失常加重者应立即停药。

(2)该品必须严格掌握浓度和用药总量，超量可引起惊厥及心搏骤停。

(3)滴注前必须稀释并用输液泵缓慢输注。

(4)警惕中毒反应(嗜睡、感觉异常、意识错乱等)。

【健康教育】

(1)向患者说明静脉注射部位不适时要报告护士。

(2)告知患者出现中毒反应如眩晕等应马上报告医务人员。

盐酸胺碘酮注射液
(Amiodarone Hydrochloride Injection)

【规格】

注射液：3 mL/0.15 g。

【适应证】

抗心律失常药，主要用于治疗严重心律失常。尤其适用于房性心律失常伴快速室性心律、预激综合征的心动过速、严重的室性心律失常、体外电除颤无效的心室颤动相关心脏停搏的心肺复苏。

【药物的相互作用】

(1)可能会增加抗凝血药物(如华法林)的效果，导致INR值升高，增加出血风险。因此，在使用抗凝血药物的同时或即将使用胺碘酮时，应密切监测INR值。

(2)β受体阻滞剂与胺碘酮合用可能会增加心脏抑制作用，包括增加心率减慢和传导阻滞的风险。

(3)钙通道阻滞剂与胺碘酮合用可能会增强心脏抑制作用，增加低血压和心率减慢的风险。

(4)利尿药与胺碘酮合用可能会增加电解质紊乱的风险，如发生低钾血症，这可能会影响胺碘酮的效果。

(5)皮质类固醇与胺碘酮合用可能会增加血糖水平，需要注意进行血糖监测。

(6)洋地黄类药物(如地高辛)与胺碘酮合用可能会增加心脏毒性，包括增加心律失常的风险。

(7)与其他抗心律失常药物合用时，可能会增加心脏抑制作用，需要注意监测心率和血压。

【药物不良反应】

(1)常见不良反应：甲状腺功能低下或亢进、充血性心力衰竭、心律不齐、窦房结功能障碍、恶心、呕吐、便秘、日光性/光敏性皮炎、失眠、共济失调等。

(2)严重不良反应：肝损伤、肺毒性、视力障碍、光敏性皮炎和皮肤变色等。

【护理要点】

(1)使用盐酸胺碘酮可引起部分患者猝死。用药期间必须密切监测血压、心率、节律及甲状腺功能。

(2)询问患者碘及盐酸胺碘酮过敏史，过敏者禁用。

(3)仅能用等渗葡萄糖溶液配置，不能在配置液体中加入任何其他制剂。

(4)推荐使用中心静脉导管给药，通过外周静脉途径给药则建议选择最大的外周静脉以及最高流速，以减少浅表静脉炎发生。

(5)通常不推荐静脉注射，优选静脉滴注。静脉注射时同一注射器不可混入其他药物。

(6)盐酸胺碘酮静脉滴注时，输液管上可能会沥取出增塑剂如邻苯二酸二酯，后者会影响男性胎儿、婴儿生殖道的生长发育。

【健康教育】

(1)建议患者采取防晒措施以避免光敏反应。

(2)告知患者如有胃肠道反应时，应与食物同服。

(3)妊娠中晚期禁忌使用，禁止用于哺乳期妇女及3岁以下儿童。

硫酸奎尼丁片

(Quinidine Sulfate Tablets)

【规格】

片剂：0.2 g/片。

【适应证】

抗心律失常药，主要用于心房颤动或心房扑动经电转复后的维持治疗。虽对房性早搏、阵发性室上性心动过速、预激综合征伴室上性心律失常、室性早搏、室性心动过速有效，并有转复心房颤动或心房扑动的作用，但由于不良反应较多，目前已较少使用。

【药物的相互作用】

(1)与其他抗心律失常药合用时可致作用相加，维拉帕米、胺碘酮可使该品血药浓度上升。

(2)与口服抗凝药合用可使凝血酶原进一步减少，也可减少该品与凝血蛋白的结合。故需注意调整合用时及停药后的剂量。

(3)苯巴比妥及苯妥英纳可以增加该品的肝内代谢，使血浆半衰期缩短，应酌情调整剂量。

(4)该品可使地高辛血清浓度增高以致达中毒水平，也可使洋地黄毒苷血清浓度升高，故应监测血药浓度及调整剂量。在洋地黄过量时该品可加重心律失常。

(5)与抗胆碱药合用，可增加抗胆碱能效应。

(6)能减弱拟胆碱药的效应，应按需调整剂量。

(7)该品可使神经肌肉阻滞药尤其是筒箭毒碱、琥珀胆碱及泮库溴铵的呼吸抑制作用增强及延长。

(8)尿的碱化药如乙酰唑胺、大量柠檬汁、抗酸药或碳酸氢盐等，可增加肾小管对该品的重吸收，以致常用量就出现毒性反应。

(9)与降压药、扩血管药及β受体阻滞剂合用，该品可加剧降压及扩血管作用。与β受体阻滞剂合用时还可加重对窦房结及房室结的抑制作用。

(10)利福平可增加该品的代谢，使血药浓度降低。

(11)异丙肾上腺素可能加重该品过量所致的心律失常，但对Q-T间期延长所致的扭转性室性心动过速有利。

【药物不良反应】

该品治疗指数低，约1/3的患者发生不良反应。

(1)心血管：该品有促心律失常作用，产生心脏停搏及传导阻滞，较多见于原有心脏病患者，也可发生室性早搏、室性心动过速及心室颤动。该品可使血管扩张产生低血压，个别可发生脉管炎。

(2)胃肠道不良反应：很常见，包括恶心、呕吐、痛性痉挛、腹泻、食欲下降、小叶性肝炎及食道炎。

(3)金鸡纳反应：可产生耳鸣、胃肠道障碍、心悸、惊厥、头痛及面红、视力障碍(如视物模糊、畏光、复视、色觉障碍、瞳孔散大、暗点及夜盲)、听力障碍、发热、局部水肿、眩晕、震颤、兴奋、昏迷、忧虑，甚至死亡，一般与剂量有关。

(4)特异质反应：头晕、恶心、呕吐、冷汗、休克、青紫、呼吸抑制或停止，与剂量无关。

(5)过敏反应：各种皮疹(尤以荨麻疹、瘙痒多见)、发热、哮喘、肝炎及虚脱，与剂量无关。

(6)肌肉：使重症肌无力加重，使肌酸激酶(CPK)增高。

(7)血液系统：血小板减少、急性溶血性贫血、粒细胞减少、白细胞分类左移、中性粒细胞减少。

【护理要点】

(1)对于可能发生完全性房室传导阻滞(如地高辛中毒、Ⅱ度房室传导阻滞、严重室内传导障碍等)而无起搏器保护的患者，要慎用。

(2)饭后 2 h 或饭前 1 h 服药并多次饮水可加快吸收，使血药浓度峰值出现提早、升高。与食物或牛奶同服可减少对胃肠道的刺激，不影响生物利用度。

(3)当每日口服量超过 1.5 g 时，或给有不良反应的高危患者用药，患者应住院，监测心电图及血药浓度。每天超过 2 g 时应特别注意心脏毒性。

(4)转复心房扑动或心房颤动时，为了防止房室间隐匿性传导减轻而导致 1∶1 下传，应先用洋地黄制剂或 β 受体阻滞剂，以免室率过快。

(5)长期用药需监测肝、肾功能，若出现严重电解质紊乱或肝、肾功能异常时需立即停药。

(6)加强心电图检测，QRS 间期超过用药前 20%应停药。

(7)幼儿单次口服奎尼丁超过 5 g 可引起死亡。

【健康教育】

(1)哺乳期妇女最好不服用该药。

(2)药物过量急性期最常见的是室性心律失常和低血压，其他包括呕吐、腹泻、耳鸣、高频听力丧失、眩晕、视力模糊、复视、畏光、头痛、谵妄等。

门冬氨酸钾镁注射液

(Potassium Aspartate and Magnesium Aspartate Injection)

【规格】

注射液：10 mL/L-门冬氨酸 850 mg、钾 114 mg、镁 42 mg。

【适应证】

补钾、抗心律失常药，主要用于：低钾血症；洋地黄中毒引起的心律失常(主要是室性心律失常)以及心肌炎后遗症、充血性心力衰竭、心肌梗塞的辅助治疗。

【药物的相互作用】

(1)该品能够抵制四环素、铁盐、氟化钠的吸收。

(2)该品与保钾利尿药和/或血管紧张素转化酶抑制剂(ACEI)配伍时，可能会发生高钾血症。

【药物不良反应】

(1)滴注速度过快可能引起高钾血症和高镁血症，还可出现恶心、呕吐、颜面潮红、胸闷、血压下降，偶见血管刺激性疼痛。极少数可出现心率减慢，减慢滴速或停药后即可恢复。

(2)大剂量可能导致腹泻。

【护理要点】

(1)该品不能肌肉注射和静脉推注，静脉滴注速度宜缓慢。

(2)该品未经稀释不得进行注射。

(3)肾功能损害、房室传导阻滞患者慎用。

(4)有电解质紊乱的患者应常规性检查血钾、血镁浓度。

(5)药物过量：一旦过量应用该品，会出现高钾血症和高镁血症的症状，此时应立即停用该品，并予以对症治疗(静脉推注氯化钙 100 mg/min，必要时可应用利尿药)。

【健康教育】

(1)孕妇及哺乳期妇女用药：尚不明确，建议慎用本品。

(2)儿童用药：无可靠数据表明该品对儿童有任何毒害作用。

(3)老年用药：老年人肾脏清除能力下降，应慎用。

硫酸阿托品注射液

(Atropine Sulfate Injection)

【规格】

注射液：1 mL∶0.5 mg。

【适应证】

抗慢速心律失常药，主要用于如下情况：

(1)各种内脏绞痛，如胃肠绞痛及膀胱刺激症状，但对胆绞痛、肾绞痛的治疗效果较差。

(2)全身麻醉前给药、严重盗汗和流涎症。

(3)迷走神经过度兴奋所致的窦房传导阻滞、房室传导阻滞等缓慢型心律失常，也可用于继发于窦房结功能低下而出现的室性异位节。

(4)抗休克。

(5)解救有机磷酸酯类中毒。

【药物的相互作用】

(1)与拟交感神经药物(如肾上腺素、异丙肾上腺素等)并用时，可能会相互增强对方的作用，导致心率过快、血压升高等的风险增加。

(2)与 β 受体阻滞剂(如普萘洛尔、美托洛尔等)并用时，可能会相互抵消对方的效果，从而影响心脏功能。

(3)与钙通道阻滞剂(如地尔硫卓、维拉帕米等)并用时，可能会影响心脏的电生理特性，增加心律不齐的风险。

(4)可能会影响血小板功能，与抗凝血药物(如华法林、肝素等)并用时，需要注意监测凝血功能，以减少出血的风险。

(5)与其他抗胆碱能药物(如筒箭毒碱、琥珀胆碱等)并用时，可能会增强对方的抗胆碱能作用，导致不良反应。

(6)与毒蕈碱类药物(如毒扁豆碱、新斯的明等)并用时，可能会增强对方的毒蕈碱作用，导致不良反应。

【药物不良反应】

不同剂量所致的不良反应大致如下：0.5 mg，轻微心率减慢，略有口干及少汗；1 mg，口干、心率加速、瞳孔轻度扩大；2 mg，心悸、显著口干、瞳孔扩大，有时出现视物模糊；5 mg，上述症状加重，并有语言不清、烦躁不安、皮肤干燥发热、小便困难、肠蠕动减少；10 mg 以上，上述症状更重，脉速变弱，中枢兴奋现象严重，呼吸加快加深，出现谵妄、幻觉、惊厥等；严重中毒时可由中枢兴奋转入抑制，产生昏迷和呼吸麻痹等。

【护理要点】

(1)静脉每次极量 2 mg，超过用量，会引起中毒。用药过量表现为：动作笨拙不稳、神志不清、抽搐、呼吸困难、心跳异常加快等。用药后应密切监测患者生命体征变化，特别是心率及呼吸情况。

(2)青光眼及前列腺肥大、高热者禁用。

【健康教育】

(1)告知患者及家属如有不适，及时告知医务人员。

(2)可分泌入乳汁，有抑制泌乳作用，哺乳期妇女慎用。60 岁以上老年人以及儿童慎用。

盐酸艾司洛尔注射液
(Esmolol Hydrochloride Injection)

【规格】

注射液：10 mL/100 mg。

【适应证】

治疗心房颤动、室上性心动过速或非代偿性窦性心动过速、术中和术后心动过速和/或高血压。

【药物的相互作用】

(1)与其他 β 受体阻滞剂(如普萘洛尔、美托洛尔等)并用时，可能会相互增强对方的效果，导致心率过慢、血压过低等。

(2)与拟交感神经药物(如肾上腺素、去甲肾上腺素等)并用时，可能会相互抵消对方的效果，从而影响心脏功能。

(3)与钙通道阻滞剂(如地尔硫卓、维拉帕米等)并用时，可能会影响心脏的电生理特性，增加心律不齐的风险。

(4)与强心苷类药物(如地高辛、洋地黄毒苷等)并用时，可能会增加心脏毒性。

(5)与利尿药并用时，可能会促进钾的丢失，导致低钾血症。

(6)与非甾体抗炎药(NSAIDs)并用时，可能会增加肾脏毒性。

(7)与抗高血压药物(如ACE抑制剂、ARBs等)并用时，可能会增强对方的降压效果。

(8)与乙醇并用时，可能会增加心脏抑制作用，导致血压下降和心率减慢。

【药物不良反应】

(1)一般不良反应大多数为轻度或一过性，最重要的不良反应是低血压。

(2)呼吸：少于1%的患者出现支气管痉挛、喘息、呼吸困难、鼻充血、肺部干啰音和湿啰音。

(3)胃肠道：7%的患者出现恶心；1%的患者出现呕吐；少于1%的患者出现消化不良、便秘、口干和腹部不适。此外，亦有味觉倒错的报道。

(4)心血管：12%的患者出现有症状的低血压(发汗、头昏眼花)，25%的患者出现无症状性低血压，其中63%的患者在给药期间该症状消除，剩下的患者80%在停药后30 min症状消除。10%的患者低血压时伴随发汗。1%的患者出现外周缺血。少于1%的患者有报道出现苍白、面色潮红、心动过缓(心率<50次/min)、胸痛、昏厥、肺水肿和心脏传导阻滞。在两个不伴有室上性心动过速的严重的冠状动脉疾病患者(心肌后下部梗死或不稳定型心绞痛)出现严重的心动过缓/窦性停搏/心搏停止，停药后恢复。

(5)中枢神经系统：3%的患者出现头昏眼花、嗜睡；2%的患者出现精神混乱、头痛和激动；1%的患者出现疲乏；少于1%的患者出现感觉异常、衰弱、思维异常、焦虑、厌食和轻度头昏眼花；少于1%的患者出现癫痫。

(6)皮肤(注射部位)：8%的患者出现注射部位炎症和硬结；少于1%的患者出现注射部位水肿、红斑、皮肤变色、灼热及外渗性皮肤坏死。

(7)其他：少于1%的患者出现尿潴留、语言障碍、视觉异常、肩胛中部疼痛、寒战和发热。

【护理要点】

(1)药物使用前需肉眼观察有无颗粒物或变色。

(2)应密切监测血压、心率及心电图，糖尿病患者或使用胰岛素治疗时注意低血糖。

(3)该品仅用于短期静脉给药，高浓度给药(>10 mg/mL)会造成严重静脉炎，避免小静脉滴注和通过蝶形导管输液，特别注意药物外渗情况。

(4)不能与碳酸氢钠溶液(有限稳定性)、呋塞米(形成沉淀)注射液配伍，禁止与维拉帕米合并给药。

【健康教育】

(1)运动员慎用。

(2)应告知医生服药情况。

(3)哺乳期妇女应中止哺乳。

五、血管扩张药

二氮嗪注射液
(Diazoxide Injection)

【规格】

注射液：10 mL/0.15 g。

【适应证】

二氮嗪主要用于治疗难治性高血压，尤其是当其他抗高血压药物无效时。它也可以用于治疗嗜铬细胞瘤引起的高血压。

【药物的相互作用】

(1)二氮嗪与利尿药(如呋塞米、氢氯噻嗪)合用时，可能会增加利尿效果，导致低钾血症的发生风险增加。

(2)β受体阻滞剂(如美托洛尔、阿莫洛尔)可能会增加二氮嗪引起的心动过速或心律不齐的风险。

(3)钙通道阻滞剂(如地尔硫卓、氨氯地平)可能会增强二氮嗪的血管扩张效果，导致低血压。

(4)单胺氧化酶抑制剂(MAOIs)与二氮嗪合用可能会导致血压严重升高。

(5)三环类抗抑郁药(如阿米替林)可能会与二氮嗪相互作用，增加低血压和心脏问题的发生风险。

(6)NSAIDs可能会影响二氮嗪的代谢，可能导致血压升高。

(7)糖皮质激素(如泼尼松)可能会增加血压，与二氮嗪合用可能会使控制血压更加困难。

(8)用于治疗嗜铬细胞瘤的药物(如米诺硝唑)可能会与二氮嗪相互作用，从而影响血压控制。

【药物不良反应】

(1)二氮嗪可能导致血液中钾离子水平下降，这可能会引起肌肉无力、心跳不齐或严重的心脏问题。

(2)也可能导致血液中钠离子水平下降，引起头痛、疲劳、恶心或呕吐。

(3)二氮嗪可能导致血液中的氯离子水平下降，从而引起碱中毒的症状，如呼吸困难、呼吸混乱或肌肉痉挛。

(4)疲劳或失眠。

(5)面部或身体其他部位的潮红。

(6)恶心、呕吐或腹泻。

(7)头痛是二氮嗪使用中最常见的不良反应之一。

(8)心跳加快或不规则。

(9)在极少数情况下，二氮嗪可能会引起肝功能异常。

(10)虽然不常见，但也可能引起过敏反应，如皮疹或呼吸困难。

【护理要点】

(1)监测血压：定期监测血压，按照医嘱调整剂量。

(2)观察电解质平衡：由于二氮嗪可能导致电解质失衡，需要定期检查血钾、血钠和血氯水平。

(3)管理副作用：指导患者及时报告任何不适感，如头晕、心悸等，并遵医嘱进行处理。

(4)调整生活方式：建议患者采取健康的生活方式，如低盐饮食、适量运动、戒烟限酒、减少精神压力等。

【健康教育】

(1)遵医嘱用药：严格按照医生的指示服用二氮嗪，不要自行增减剂量或停药。

(2)注意药物相互作用：指导患者在使用二氮嗪之前告知医生其正在使用的所有药物，包括非处方药和草药补充剂。

(3)监测身体反应：注意观察身体对药物的反应，如出现任何不寻常的症状应及时就医。

(4)定期检查：定期进行血压和电解质平衡的检查。

盐酸肼屈嗪片

(Hydralazine Hydrochloride Tablets)

【规格】

片剂：①10 mg/片；②25 mg/片；③50 mg/片。

【适应证】

主要用于治疗高血压，尤其是中度至重度的原发性高血压。有时也用于恶性高血压、充血性心力衰竭的治疗。

【药物的相互作用】

(1)肼屈嗪可能会增加心脏对强心苷类药物的敏感性，导致心脏抑制作用增强，可能出现心动过缓、心律不齐等副作用。故在使用这类药物时应密切监测心率和心律。

(2)与利尿药合用可能会增加降压效果，但也可能导致电解质失衡，如发生低钾血症。需要监测电解质水平，并根据需要调整剂量。

(3)与β受体阻滞剂合用可能会导致血压过低和/或心率过慢。在联合使用时需要小心，并监测患者的血压和心率。

(4)NSAIDs 可能会减少肾脏血流量，与肼屈嗪合用可能会增加肾功能损害的风险，尤其是在老年患者和/或心力衰竭患者中。

(5)肼屈嗪可能会增加锂盐的血浆浓度，增加锂盐中毒的风险。应监测锂盐水平，并在必要时调整剂量。

(6)肼屈嗪可能会减少铁剂的吸收。建议在服用铁剂前后至少 2 h 服用肼屈嗪。

(7)乙醇可能会增加肼屈嗪的副作用，如低血压和头痛。建议患者在服用肼屈嗪时限制乙醇摄入。

(8)与单胺氧化酶抑制剂(MAOIs)合用可能会导致血压严重升高，因为MAOIs可以抵消肼屈嗪的扩血管作用，这两种药物不应同时使用。

(9)与ACE抑制剂、ARBs、钙通道阻滞剂等其他抗高血压药物合用时，可能需要调整剂量以避免血压过度下降。

【药物不良反应】

(1)头痛是最常见的副作用之一，通常是由于血压下降引起的。

(2)心跳加速或不规则。

(3)血压下降，表现为头晕、眩晕、站立时晕厥或无力。

(4)恶心和呕吐等胃肠道症状。

(5)面部或颈部的潮红现象。

(6)过敏反应，表现为皮疹。在极少数情况下，可能会出现严重的过敏反应，如史蒂文斯-约翰逊综合征或莱姆病样反应。

(7)疲倦或虚弱。

(8)睡眠困难。

(9)肌肉或关节不适。

(10)长期使用利尿药可能会影响肾脏功能，尤其是在老年人中。

(11)低钾血症，可能导致肌肉无力、心律不齐等症状。

(12)肼屈嗪可能会影响心脏节律。

(13)在某些对肼屈嗪过敏的患者中，可能会诱发哮喘症状。

(14)肝炎虽然不常见，但肼屈嗪已被报告与肝炎有关。

【护理要点】

(1)定期监测血压，确保药物治疗效果的同时，也要注意不要过度降压，避免出现不良反应。

(2)在使用肼屈嗪期间，要密切观察患者是否有不良反应，如头痛、心悸、低血压、恶心、呕吐、皮疹等，并及时报告医生。

(3)由于肼屈嗪具有利尿作用，可能会导致电解质失衡，尤其是低钾血症。因此，要监测患者的血钾水平，并在必要时调整饮食或给予补充剂。

【健康教育】

(1)严格按照医生的指示服用肼屈嗪，不要自行调整剂量或停药。

(2)了解可能出现的不良反应，如头痛、心悸、低血压、恶心、呕吐、皮疹等，并在出现这些症状时及时与医生联系。

(3)定期监测血压，确保药物治疗效果的同时，也要注意不要过度降压。

(4)由于肼屈嗪具有利尿作用，可能会导致电解质失衡，尤其是低钾血症。应告知患者注意补充含钾食物，如香蕉、橙子、土豆等，并在必要时咨询医生是否需要额外补充钾剂。

(5)长期使用利尿药可能会影响肾脏功能，特别是对于老年人、糖尿病患者和原有肾功能损害的患者。告知患者注意监测肾功能，如检测血肌酐和尿素氮水平。

(6)采取健康的生活方式，包括低盐饮食、适量运动、戒烟限酒、减轻精神压力等。

(7)在使用肼屈嗪时要告知医生正在使用的所有药物，包括非处方药、草药补充剂和其他替代疗法，以避免潜在的药物相互作用。

(8)在出现严重不良反应时(如严重头痛、视力模糊、呼吸困难、面部或唇部肿胀等)应立即寻求医疗帮助。

(9)定期复查，以便医生根据病情和血压控制情况调整治疗方案。

六、抗过敏药

地塞米松注射液

(Dexamethasone Acetate Injection)

【规格】

注射液：1 mL/5 mg。

【适应证】

糖皮质激素类药，通常被用于治疗多种炎症和免疫系统相关的疾病。以下是地塞米松注射液主要的适应证：

(1)炎症性疾病：可以用于治疗多种炎症性疾病，如风湿性关节炎、类风湿性关节炎、强直性脊柱炎等。

(2)皮肤病：被用于治疗严重的皮肤病，如银屑病、过敏性皮炎等。

(3)过敏反应：可用于缓解过敏反应，包括过敏性鼻炎、过敏性结膜炎等。

(4)哮喘和呼吸系统疾病：在急性哮喘发作或慢性阻塞性肺疾病(COPD)等情况下，地塞米松可以用于减轻炎症和缓解呼吸困难。

(5)免疫系统性疾病：在治疗免疫系统性疾病，如系统性红斑狼疮、类风湿性关节炎等方面发挥作用。

(6)白血病和淋巴瘤：用于白血病和淋巴瘤的治疗，作为一种化疗辅助药物。

(7)器官移植：用于减轻器官移植患者的免疫系统反应，以防止器官排斥反应。

【药物的相互作用】

(1)可能会增加利尿药的效果，导致水分和电解质失衡，如发生低钾血症。

(2)可能会影响血小板功能和凝血因子，与抗凝血药物(如华法林、肝素等)并用时，需要注意监测凝血功能，以减少出血的风险。

(3)与其他糖皮质激素类药物(如泼尼松、氢化可的松等)并用时，可能会增加糖皮质激素的副作用，如骨质疏松、糖尿病风险增加等。

(4)可能会影响抗生素的代谢，某些抗生素(如青霉素类、头孢菌素类等)可能会在地塞米松存在的情况下增加过敏反应的发生风险。

(5)可能会减弱抗高血压药物的效果，如利尿药和β受体阻滞剂，可能导致血压控制不佳。

(6)与儿茶酚胺类药物(如肾上腺素、去甲肾上腺素等)并用时，可能会增加心率和血压，导致不良反应。

(7)与抗胆碱能药物(如阿托品、筒箭毒碱等)并用时，可能会增强对方的抗胆碱能作用，导致不良反应。

(8)可能会降低抗病毒药物(如抗逆转录病毒药物)的效果，影响病毒感染的控制。

【药物不良反应】

(1)免疫抑制：长期或高剂量使用地塞米松可能导致免疫系统被抑制，增加感染的风险。

(2)糖尿病：地塞米松可能引起血糖水平升高，特别是对于已经存在糖尿病的患者。

(3)骨密度减少：长期使用可能导致骨密度减少，增加骨折的风险。

(4)肾上腺皮质功能抑制：长期使用地塞米松可能抑制肾上腺皮质功能，导致激素依赖。

(5)高血压：地塞米松可能导致血压升高。

(6)青光眼：使用地塞米松可能增加患青光眼的风险。

(7)情绪变化：地塞米松可能导致情绪变化，包括兴奋、焦虑或抑郁等。

(8)胃肠道问题：可能导致胃溃疡、胃肠道出血等问题。

(9)肌肉萎缩：长期使用可能导致肌肉萎缩。

(10)皮肤变化：可能导致皮肤变薄、易受伤害和擦伤。

(11)长期用药后忽然停药可致生命危险。

【护理要点】

(1)为达最佳治疗效果并降低毒性反应，可于晨间顿服。

(2)深部肌肉注射，以防肌肉萎缩。

(3)严密监测患者血压、血糖、电解质、体重水平；监测患者情绪反应，特别是大剂量用药时。

(4)糖尿病、骨质疏松症、肝硬化、肾功能不全、甲状腺功能减退、结核病、急性细菌性或病毒性感染患者慎用。

【健康教育】

(1)告知患者不要忽然停药或不经医生同意停药。

(2)告知患者本药可以和牛奶同服。

(3)告知长期治疗的患者定期进行眼科检查；注意类库欣综合征，并在体重忽然增加或发胖时告知医生。

(4)指导患者随身携带卡片，注明药物治疗方法及使用剂量。

盐酸异丙嗪
(Promethazine Hydrochloride)

【规格】

(1)注射液：①1 mL/25 mg；②2 mL/50 mg。

(2)片剂：①12.5 mg/片；②25 mg/片；③50 mg/片。

(3)小儿片剂：5 mg/片。

【适应证】

抗组胺药，主要用于如下情况：

(1)皮肤黏膜过敏：适用于长期的、季节性的过敏性鼻炎，血管舒缩性鼻炎，接触过敏源或食物而致的过敏性结膜炎，荨麻疹，血管神经性水肿，对血液或血液制品的过敏反应，皮肤划痕症。必要时可与肾上腺素合用，作为该药的辅助剂。

(2)晕动病：防治晕车、晕船、晕飞机。

(3)镇静、催眠：适用于术前、术后和产科。此外，也可用于减轻成人及儿童的恐惧感，保持浅睡眠状态。

(4)恶心、呕吐：适用于治疗一些麻醉和手术后的恶心、呕吐，也用于防治放射病性或药源性恶心、呕吐。

(5)术后疼痛：可与止痛药合用，作为辅助用药。

【药物的相互作用】

(1)胆碱类药物，尤其是阿托品类药物和异丙嗪同用时后者的抗毒蕈碱样效应增强。

(2)顺铂、巴龙霉素及其他氨基糖苷类抗生素、水杨酸制剂和万古霉素等耳毒性药物与异丙嗪同用时，其耳毒性症状可被掩盖。

(3)溴苄铵、异喹胍或胍乙啶等降压药与异丙嗪同用时，前者的降压效应增强。肾上腺素与异丙嗪同用时，肾上腺素的 α 作用可被阻断，而使 β 作用占优势。

(4)乙醇或其他中枢神经抑制剂，特别是麻醉药、巴比妥类、单胺氧化酶抑制剂或三环类抗抑郁药与异丙嗪同用时，可增强异丙嗪和(或)这些药物的效应，用量要另行调整。

【药物不良反应】

小剂量时无明显副作用，但大量和长时间应用时可出现噻嗪类常见的副作用。

(1)增加皮肤对光的敏感性、多恶梦、易兴奋、易激动、幻觉、中毒性谵妄，儿童易发生锥体外系反应。但上述反应发生率不高。

(2)用量过大的症状和体征有：手脚动作笨拙或行动古怪，严重时倦睡或面色潮红、发热，气急或呼吸困难，心率加快，肌肉痉挛(尤其好发于颈部和背部的肌肉)、坐卧不宁，步履艰难，头面部肌肉痉挛性抽动或双手震颤(后者属锥体外系反应)。

(3)下列情况持续存在时应予注意，较常见的有嗜睡，较少见的有视力模糊或色盲(轻度)、头晕目眩、口鼻咽干燥、耳鸣、皮疹、胃痛或胃部不适感、反应迟钝(儿童多见)、恶心或呕吐[进行外科手术和(或)并用其他药物时]，甚至出现黄疸。使用栓剂时可发生直肠烧灼感或刺痛。

(4)心血管的不良反应很少见，可见血压增高，偶见血压轻度降低。白细胞减少、粒细胞减少症及再生不良性贫血则属少见。

【护理要点】

(1)交叉过敏：已知对吩噻嗪类药高度过敏的患者，也对本品过敏。

(2)干扰诊断：葡萄糖耐量试验中可显示葡萄糖耐量增加。可干扰尿妊娠免疫试验，使结果呈假阳性或假阴性。

(3)用异丙嗪时，应特别注意有无肠梗阻，或药物的过量、中毒等问题，因其症状体征可被异丙嗪的镇吐作用所掩盖。

(4) 下列情况应慎用：急性哮喘、膀胱颈部梗阻、骨髓抑制、心血管疾病、昏迷、闭角型青光眼、肝功能不全、高血压、胃溃疡、前列腺肥大症状明显者、幽门或十二指肠梗阻、呼吸系统疾病(尤其是儿童，服用该品后痰液黏稠，影响排痰，并可抑制咳嗽反射)、癫痫患者(注射给药时可增加抽搐的严重程度)、黄疸、各种肝病以及肾功能衰竭、Reye 综合征(异丙嗪所致的锥体外系症状易与 Reye 综合征混淆)。

【健康教育】

(1) 孕妇服用此药后，可诱发婴儿的黄疸和锥体外系症状。因此，孕妇在临产前 1～2 周应停用此药。

(2) 一般的抗组胺药对婴儿特别是新生儿和早产儿有较大的危险性。哺乳期妇女应用该品时需权衡利弊。

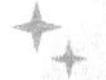

葡萄糖酸钙注射液

(Calcium Gluconate Injection)

【规格】

注射液：10 mL/1 g。

【适应证】

钙的补充剂，主要用于治疗或预防钙和葡萄糖不足，适应证包括但不限于以下情况：

(1) 低钙血症：葡萄糖酸钙注射液可用于治疗血液中钙离子水平过低的情况，如低钙血症。

(2) 低血钙：由于各种原因引起的低血钙，如甲状腺手术、维生素 D 缺乏、慢性肾病等，可能需要使用葡萄糖酸钙注射液进行治疗。

(3) 急性胰腺炎：在急性胰腺炎等情况下，葡萄糖酸钙注射液可能用于辅助治疗，特别是在处理炎症反应时。

(4) 手术后低钙：在某些手术后，特别是甲状腺手术后，可能发生暂时性低血钙，葡萄糖酸钙注射液可用于纠正这种情况。

(5) 药物引起的低钙：一些药物，如某些抗癫痫药物，可能导致血钙水平下降，葡萄糖酸钙注射液可以用于处理相关的低钙症。

(6) 其他情况：医生还可能根据患者的具体情况，酌情使用葡萄糖酸钙注射液来纠正其他与钙和葡萄糖代谢有关的问题。

【药物的相互作用】

(1) 与抗凝血药物(如华法林、肝素等)并用时，可能会影响凝血因子的功能，需要注意监测凝血功能，以减少出血的风险。

(2) 与洋地黄类药物(如地高辛、洋地黄毒苷等)并用时，可能会增加心脏毒性，特别是在心力衰竭患者中。

(3) 与钙通道阻滞剂(如地尔硫卓、维拉帕米等)并用时，可能会影响钙离子的调控，从而可能导致心律不齐。

(4) 与含钙的营养补充剂并用时，可能会增加钙的摄入量，导致钙过多，引起不良反应。

(5)与磷酸盐结合剂(如碳酸钙、磷酸氢钙等)并用时，可能会影响磷酸盐的吸收和钙的代谢。

(6)与抗酸药(如碳酸氢钠、氢氧化铝等)并用时，可能会影响钙的吸收。

(7)与维生素 D 及其衍生物(如维生素 D_3、维生素 D_4 等)并用时，可能会增强钙的吸收和代谢。

【药物不良反应】

(1)局部反应：注射部位不适。在注射部位可能出现疼痛、灼热感或肿胀。

(2)过敏反应：过敏或过敏性休克。个别患者可能对葡萄糖酸钙过敏，表现为过敏反应，严重时可能发生过敏性休克。

(3)心血管系统反应：心律失常。在极端情况下，快速注射大量葡萄糖酸钙可能引起心律失常。

(4)高钙血症：使用葡萄糖酸钙过量或过快可能导致血液中钙离子水平升高，引起高钙血症。

(5)肾功能问题：肾功能障碍。长期或过量使用葡萄糖酸钙可能对肾功能产生影响。

(6)消化系统问题：包括恶心、呕吐等消化系统问题，以及口渴、多尿等与高钙血症相关的症状。

(7)其他反应。

【护理要点】

(1)静脉注射时如漏出血管外，可致注射部位皮肤发红、皮疹和疼痛，并可随后出现脱皮和组织坏死。可局部给予氢化可的松、1%利多卡因和透明质酸，抬高局部肢体并热敷。

(2)应用强心苷期间禁止静脉注射该品。

(3)静脉推注时，速度要缓慢。静脉给药加入碳酸氢钠或其他碱性物质会产生沉淀。

【健康教育】

(1)告知患者静脉注射部位不适要报告护士。

(2)告知患者，避免食用加速钙消耗的食物如草酸(菠菜中)和磷(乳制品中)。

七、利尿药

呋塞米注射液

(Furosemide Injection)

【规格】

注射液：2 mL/20 mg。

【适应证】

利尿药，主要用于以下情况：

(1)水肿：呋塞米主要用于治疗由心力衰竭、肝硬化、肾病综合征等引起的水肿。它通过增加尿液排泄来减轻体内的水潴留。

(2)高血压：呋塞米也可以用于治疗高血压。通过促进尿液排泄，呋塞米有助于减少血容量，从而降低血压。

(3)肾功能不全：在一些肾脏疾病中，呋塞米可能被用于帮助处理体内的水潴留问题。

(4)急性肺水肿：呋塞米在急性肺水肿的治疗中也可能被使用。它通过减轻体内的液体负荷，有助于缓解肺部水肿。

【药物的相互作用】

(1)与抗生素(如氨基糖苷类、头孢菌素类等)并用时，可能会增加肾脏毒性。

(2)可能会影响血小板功能和凝血因子，与抗凝血药物(如华法林、肝素等)并用时，需要注意监测凝血功能，以减少出血的风险。

(3)与糖皮质激素(如地塞米松、泼尼松等)并用时，可能会增加电解质失衡的风险，如发生低钾血症。

(4)呋塞米与非甾体抗炎药(NSAIDs)并用时，可能会增加肾脏毒性，尤其是在长期使用的情况下。

(5)与儿茶酚胺类药物(如肾上腺素、去甲肾上腺素等)并用时，可能会增加心率和血压，导致不良反应。

(6)与抗高血压药物(如 ACE 抑制剂、ARBs 等)并用时，可能会增强对方的降压效果。

(7)与抗胆碱能药物(如阿托品、筒箭毒碱等)并用时，可能会增强对方的抗胆碱能作用，导致不良反应。

(8)与电解质补充剂(如钾补充剂)并用时，可能会影响电解质的平衡。

【药物不良反应】

体位性低血压；电解质紊乱；夜尿、尿频；口渴、头晕、呕吐、腹痛；心脏骤停；视觉模糊；光敏感；粒细胞减少，血小板减少性紫癜、再生障碍性贫血；肝功能损害；感觉异常；高糖血症；高尿酸血症；听力障碍等。

【护理要点】

(1)用药期间，密切监测患者生命体征、体重、出入量、电解质水平变化；监测糖尿病患者血糖，监测痛风患者血尿酸水平变化；观察尿量及尿色情况，如少尿或血尿加重时，应停药。

(2)为防夜尿，应在早晨给药，第二次给药在下午较早时。

(3)该品为钠盐注射液，碱性较高，故静脉注射时宜用氯化钠注射液稀释，而不宜用葡萄糖注射液稀释。

(4)对该品及磺胺类药、噻嗪类利尿药过敏者禁用。

【健康教育】

(1)告知患者可能需要补充富含钾的食物，如橘子、香蕉等，限酒。

(2)告知患者如有耳鸣、严重腹痛等症状应立即报告，可能提示呋塞米中毒。

(3)告知患者，活动应缓慢，以防体位性低血压。

(4)妊娠 3 个月以内孕妇禁用，运动员慎用。

八、脱水剂

甘露醇注射液
(Mannitol Injection)

【规格】

注射液：①20 mL/4 g；②50 mL/10 g；③100 mL/20 g；④250 mL/50 g；⑤500 mL/100 g；⑥3000 mL/150 g。

【适应证】

脱水剂，主要用于如下情况：

(1)组织脱水药：用于治疗各种原因引起的脑水肿，降低颅内压，防止脑疝。

(2)降低眼内压：可有效降低眼内压，应用于其他降眼内压药无效时或眼内手术前准备。

(3)渗透性利尿药：用于鉴别肾前性因素或急性肾功能衰竭引起的少尿，亦可用于预防各种原因引起的急性肾小管坏死。

(4)作为辅助性利尿措施治疗肾病综合征、肝硬化腹水，尤其是当伴有低蛋白血症时。

(5)对某些药物过量或中毒(如巴比妥类药物、锂盐、水杨酸盐和溴化物等)，该药可促进上述物质的排泄，并防止肾毒性。

(6)作为冲洗剂，应用于经尿道内作前列腺切除术。

(7)术前肠道准备。

【药物的相互作用】

(1)可增加洋地黄毒性作用，与低钾血症有关。

(2)增加利尿药及碳酸酐酶抑制剂的利尿和降眼内压作用，与这些药物合并时应调整剂量。

【药物不良反应】

(1)水和电解质紊乱最为常见：

①快速大量静注甘露醇可引起体内甘露醇积聚，血容量迅速增多(尤其是急、慢性肾功能衰竭时)，导致心力衰竭(尤其有心功能损害时)，稀释性低钠血症，偶可致高钾血症。

②不适当的过度利尿导致血容量减少，加重少尿。

③大量细胞内液转移至细胞外可致组织脱水，并可引起中枢神经系统症状。

(2)甘露醇外渗可致组织水肿、皮肤坏死。

(3)过敏引起皮疹、荨麻疹、呼吸困难、过敏性休克。

(4)高渗引起口渴。

(5)其他不良反应：寒战、发热；排尿困难；血栓性静脉炎；头晕、视力模糊。

(6)渗透性肾病(或称甘露醇肾病)，主要见于大剂量快速静脉滴注时。

【护理要点】

(1)除作肠道准备用外，均应静脉内给药。

(2)甘露醇遇冷易结晶，故应用前应仔细检查，如有结晶，可置热水中或用力振荡待结晶完全溶解后再使用。当甘露醇浓度高于15%时，应使用有过滤器的输液器。

(3)应根据病情选择合适的浓度，避免不必要地使用高浓度和大剂量。

(4)使用低浓度和含氯化钠溶液的甘露醇能降低过度脱水和电解质紊乱的可能性。

(5)用于治疗水杨酸盐或巴比妥类药物中毒时，应合用碳酸氢钠以碱化尿液。

(6)下列情况慎用：

①明显心肺功能损害者，因该药所致的突然血容量增多可引起充血性心力衰竭。

②高钾血症或低钠血症。

③低血容量，应用后可因利尿而加重病情，或使原来低血容量情况被暂时性扩容所掩盖。

④严重肾功能衰竭导致排泄减少使该药在体内积聚，引起血容量明显增加，加重心脏负荷，诱发或加重心力衰竭。

⑤对甘露醇不能耐受者。

⑥给大剂量甘露醇不出现利尿反应，可使血浆渗透浓度显著升高，故应警惕血液高渗情况。

⑦以下情况禁用：严重失水者、颅内活动性出血者(颅内手术时除外)、急性肺水肿(或严重肺瘀血)、已确诊为急性肾小管坏死的无尿患者。

⑧药物过量时应尽早洗胃，给予支持，对症处理，并密切监测血压、电解质和肾功能。

【健康教育】

(1)指导患者做好随访检查，内容包括：血压、肾功能、血电解质浓度，尤其是血钠、血钾和尿量。

(2)甘露醇能透过胎盘屏障，孕妇慎用。

九、抗心绞痛药

硝酸甘油注射液

(Nitroglycerin Injection)

【规格】

注射液：1 mL/5 mg。

【适应证】

血管活性药，主要用于冠心病、低血压、充血性心力衰竭。

【药物的相互作用】

(1)与其他降压药物(如钙通道阻滞剂、ACE 抑制剂、ARBs、利尿药等)合用时，可能

会增强降压效果，导致血压过低。

(2)抗凝血药物(如华法林、肝素等)与硝酸甘油合用可能会增加出血的风险。

(3)β受体阻滞剂与硝酸甘油合用可能会增加心脏抑制作用，包括增加心率减慢和传导阻滞的发生风险。

(4)硝酸酯类药物(如硝酸异山梨酯)与硝酸甘油合用可能会增加硝酸酯类药物的副作用，如头痛、低血压和心率加快。

(5)西地兰类药物(如洋地黄毒苷)与硝酸甘油合用可能会增加心脏毒性，包括增加心律失常的发生风险。

(6)ACE 抑制剂和 ARBs 与硝酸甘油合用可能会增加低血压的发生风险。

(7)利尿药与硝酸甘油合用可能会增加低血压的发生风险。

【药物不良反应】

头痛、心悸、体位性低血压、恶心、气短、心跳快而弱、发热、抽搐等。

【护理要点】

(1)采用输液泵避光缓慢输注。用药期间必须密切监测生命体征，特别是血压的变化。

(2)指导患者用药期间，尽量卧床休息，坐起时动作缓慢，防止体位性低血压。

(3)药物可能会引起头痛，特别是在治疗初期，可用阿司匹林治疗。

【健康教育】

(1)向患者说明静脉注射部位不适要及时报告护士。

(2)告知患者如有头昏等不适时，及时报告医务人员。

(3)建议患者戒酒。

单硝酸异山梨酯

(Isosorbide Mononitrate)

【规格】

(1)片剂：①10 mg/片；②20 mg/片。

(2)胶囊：20 mg/粒。

(3)缓释胶囊：①40 mg/粒；②50 mg/粒。

(4)注射液：①1 mL/10 mg；②2 mL/20 mg；③2 mL/25 mg；④5 mL/20 mg。

【适应证】

(1)治疗心绞痛，包括稳定型或不稳定型。

(2)治疗充血性心力衰竭。

【药物的相互作用】

(1)与其他血管扩张药或降压药合用可能会导致低血压。

(2)慎与β受体阻滞剂合用，可能会掩盖低血压症状。

(3)慎与三环类抗抑郁药合用，可能会增加血压下降的风险。

(4)影响肝药酶的药物可能会影响单硝酸异山梨酯的代谢。

【药物不良反应】

(1)最常见的是头痛、面部潮红、头晕、心悸和低血压。

(2)胃肠道不适,如恶心、呕吐。

(3)呼吸困难、出汗、寒战等。

【护理要点】

(1)监测患者的血压和心率,特别是在刚开始服用或调整剂量时。

(2)指导患者在感觉头晕、心悸或虚弱时立即躺下并告知医生。

(3)指导患者不要突然中断用药,除非有医生指示。

(4)提醒患者避免饮酒,因为这可能增加低血压的发生风险。

【健康教育】

(1)遵医嘱用药,不要自行调整剂量。

(2)在开车或做其他需要注意力集中的活动时,要特别注意因为药物可能引起的头晕或嗜睡。

(3)指导患者告知医生自己正在使用的所有药物,包括非处方药和草药。

(4)如果出现任何不适的症状,应立即联系医生。

双嘧达莫片
(Dipyridamole Tablets)

【规格】

片剂:①200 mg/片;②400 mg/片。

【适应证】

(1)预防心肌梗死后的血栓形成。

(2)预防非心脏手术后的血栓形成。

(3)治疗某些类型的肺栓塞。

(4)降低缺血性中风的发生风险。

【药物的相互作用】

(1)与阿司匹林有协同作用。与阿司匹林合用时,剂量应减至一日 100~200 mg。

(2)本品与双香豆素抗凝药同时使用时出血并不增多或增剧。

【药物不良反应】

(1)最常见的是头痛、面部潮红和胃肠道不适。

(2)可能引起眩晕、心悸或失眠。

(3)罕见但严重的副作用包括血小板减少、中性粒细胞减少和史蒂文斯-约翰逊综合征。

【护理要点】

(1)监测患者的出血倾向,特别是在开始治疗或调整剂量时。

(2)教育患者在出现任何出血症状时立即停药并联系医生。

(3)注意患者是否出现过敏反应,如皮疹、呼吸困难或面部肿胀。

(4)提醒患者在服用双嘧达莫时要多喝水，以减少肾结石的发生风险。

【健康教育】

(1)遵循医嘱用药，不要自行停药或更改剂量。

(2)指导患者告知医生自己正在使用的所有药物，包括非处方药和草药。

(3)了解药物可能引起的副作用，并在出现任何不寻常的症状时与医生联系。

(4)保持健康的饮食习惯，多喝水，以减少副作用的发生风险。

十、止血药

氨甲环酸注射液
(Tranexamic Acid Injection)

【规格】

注射液：①2 mL/0.1 g；②5 mL/0.25 g。

【适应证】

抗纤维蛋白溶酶药，用于：局部或全身纤维蛋白溶解亢进所致出血，如白血病、再生不良性贫血、紫癜、鼻出血、肺出血等；手术中或手术后的异常出血。

(1)急性或慢性、局限性或全身性原发性纤维蛋白溶解亢进所致的各种出血。弥散性血管内凝血所致的继发性高纤溶状态，在未肝素化前，慎用本品。

(2)也适用于如下情况：

①前列腺、尿道、肺、脑、子宫、肾上腺、甲状腺、肝等富有纤溶酶原激活物脏器的外伤或手术出血。

②用作组织型纤溶酶原激活物(t-PA)、链激酶及尿激酶的拮抗物。

③人工流产、胎盘早期剥落、死胎和羊水栓塞引起的纤溶性出血。

④局部纤溶性增高引起的月经过多，眼前房出血及严重鼻出血。

⑤防止或减轻凝血因子Ⅷ或凝血因子Ⅸ缺乏的血友病患者拔牙或口腔手术后出血。

⑥中枢动脉瘤破裂所致的轻度出血，如蛛网膜下腔出血和颅内动脉瘤出血，应用该品止血优于其他抗纤溶药，但必须注意有并发脑水肿或脑梗塞的危险性，至于重症有手术指征患者，该品仅可作辅助用药。

⑦治疗遗传性血管神经性水肿，可减少其发作次数和严重程度。

⑧血友病患者发生活动性出血，可联合应用该药。

⑨可治疗溶栓过量所致的严重出血。

【药物的相互作用】

(1)禁与凝血酶联合使用。

(2)与以下药物联合使用要注意：蛇毒凝血酶(易形成血栓)、巴曲酶(易引起血栓栓塞)、凝血因子制剂(如依他凝血素α)。

(3)与青霉素、尿激酶等溶栓剂或输注血液有配伍禁忌。

(4)口服避孕药、雌激素与本品合用，有增加血栓形成的危险。

【药物不良反应】

(1)常见不良反应：恶心、呕吐、腹泻、低血压、头晕、过敏性皮炎、色盲和视觉障碍等。

(2)偶有药物过量所致颅内血栓形成和出血。

(3)较少见经期不适(经期血液凝固所致)。

(4)严重不良反应：休克、静脉血栓形成、肺栓塞等。

【护理要点】

(1)静脉输液时注意该品与血液、青霉素有配伍禁忌。

(2)应缓慢静脉注射，静脉注射时间为2~5 min，或根据临床需要延长至5~10 min。

(3)安瓿中剩余药液必须丢弃，稀释后的混合物可在患者给药前室温保存4 h。

(4)对有血栓形成倾向者慎用，持续应用该品应做眼科检查。

【健康教育】

(1)建议用药后不要开车或操纵机器，因为可能会有残余性头晕。

(2)告知区分患者血栓栓塞症状以及是否发生视觉变化，有异常及时上报医生。

(3)口服用药时避免服用激素类避孕药或口服维A酸。

(4)漏服药物时应尽快补服，下次服药时至少间隔6 h，避免加量来弥补漏服药物。

第二节　精神类、麻醉类药品的用药护理

精神药品是指直接作用于中枢神经系统，使之兴奋或抑制，连续使用能产生依赖性的药品。依据人体对精神药品产生的依赖性和危害人体健康的程度，将其分为一类和二类精神药品。第一类比第二类更易产生依赖性，且毒性和成瘾性更强。精神药品品种目录近年来调整较多，调整后的数量共162种。其中第一类精神药品共69种，临床常用氯胺酮、哌醋甲酯等。第二类精神药品共93种，临床常用苯二氮䓬类和巴比妥类，主要用于镇静、催眠、抗癫痫、抗焦虑。

麻醉药品是指对中枢神经有麻醉作用，连续使用、滥用或者不合理使用时易产生身体依赖性和精神依赖性，能成瘾癖的药品。麻醉药品分为：阿片类，如吗啡、可待因等；可卡因类，包括从古柯树中提取的可卡因及其制剂；大麻及其制剂；合成麻醉药物，如度冷丁、美沙酮、芬太尼等；卫生部指定的其他容易成瘾的药物、药用植物及其制剂。2013年版《麻醉药品品种目录》共列管121种，后新增奥赛利定和泰吉利定2种。麻醉药品在临床主要用于手术疼痛，创伤疼痛，癌症晚期痛，它能作用于疼痛感觉的中枢部位，使疼痛感觉减轻，并有镇静作用。

一、镇静催眠药

苯巴比妥钠
(Phenobarbital Sodium)

【规格】

(1)口服：30 mg/片。

(2)注射液：1 mL/100 mg。

【适应证】

长效巴比妥类镇静药，主要用于如下情况：镇静；催眠；抗惊厥；抗癫痫；麻醉前给药；新生儿高胆红素血症。

【药物的相互作用】

(1)该品不能与酸性溶液混合，以免产生沉淀物。

(2)该品为肝药酶诱导剂，与对乙酰氨基酚、双香豆素、氢化可的松、地塞米松、睾酮、雌激素、孕激素、口服避孕药、氯丙嗪、氯霉素、多西环素、灰黄霉素、地高辛、洋地黄毒苷、苯妥英钠及环孢素合用时，可提高肝药酶活性，使它们代谢加速，治疗效果降低。

【药物不良反应】

头晕、困倦、耐受性、依赖性、中毒反应、皮疹与剥脱性皮炎等过敏反应、注射部位疼痛、血栓性静脉炎等。

【护理要点】

(1)该品为国家特殊管理二类精神药物，必须开具二类精神处方后方可使用。

(2)对该品过敏、严重肺功能不全、肝硬化、有血卟啉病史、哮喘史、未控制的糖尿病患者等禁用。有急性或慢性疼痛、抑郁症、自杀倾向、药物滥用史、发热、严重贫血、血压不稳、心血管疾病、休克、尿毒症以及中老年和虚弱患者慎用。

(3)肌肉注射时，选择大块肌肉深部注射。表面注射会引起疼痛、无菌性脓肿、组织腐烂。

(4)苯巴比妥中毒症状：昏迷、发绀、哮喘和低血压，过量可致命。

(5)缓慢静脉注射，过快可引起呼吸抑制。应密切监测患者呼吸，并备用复苏设备。

(6)误注射入动脉可引起动脉痉挛和重度疼痛，甚至可能导致坏疽。

【健康教育】

(1)指导患者在中枢神经系统作用消失前，不要进行驾驶等危险性活动。

(2)向患者说明静脉注射部位不适要及时报告护士。

(3)告知患者不能突然停药。

(4)该药会降低避孕效果，告诉使用激素类避孕药的患者改用其他避孕方式。

(5)告知患者不同苯巴比妥制剂存在剂量差别，建议患者用药前仔细检查并对照服用。

(6)用药期间应戒酒，因为乙醇会损伤行为协调能力，增强中枢神经系统效应甚至导致死亡。

地西泮
(Diazepam)

【规格】

(1)口服:2.5 mg/片。

(2)注射液:2 mL/10 mg。

【适应证】

长效苯二氮䓬类药,用于抗癫痫、抗惊厥;镇静、抗焦虑;全麻诱导、麻醉前给药;静脉注射为治疗癫痫持续状态首选。

【不良反应】

嗜睡、头昏、幻觉、震颤、呼吸抑制或暂停、低血压、心动过缓、恶心、便秘、黄疸、腹泻、尿失禁、尿潴留、皮疹、白细胞减少、注射部位静脉炎,大剂量时可有共济失调、震颤,连续使用可有成瘾性和依赖性等。

【药物的相互作用】

(1)与中枢神经系统抑制药(如乙醇、全麻药、可乐定、镇痛药)、吩噻嗪类、单胺氧化酶A型抑制剂、三环类抗抑郁药、筒箭毒碱、三碘季铵酚合用,作用相互增强。

(2)与抗高血压药和利尿降压药合用,降压药作用增强。

(3)与地高辛合用,地高辛血药浓度增加。

(4)与左旋多巴合用,左旋多巴治疗效果降低。

(5)与影响肝药酶细胞色素P450的药物合用,可发生复杂的相互作用:卡马西平、苯巴比妥、苯妥英、利福平为肝药酶的诱导剂,可促进该品的消除,使血药浓度降低;异烟肼为肝药酶的抑制剂,可降低该品的消除,使半衰期延长。

【护理要点】

(1)该品为国家特殊管理二类精神药物,必须开具二类精神处方后方可使用。

(2)对该药及大豆蛋白过敏者、休克、昏迷、急性乙醇中毒、孕妇及6个月以下儿童禁用;肝、肾功能损害、抑郁、老年人及过度衰弱者、慢性开角型青光眼患者慎用。

(3)床旁备用急救设备和氧气。

(4)选择大静脉缓慢注射,速度不能超过5 mg/min,注意是否发生静脉炎。

(5)紧急控制症状时,推荐直接缓慢静脉推注给药,严格控制输液速度并密切关注患者的呼吸情况,药物过量可使用氟马西尼拮抗。

(6)非紧急情况时使用5%葡萄糖注射液或0.9%氯化钠注射液按30倍以上稀释后静脉滴注,室温静置不超过4 h,输液时加强巡视,发现异常及时处理。

(7)长期用药需定期监测肝、肾及造血功能。

【健康教育】

(1)提醒患者等有了良好的反应能力,才能从事活动。

(2)向患者说明静脉注射部位如有不适要及时报告护士。

(3)不能骤然停药,否则会产生戒断反应。

(4)服药期间禁止饮酒。

阿普唑仑
(Alprazolam)

【规格】

(1)口服：0.4 mg/片。

(2)胶囊：0.3 mg/粒。

【适应证】

苯二氮䓬类药，用于抗焦虑、抗抑郁、镇静、催眠、抗惊厥、药源性顽固性呃逆以及缓解急性乙醇戒断症状。

【药物不良反应】

嗜睡、头晕、幻觉、记忆力下降、感觉异常、思维混乱、共济失调、低血压、呼吸困难、过度通气、恶心、便秘、黄疸、关节痛、肌肉痛、皮肤瘙痒、焦虑、依赖性等。

【药物的相互作用】

(1)该品禁止与伊曲康唑、酮康唑、丁丙诺啡、地拉韦啶、阿立哌唑(苯二氮䓬类与抗精神病药物合用可导致其副作用相加)联合使用。

(2)与中枢抑制药合用可增加呼吸抑制作用。

(3)与易成瘾和其他可能成瘾药合用时，成瘾的危险性增加，应提高警惕。

(4)该品与全麻药、可乐定、镇痛药、吩噻嗪类、单胺氧化酶A型抑制剂和三环类抗抑郁药合用时，可彼此增效，应调整用药剂量。

(5)与抗高血压药和利尿降压药合用，可使降压作用增强。

(6)与西咪替丁、普萘洛尔合用可使该药清除减慢，血浆半衰期延长。

(7)与扑米酮合用可减慢后者代谢，影响药效，合用时需调整扑米酮的用量。与左旋多巴合用时，可降低后者的治疗效果。

(8)与利福平合用可增加该品的消除，使血药浓度降低，影响药效。异烟肼可抑制该品的消除，导致血药浓度增高，应谨慎合用。与地高辛合用，可增加地高辛血药浓度而致中毒，应提高警惕。

(9)该品与乙醇合用可相互增效。因此，用药期间应避免饮酒或含有乙醇的饮品。

【护理要点】

(1)该品为国家特殊管理二类精神药物，必须开具二类精神处方后方可使用。

(2)对苯二氮䓬类药过敏者、闭角型青光眼者、孕妇及哺乳期妇女、呼吸睡眠暂停综合征患者禁用；肝、肾功能损害、肺炎患者慎用。

(3)长期用药需定期监测肝、肾及造血功能。

(4)严重精神抑郁患者用药可使病情加重，甚至产生自杀倾向，应采取预防措施。

(5)对该类药物耐受量较小的患者初用宜从低剂量开始，逐渐增加剂量。

【健康教育】

(1)该品用药后可能导致嗜睡、头晕。因此，用药期间应避免驾驶车辆、高空作业或从事精细、危险工作。

(2)应避免长期大量用药而成瘾，如长期使用需停药时，不能骤然停药，以免产生反跳现象及戒断反应。

(3)服药期间禁止吸烟与饮酒。

咪达唑仑
(Midazolam)

【规格】

(1)口服：15 mg/片。

(2)注射液：①2 mL/2 mg；②5 mL/5 mg。

【适应证】

短效苯二氮䓬类镇静催眠药，主要用于如下情况：失眠；外科手术或检查诊断时诱导睡眠；重症监护室患者镇静。

【药物不良反应】

嗜睡、恶心、头痛、谵妄、幻觉、精神异常、喉痉挛、呼吸抑制或暂停、心悸、皮疹、过度换气、心率加快、血压下降、心搏骤停、血栓性静脉炎、皮肤红肿等。

【药物的相互作用】

(1)该品不可与乙醇同时使用，服药期间须戒酒。

(2)静脉滴注建议使用0.9%氯化钠溶液或5%葡萄糖溶液稀释。

(3)该品与强效或中效CYP3A4抑制剂联合使用时，需仔细评估患者的状况。使用该品前尽量避免服用弱效CYP3A4抑制剂，以免发生危险。

①强效CYP3A4抑制剂：奈非那韦、沙奎那韦、大环内酯类抗生素、克拉霉素、泰利霉素、氯霉素、唑类抗真菌药酮康唑、伊曲康唑、泊沙康唑、伏立康唑等。

②中效CYP3A4抑制剂：地尔硫卓、维拉帕米、奈法唑酮、阿瑞匹坦、奈妥匹坦、卡索匹坦、胺碘酮等。

③弱效CYP3A4抑制剂：芬太尼、罗红霉素、西咪替丁、雷尼替丁、氟伏沙明、比卡鲁胺、丙哌维林、依维莫司、环孢菌素、西美瑞韦、葡萄柚汁、紫松果菊、黄连素等。

(4)与CYP3A4诱导剂如利福平、卡马西平、苯妥英、圣约翰草等联合用药时，可能需要增加该品的剂量。

【护理要点】

(1)儿童、孕妇、严重呼吸功能不全、重度肝损害、睡眠呼吸暂停综合征、已知对苯二氮䓬类药物过敏、重症肌无力、闭角型青光眼患者禁用。

(2)该品为国家特殊管理二类精神药物，必须开具二类精神处方后方可使用。

(3)床旁备用急救设备和氧气。密切监测患者生命体征及血氧饱和度的变化。注意保持患者气道通畅，防止发生呼吸抑制。

(4)肌内注射后可导致局部硬结、疼痛；静脉注射后有静脉触痛，应缓慢注射，时间不少于2 min。

【健康教育】

(1)患者须告知医生是否饮酒、哺乳、怀孕或准备怀孕，以保证用药安全。

(2)肌内或静脉注射咪达唑仑后至少3 h不能离开医院或诊室，之后应有人伴随才能离开。至少 12 h 内不得开车或操作机器等。

(3)3 岁以下儿童反复或长期使用镇静药物可能对其大脑的发育产生负面影响，监护人须了解用药获益及风险。

(4)该品口服受食物影响，如葡萄柚汁、乙醇等会影响药效，服用期间需要戒酒。

注射用苯磺酸瑞马唑仑
(Remimazolam Besylate for Injection)

【规格】

注射粉针：25 mg。

【适应证】

新型超短效苯二氮䓬类药物，主要用于：全身麻醉诱导与维持；结肠镜检查、支气管镜诊疗；镇静、催眠、抗焦虑。

【药物的相互作用】

(1)输液相容：0.9%氯化钠注射液、5%葡萄糖注射液、20%葡萄糖注射液、5%葡萄糖注射液和 0.45%氯化钠注射液。

(2)输液不相容：乳酸钠林格溶液、醋酸林格溶液，不建议与其他药物混合使用。

(3)与阿片类药物、镇静药物、麻醉药物、催眠药物、乙醇等中枢抑制剂联合使用时，具有协同作用，应谨慎联合使用，并酌情减量。

【药物不良反应】

抑制呼吸、支气管痉挛、咳嗽、低血压、心动过缓、恶心、呕吐、呃逆、头痛头晕、血压升高、血胆红素升高、总蛋白降低、麻醉后苏醒延迟、贫血、尿路感染、蛋白尿、注射部位疼痛、步态障碍。

【护理要点】

(1)对苯二氮䓬类药物及该品任何成分过敏者、重症肌无力、精神分裂症以及严重抑郁状态禁用。循环呼吸功能受损、循环容量不足、肾衰竭、慢性肝功能不全或衰弱、有严重心绞痛发作史、严重心律失常者应慎用。

(2)可以抑制呼吸，临床使用需评估镇静深度和监测患者生命体征、气道通气、脉搏、血氧饱和度等情况，只有接受过程序镇静管理培训的人员才可使用瑞马唑仑。

(3)给药期间注意提供氧气，注意准备面罩等辅助通气设备维持气道通畅，做好支持性通气和心血管复苏准备。

(4)在 1 min 内静脉注射 5 mg 苯磺酸瑞马唑仑 3~3.5 min 达到镇静峰值。应备有氟马西尼用于药物过量拮抗。

(5)储存在稳定的室温(20~25 ℃)，药物一旦从包装中取出需要避光。复溶药物在小瓶中储存 8 h。

(6)当在检查操作中使用瑞马唑仑时，患者可能出现不自主运动，从而影响手术操作甚至发生危险，应予以注意。

【健康教育】

(1)告知患者乙醇和中枢神经系统药物与该品共同使用会产生协同效应，如有使用需告知医生。

(2)该品会透过胎盘，使用期间怀孕需要报告医生。

(3)使用该品治疗后 5 h 建议丢弃母乳以减少婴儿暴露。

(4)3 岁以下儿童反复或长期使用可能对其早期大脑发育产生负面影响。

(5)对患者实施足够时间的离院前监护，离院时应有人陪伴，并告知患者给药后短期内进行技能性工作(如驾驶和操作机械)的能力可能受到影响。

右美托咪定
(Dexmedetomidine)

【规格】

(1)注射粉针：25 mg。

(2)注射液：①1 mL/0.1 mg；②2 mL/0.2 mg(按右美托咪定计)。

【适应证】

镇静催眠药，主要用于：全身麻醉的手术患者气管插管和机械通气时的镇静；重症监护治疗期间开始插管和使用呼吸机患者的镇静。

【药物不良反应】

低血压、短暂性高血压、心动过缓、心脏停搏、心房颤动、发热、低血容量、贫血、高热、恶心、口干、呕吐、肺水肿、肝脏损伤、依赖性等。

【药物的相互作用】

(1)注射给药前必须稀释，稀释后与下列药物输液相容：0.9%氯化钠注射液、5%葡萄糖注射液、20%甘露醇注射液、5%葡萄糖注射液、0.45%氯化钠注射液、林格注射液、乳酸钠林格注射液、硫酸镁注射液、10%氯化钾注射液。

(2)输液不相容：两性霉素 B 或地西泮、血液或血浆。

(3)同时给予该品和麻醉剂、镇静剂、催眠药和阿片类药物可能导致各自药理作用增强。因此，当同时给予时，可能要求降低该品或伴随的麻醉剂、镇静剂、催眠药和阿片类药物的剂量。

【护理要点】

(1)肝、肾功能损害、老年人、哺乳期妇女应慎用。

(2)该品只能由熟练掌握重症监护或手术室操作中患者管理的医护人员使用。

(3)建议使用受控输液装置进行连续性静脉输液，用药时间不应超过 24 h。

(4)使用药物期间和停药后，应根据临床情况持续监测患者血压、心率、血氧饱和度。

(5)常温(10~30 ℃)保存，避光。

【健康教育】

(1)告知患者用药后 48 h 内或停药后出现下列情况需要报告医生：紧张、激动和头痛、多汗、虚弱、精神错乱、体重减轻、腹痛、腹泻、便秘、头晕或头晕目眩。

(2)告知患者同时使用该品及麻醉、镇静、催眠类药物会导致药物作用增强，用药时需告知医生。

二、阿片类镇痛药

芬太尼
（Fentanyl）

【规格】

（1）注射液：①2 mL/0.1 mg；②10 mL/0.5 mg。

（2）透皮贴：42 mg/贴（25 mg/h）。

【适应证】

该品为强效阿片类镇痛药，适用于各种疼痛及外科手术过程中和手术后的镇痛，也用于防止或减轻手术后出现的谵妄，还可与麻醉药合用，作为麻醉辅助用药，与氟哌利多配伍制成“安定镇痛剂”，用于大面积换药及进行小手术的镇痛。

【药物不良反应】

一般不良反应有：眩晕、视物模糊、恶心、呕吐、低血压、胆道括约肌痉挛、喉痉挛及出汗、肌肉抽搐、成瘾性等。严重不良反应有：呼吸抑制、窒息、肌肉僵直及心动过缓，严重可致呼吸停止、循环抑制及心脏停搏等。

【药物的相互作用】

（1）单胺氧化酶抑制剂（如苯乙肼、帕吉林等）能增强该品的作用，可引起严重低血压、呼吸停止、休克等，两者不可合用。用过单胺氧化酶抑制剂的患者，停药不足两周者不得使用该品。

（2）与利托那韦合用会增加芬太尼的毒性。

（3）与西布曲明合用可发生五羟色胺综合征。

（4）与钙离子拮抗剂、β 肾上腺素受体阻断药合用可发生严重低血压。

（5）地西泮能减少该品的用量，因为前者能加深后者的中枢性抑制作用，能够提早出现并延长呼吸抑制，地西泮用量偏大也可使外周血管总阻力减少，导致血压也有所下降。

（6）肌松药的用量可因该品的使用而相应减少，肌松药能解除该品的肌肉僵直。遇有呼吸暂停，持续时间较长，应识别是芬太尼导致的中枢性的呼吸抑制，还是由于肌松药作用于神经肌肉接头处 N2 受体而导致的外周性的呼吸抑制。

（7）与吩噻嗪类药合用，血压常有大幅度波动。

（8）纳洛酮能对抗该品的呼吸抑制和镇痛作用。

【护理要点】

（1）该品为国家特殊管理的麻醉药物，必须开具麻醉处方后方可使用，使用后必须留存空安瓿。

（2）为保证更好的镇痛效果，应在剧烈疼痛前给药。

（3）密切监测患者生命体征，特别是呼吸情况。该品可引起呼吸抑制、低血压、意识水平改变等。监测患者动脉氧饱和度，当呼吸<12 次/min，立即报告医生。

（4）该品可引起尿潴留，应定时监测患者泌尿功能。

(5)心律失常，肝、肾功能不全，COPD及脑外伤昏迷、颅内压增高等易陷入呼吸抑制的患者慎用。

(6)大剂量时可使肌肉强直，可被肌松剂抑制，但患者必须进行人工通气。

(7)经皮贴剂适用于不能经口服的癌痛患者，首次治疗应用25 μg/h的制剂，每个制剂可使用72 h，根据患者需要和耐受情况调整剂量，首剂后每3天可向上调整剂量，而后调整剂量的间隔时间不能小于6天。

【健康教育】

(1)术后用药时，鼓励患者翻身、咳嗽、深呼吸，以防肺不张。

(2)指导患者在中枢神经系统作用消失前，不要进行危险性活动。

(3)教育患者在家接受芬太尼治疗期间不要饮酒或服用其他中枢神经系统型药物，因为可出现药效增强的情况。

(4)教会患者经皮贴剂的正确用法：选择干净(可用清水擦拭后抹干，不可用乙醇，肥皂等有机溶剂)、干燥、少毛发、无破损的皮肤，建议贴在前胸、后背、上肢或大腿内侧。撕去保护膜后粘贴，再用手掌按压至少2 min，确保贴片的边缘贴在皮肤上。如果48~72 h后需要另贴一片，应更换粘贴位置。

(5)发热或环境(如加热垫、电热毯、发热的灯或水床等)的热量可提高经皮吸收的速度从而导致中毒，需要调整剂量。如果患者发热或将要去气候炎热的地方，应告知医生。

枸橼酸舒芬太尼注射液
(Sufentanil Citrate Injection)

【规格】

注射液：①1 mL/50 μg；②2 mL/100 μg；③5 mL/250 μg(以舒芬太尼计)。

【适应证】

本品为强效阿片类镇痛药，主要用于气管内插管、使用人工呼吸的全身麻醉的诱导和维持、复合麻醉的镇痛用药。

【药物不良反应】

呼吸抑制或暂停、咽部痉挛、骨骼肌强直(胸肌强直)、低血压、心动过缓、寒战、嗜睡、恶心、眩晕、缩瞳和尿潴留、注射部位疼痛和瘙痒等。

【药物的相互作用】

(1)同时使用巴比妥制剂、阿片制剂、镇静剂、神经安定药、乙醇、其他麻醉药或对中枢神经系统有抑制作用的药物，可能导致对呼吸和中枢神经系统抑制作用加强。

(2)该品主要由细胞色素同工酶CYP3A4代谢。临床上尚未观察到两者有相互作用，但实验资料表明，CYP3A4抑制剂，如红霉素、酮康唑、伊曲康唑，会抑制该品的代谢，从而延长呼吸抑制作用。如果必须与上述药物同时应用，应该对患者进行特殊监测，并且应降低该品剂量。

【护理要点】

(1)该品为国家特殊管理的麻醉药物，必须开具麻醉处方后方可使用，使用后必须留存空安瓿。

(2)备抢救设备与药物(包括拮抗剂纳洛酮)于床旁，缓慢静脉注射。

(3)低血容量症、低血压患者禁用；头部外伤、肝、肾、肺部疾病、呼吸储备下降、年老体弱者慎用。

(4)使用该品时必须注意血压、呼吸、心率与节律的变化，应监测患者血氧饱和度、血糖、尿量变化。

(5)大剂量时可使肌肉强直，可用肌松剂消除，但须行人工通气。

(6)该品的镇痛效果比芬太尼强好几倍，且对心血管的稳定性比芬太尼更好。

【健康教育】

(1)向患者说明静脉注射部位不适要及时报告护士。

(2)告知患者如有心悸等不良反应时，及时报告医务人员。

(3)鼓励患者术后翻身、咳嗽、深呼吸以防肺不张。

(4)告知患者使用药品后短期内不能驾车与操作机械。

(5)告知患者戒酒。

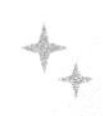

吗啡
(Morphine)

【规格】

(1)注射液：①0.5 mL/5 mg；②1 mL/10 mg。

(2)缓释片：①10 mg/片；②30 mg/片。

【适应证】

强效阿片类镇痛药，用于急性锐痛(如严重创伤、战伤、烧伤、晚期癌症等疼痛)，镇痛同时还能改善由疼痛引起的焦虑、紧张、恐惧等情绪反应，产生镇静作用。

【药物不良反应】

恶心、呼吸抑制、嗜睡、眩晕、便秘、排尿困难、胆绞痛、瘙痒、过敏反应等。急性中毒主要症状为：昏迷、呼吸深度抑制，瞳孔极度缩小、两侧对称，血压下降，体温下降，发绀，尿少，肌无力。严重缺氧时会导致休克、循环衰竭、瞳孔散大、死亡。连用3~5天即产生耐药性，1周以上可成瘾。

【药物的相互作用】

(1)吗啡液体制剂不可与碱性液体(氨茶碱、巴比妥类钠盐等)、溴或碘化物、碳酸氢钠、氧化剂(如高锰酸钾)、植物收敛剂、氢氯噻嗪、肝素钠、苯妥英钠、呋喃妥因、新生霉素、甲氧西林、氯丙嗪、异丙嗪、哌替啶、磺胺嘧啶、磺胺甲噁唑以及铁、铝、镁、银、锌化合物等接触，以免发生浑浊沉淀。

(2)与氮芥、环磷酰胺合用，会增加氮芥、环磷酰胺的毒性。

(3)与二甲双胍合用，会增加乳酸性酸中毒的危险性。

(4)与M胆碱受体阻断剂(尤其是阿托品)合用，会使便秘加重，增加麻痹性肠梗阻和尿潴留的危险性。

(5)与胍乙啶、美卡拉明、金刚烷胺、溴隐亭、左旋多巴、利多卡因、普鲁卡因胺、奎尼丁、亚硝酸盐、利尿药合用可发生体位性低血压。

(6)与生长抑素、利福平、利福布汀合用会降低吗啡的治疗效果。
(7)与美西律合用会抑制并延迟美西律的吸收。
(8)与艾司洛尔合用使艾司洛尔的血药浓度升高。
(9)与纳洛酮、烯丙吗啡合用会拮抗吗啡的作用。
(10)与西咪替丁合用可出现呼吸暂停、精神错乱和肌肉抽搐。
(11)与香草醛合用会增加香草醛的抗凝血作用。

【护理要点】

(1)该品为国家特殊管理的麻醉药物，必须开具麻醉处方后方可使用，使用后必须留存空安瓿。

(2)对该药高敏者、急性支气管哮喘或上呼吸道梗阻及胃肠梗阻者禁用；颅内压升高、颅脑外伤、癫痫、急腹症、胆道疾病、高龄、衰弱、严重肝肾疾病等患者应慎用。

(3)备复苏设备于床旁，应用过量可致急性中毒，中毒解救可用吗啡拮抗剂纳洛酮 0.4~0.8 mg 静脉注射或肌内注射。

(4)密切监测患者循环、呼吸、膀胱和肠道的功能，因该药可引起呼吸抑制、血压下降、排尿困难、肠梗阻或意识水平改变。

(5)用药后 15~30 min 须再次进行疼痛评估，停止治疗时应逐渐减量。

【健康教育】

(1)术后用药时，鼓励患者翻身、咳嗽、深呼吸，以防肺不张。
(2)指导患者在中枢神经系统作用消失前，不要进行危险性活动。
(3)治疗期间不饮酒。
(4)不要磨碎、破坏或者咀嚼缓释片剂，应整粒吞服。

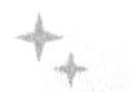

哌替啶
(Pethidine)

【规格】

(1)注射液：①1 mL/50 mg；②2 mL/100 mg。
(2)片剂：①25 mg/片；②50 mg/片。

【适应证】

强效阿片类镇痛药，主要用于：各种急性重度疼痛，如创伤、烧伤、烫伤、手术后疼痛及分娩止痛等；心源性哮喘；麻醉前给药；内脏剧烈绞痛，如胆绞痛、肾绞痛时需与阿托品合用；与氯丙嗪、异丙嗪等合用于人工冬眠。

【药物不良反应】

嗜睡、意识模糊、眩晕、出汗、口干、恶心、心动过速、直立性低血压、心脏停搏、呼吸抑制、荨麻疹、肌肉抽搐、成瘾性、癫痫(大剂量时)、静脉炎、注射部位疼痛、局部组织刺激、反复皮下用药导致的硬结等。

【药物的相互作用】

(1)因该品与芬太尼化学结构有相似之处，两药可有交叉过敏。本品能使双香豆素等抗凝药物增效，并用时后者应根据患者凝血酶原时间酌减用量。

（2）注射液不能与氨茶碱、巴比妥类钠盐、肝素钠、碘化物、碳酸氢钠、苯妥英钠、磺胺嘧啶、磺胺甲噁唑、甲氧西林配伍，以免发生浑浊。

【护理要点】

（1）该品为国家特殊管理的麻醉药物，必须开具麻醉处方后方可使用，使用后必须留存空安瓿。使用该药医生处方量每次不应超过 3 天常用量，处方留存三年备查。

（2）禁用于对此药高敏者。该品务必在单胺氧化酶抑制剂（如呋喃唑酮、丙卡巴肼等）停用 14 天以上方可给药，而且应先试用小剂量（1/4 常用量），否则会发生难以预料的、严重的并发症，临床表现为多汗、肌肉僵直、血压先升高后剧降、呼吸抑制、紫绀、昏迷、高热、惊厥，终致循环虚脱而死亡。

（3）分娩止痛时，须监测该品对新生儿的呼吸抑制作用。备拮抗剂（纳洛酮）和复苏设备于床旁。

（4）密切监测患者生命体征，特别是呼吸情况。该品可引起呼吸抑制、意识水平改变等。应监测动脉氧饱和度，当患者呼吸<12 次/min 或瞳孔改变时，立即报告医生。

（5）定时监测患者泌尿及肠道功能，因该品可引起尿潴留及便秘。

（6）心律失常、肝、肾功能不全，慢性梗阻性肺部疾病，呼吸储备力降低、脑外伤昏迷、颅内压增高、脑肿瘤等易陷入呼吸抑制的患者慎用。

（7）缓慢静脉注射或持续缓慢静脉输注，用药后 15～30 min 再次对患者进行疼痛评估。

（8）静脉注射后可出现外周血管扩张与血压下降，尤其与吩噻嗪类药物（如氯丙嗪等）以及中枢抑制药并用时。

（9）未明确诊断的疼痛，尽可能不用该品以免掩盖病情贻误诊治。

（10）注意勿将药液注射到外周神经干附近，否则会产生局麻或神经阻滞。

【健康教育】

（1）术后用药时，鼓励患者翻身、咳嗽、深呼吸，以防肺不张。

（2）指导患者在中枢神经系统作用消失前，不要进行危险性活动。

（3）建议治疗期间不要饮酒。

曲马多
（Tramadol）

【规格】

（1）口服：50 mg/片。

（2）缓释片：100 mg/片。

（3）注射液：①1 mL/50 mg；②2 mL/100 mg。

【适应证】

弱阿片类镇痛药，主要用于中度及严重急、慢性疼痛，如创伤、产科、外科手术、癌症疼痛等。

【药物不良反应】

出汗、恶心、呕吐、食欲减退、头晕、眩晕、头痛、嗜睡、中枢神经系统刺激症状；乏力、焦虑、睡眠紊乱；呼吸抑制；便秘、消化不良；排尿困难、蛋白尿；瘙痒、皮疹、过敏性休克等。静脉注射速度过快还可出现面部潮红、多汗和一过性心动过速。

【药物的相互作用】

(1)该品与下列注射液：双氯芬酸钠、吲哚美辛、保泰松、地西泮、咪达唑仑、氟硝西泮和硝酸甘油有配伍禁忌。

(2)该品不能与单胺氧化酶抑制剂如苯乙肼、溴法罗明、托洛沙酮、异唑肼、苯环丙胺、吗氯贝胺、司立吉兰、帕吉林、左旋多巴联合使用。

(3)与乙醇、镇静剂、镇痛药或其他精神药物合用会引起急性中毒；与中枢神经系统抑制剂(如地西泮)合用时有强化镇静和镇痛作用，特别是会增强呼吸抑制作用，应适当减量；与巴比妥类药物合用可延长麻醉时间。

(4)与5-羟色胺类药物，三环类抗抑郁药及米氮平同时使用可能引起5-羟色胺毒性。若出现自发性阵挛、诱发性阵挛或眼阵挛、易激动或出汗、震颤和反射亢进、张力亢进且体温>38 ℃，则可能发生了5-羟色胺综合征。

(5)不建议与卡马西平(CYP3A4诱导剂)联合使用，因可导致镇痛效果及药物有效作用时间降低，增加该品相关癫痫发作风险。

(6)和双香豆素衍生物(华法林)一起使用时，需对患者进行密切监护，因为有报道部分患者凝血时间延长导致出血和瘀斑。

【护理要点】

(1)该品为国家特殊管理二类精神药物，必须开具二类精神处方后方可使用。

(2)该品禁用于对此药过敏者。对乙醇、镇静剂、镇痛剂、阿片类药物以及精神科药物急性中毒以及正在接受单胺氧化酶抑制剂治疗或在过去的14天内已经服用过上述药物的患者禁用。严重肝、肾功能受损者禁用。

(3)有发生癫痫或呼吸抑制风险、颅内压升高、颅脑外伤、急腹症等患者应慎用。

(4)该品可引起过敏性休克，一旦出现瘙痒、皮疹、呼吸困难，血压下降等应立即停药并及时救治。

(5)监测患者肠道及泌尿功能，判断是否需要缓泻剂。

(6)用药后15~30 min须再次进行疼痛评估，停止治疗时应逐渐减量。

【健康教育】

(1)告知患者不能自行调整药物剂量和间隔时间，不可骤然停药。

(2)告知患者缓释片应用足量水吞服，不要咀嚼。药片中间有刻痕，可根据剂量需要掰开服用。

(3)指导患者在中枢神经系统作用消失前，不要进行危险性活动。

(4)因存在药物相互作用，建议患者在服用其他药物前应告知医生。

(5)告知患者用药过程中不要饮酒。

地佐辛注射液

(Dezocine Injection)

【规格】

注射液：①1 mL/5 mg；②1 mL/10 mg。

【适应证】

强效阿片类镇痛药，可用于阿片类镇痛药治疗的各种疼痛。

【药物不良反应】

头晕、眩晕、恶心、呕吐、注射部位疼痛。

【药物的相互作用】

(1)阿片类镇痛药、普通麻醉剂、镇静药、催眠药或其他中枢神经系统抑制剂(包括乙醇)与该品同用会产生累加作用。因此，联合治疗时，一种或全部药物的剂量都应减少。

(2)该品与肝素钠，帕瑞昔布钠有配伍禁忌。

【护理要点】

(1)该品为国家特殊管理二类精神药物，必须开具二类精神处方后方可使用。

(2)有发生癫痫或呼吸抑制风险、颅内压升高、颅脑外伤、肝、肾功能不全、胆囊手术、乙醇成瘾等患者应慎用。

(3)用药后 15~30 min 须再次进行疼痛评估。

(4)长期用药可产生心理和生理依赖。

(5)呼吸抑制可用纳洛酮对抗治疗。

(6)该品含有焦亚硫酸钠，而硫酸盐对于某些易感者可能引起致命性过敏反应和严重哮喘。

【健康教育】

(1)指导患者在中枢神经系统作用消失前，不要进行危险性活动。

(2)告知患者服用期间避免饮酒。

布桂嗪

(Bucinnazine)

【规格】

(1)注射液：2 mL/100 mg。

(2)片剂：30 mg/片。

【适应证】

中等强度的速效镇痛药，适用于偏头痛、三叉神经痛、牙痛、炎症性疼痛、神经痛、月经痛、关节痛、外伤性疼痛、手术后疼痛，以及癌症痛(属第二阶梯镇痛药)等。

【药物不良反应】

恶心、困倦、黄视、全身发麻感、欣快感、幻觉、心动过缓、低血压、呼吸抑制、连续使用本品可耐受和成瘾等。

【药物的相互作用】

尚不明确。

【护理要点】

(1)该品为国家特殊管理的麻醉药物，必须开具麻醉处方后方可使用，使用后必须留存空安瓿。

(2)医疗机构使用该药医生处方量每次不应超过 1 次常用量，处方留存三年备查。

(3)连续使用该品可出现耐药及成瘾，故不可滥用。

(4)镇痛作用为吗啡的1/3，比解热镇痛药强，为氨基比林的4~20倍；对皮肤、黏膜、运动器官(包括关节、肌肉、肌腱等)的疼痛有明显的抑制作用，对内脏器官疼痛的镇痛效果较差；无抑制肠蠕动作用，对平滑肌痉挛的镇痛效果差。

(5)用药后密切观察患者生命体征变化。

(6)避光、密闭保存。

【健康教育】

(1)指导患者有眩晕等不适时，卧床休息，不要进行危险性活动。

(2)建议患者陪人陪伴。

羟考酮
(Oxycodone)

【规格】

(1)片剂：5 mg/片。

(2)缓释片：①5 mg/片；②10 mg/片；③20 mg/片；④40 mg/片；⑤80 mg/片。

【适应证】

主要用于治疗中度至重度急性疼痛，包括手术后引起的中度至重度疼痛，以及需要使用强阿片类药物治疗的中度至重度疼痛。

【药物的相互作用】

(1)该品与下列药物可以有叠加作用：苯二氮䓬类药物、非苯二氮䓬类镇静剂、麻醉剂、催眠药、乙醇、抗精神病药、肌肉松弛剂、抗抑郁药、吩噻嗪类和降压药。同时接受其他中枢神经系统抑制剂的患者应慎用该品，并减少初始剂量。

(2)与抗胆碱能药物或具有抗胆碱能活性的药物(如三环类抗抑郁药物、抗组胺药物、抗精神病药物、肌肉松弛剂、抗帕金森病药物)同时给药可能会导致抗胆碱能不良反应增加。

(3)该品与单胺氧化酶抑制剂可能发生相互作用，服用任何阿片类药物都应避免同时使用单胺氧化酶抑制剂。可能抑制该品代谢的药物包括：克拉霉素、利托那韦、葡萄柚汁、甲氰咪胍，酮康唑和红霉素等CYP3A4抑制剂。CYP3A4诱导剂如利福平、卡马西平、苯妥英钠和圣约翰草等可能诱导该品代谢。

【药物不良反应】

便秘、恶心、呕吐、头晕、瘙痒、头痛、口干、多汗、嗜睡、乏力、麻痹性肠梗阻。

【护理要点】

(1)该品为国家特殊管理的麻醉药物，必须开具麻醉处方后方可使用。

(2)对该品成分过敏、呼吸抑制、颅脑损伤、肠梗阻、急腹症、慢性阻塞性肺疾病、肺源性心脏病、急性或严重支气管哮喘、中重度肝功能障碍、重度肾功能障碍(肌酐清除率<10 mL/min)、慢性便秘、同时服用单胺氧化酶抑制剂，停用单胺氧化酶抑制剂小于两周、孕妇或哺乳期妇女禁用。手术前或手术后24 h内不宜使用。

(3)观察患者有无呼吸频率≤8 次/min，和/或持续血氧饱和度低于 90%，心动过缓、呼吸暂停、血压下降、针尖样瞳孔等药物过量的症状。过量则用拮抗剂纳洛酮解救。

(4)每 12 h 服用一次，用药剂量取决于患者的疼痛严重程度和既往镇痛药用药史。

【健康教育】

(1) 必须整片吞服，不得掰开、咀嚼或研磨。如果掰开、嚼碎或研磨药片，会导致羟考酮的快速释放与潜在致死量的吸收。必须按时服用，勿擅自增减或停用药物。

(2)可能会出现如便秘、恶心、呕吐、尿潴留等不良反应，为了预防不良反应的出现，应进食清淡易消化食品，多饮水，多食新鲜蔬菜水果，养成定时排便的习惯，如有不适及时告知医务人员。

三、静脉麻醉药

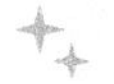

丙泊酚注射液

(Propofo Injection)

【规格】

注射液：①10 mL/100 mg；②20 mL/200 mg；③50 mL/500 mg。

【适应证】

(1)丙泊酚是一种适用于诱导和维持全身麻醉的短效静脉麻醉剂，与常用术前用药、神经肌肉阻断药，吸入麻醉药和镇痛药配合使用。

(2)用于全麻诱导及维持、监护成年患者接受机械通气时镇静、外科手术及诊断时清醒镇静、无痛人流手术。

【药物的相互作用】

(1)区域麻醉合并全身麻醉时，需减少该品的用量。

(2)丙泊酚与术前用药、吸入麻醉剂或镇痛剂合用时可加深麻醉并增加心血管方面的不良反应；与中枢神经系统抑制剂，如乙醇、全身麻醉药、麻醉性镇痛药等合用时，可加深镇静作用；与肠外使用的中枢抑制剂合用时，可能发生严重的呼吸及心血管抑制。

(3)应用芬太尼后，丙泊酚的血药浓度可短暂性升高。

(4)已有报告接受环孢菌素治疗的患者使用脂肪乳剂(如丙泊酚)后发生白质脑病。

(5)该品只能用 5% 葡萄糖注射液稀释，稀释浓度不超过 1∶5，稀释液超过 6 h 禁止使用。

【药物不良反应】

低血压、短暂性呼吸暂停、惊厥、恶心、呕吐、头痛、肌阵挛、血管水肿、支气管痉挛、红斑、过敏症、局部疼痛等。

【护理要点】

(1)孕妇及产科患者(流产者除外)、3 岁以下的儿童禁用；老年人、心功能不全、肝、肾功能损害者、癫痫、低血压、休克、脂肪代谢紊乱者慎用。

(2)备人工通气和供氧设备于床旁，用药期间应保持呼吸道通畅，必须密切监测患者呼吸、血压及心率，尤其注意低血压情况的发生。

(3)使用前需摇晃，使药物均匀。安瓿打开后不宜贮存再用。

(4)用药期间应监测患者甘油三酯水平。

(5)应选择较粗的静脉缓慢注射，外周输注会刺激血管产生明显疼痛；使用前应摇匀，单独通道输注，现配现用。

(6)不作肌内注射用药。

【健康教育】

(1)告知患者全麻诱导及维持治疗后必须保证完全苏醒后方能活动。

(2)建议患者陪人陪伴。

氯胺酮

(Ketamine)

【规格】

注射液：2 mL/100 mg。

【适应证】

适用于各种表浅、短小手术麻醉，不合作小儿的诊断性检查麻醉及全身复合麻醉。

【药物的相互作用】

(1)该品与苯二氮䓬类及阿片类药物合用时，可延长作用时间并减少不良反应的发生，剂量应酌情减少。

(2)与氟烷等含卤全麻药同用时，氯胺酮的作用延长，苏醒迟延。

(3)与抗高血压药或中枢神经抑制药合用时，尤其是氯胺酮用量偏大、静注过快，可导致血压剧降和/或呼吸抑制。

(4)服用甲状腺素的患者，该品有可能引起血压过高和心动过速。

【药物不良反应】

幻觉；躁动不安；噩梦及谵语；泪液、唾液分泌增多；血压、颅内压及眼压升高；喉痉挛及气管痉挛；呼吸抑制或暂停。

【护理要点】

(1)该品为国家特殊管理一类精神药物，必须开具一类精神处方后方可使用。

(2)顽固或难治性高血压、严重的心血管疾病、动脉瘤、近期心肌梗死及甲亢患者禁用。

(3)静脉注射切忌过快，否则易致一过性呼吸暂停。

(4)苏醒期间可出现噩梦、幻觉，应预先用镇静药，如苯二氮䓬类，可减少此反应。

(5)失代偿的休克患者或心功能不全患者可引起血压剧降，甚至导致心搏骤停。

【健康教育】

(1)及时告知医务人员是否在服用抗高血压药、甲状腺素片。

(2)麻醉恢复期可出现幻觉、躁动不安、噩梦及谵语等。

(3)完全清醒后心理恢复正常需一定时间，24 h 内不得驾驶车辆和操作精密性仪器。

第三节 器官移植专科其他常用药品的用药护理

随着医疗技术的进步和药品种类的增加，护士在药品使用和护理中扮演着重要角色，正确使用药品已经成为保障患者健康的重要环节。移植科护士作为医疗服务团队中的关键成员，不仅需要准确执行免疫抑制剂医嘱，也应当重视并掌握移植科其他常用药品的用药原则。护士应做到：①严格根据医嘱给药，确保药物的种类、剂量和给药时间正确无误；②密切观察药物的治疗效果，及时记录患者的生理和病理变化，以便医生调整治疗方案；③熟悉各种药物可能产生的不良反应，一旦发现患者出现异常反应，应立即采取措施并通知医生；④护士需要向患者提供用药指导，包括药物的用法、剂量、不良反应的识别以及必要的急救措施，提高患者的自我管理能力；⑤了解不同药物之间可能存在的相互作用，避免给患者带来不必要的风险；⑥特殊移植患者，如儿童、老年人、孕妇等特殊人群，需要更加细致地考虑药物的选择和剂量，确保用药的安全性。

一种药物通常有商品名和通用名，商品名是药物生产厂家冠以的名称，而通用名是通用的、非商品化的名称。同一通用名的药物可具有多种商品名。护士需要掌握常用药物的名称、药物规格、适应证、药物的相互作用、药物不良反应和健康教育，还需监测常用药物的效果和患者的反应，预防并处理可能的药物不良反应，确保患者用药的安全。

一、作用于外周神经系统的药物

注射用顺苯磺酸阿曲库胺
(Cisatracurium Besilate for Injection)

【规格】

注射液：5 mL/10 mg。

【适应证】

肌肉松弛药，主要作为全麻的辅助用药或在重症监护室起镇静作用，它可以松弛骨骼肌，使气管插管和机械通气易于进行。

【药物的相互作用】

(1)与抗胆碱能药物(如抗胆碱能毒蕈碱类药物)并用时，可能会增强对方的效应，导致过度松弛和其他抗胆碱能副作用。

(2)与某些抗心律失常药物(如奎尼丁、普罗帕酮等)并用时，可能会影响心脏传导系统。

(3)与抗组胺药物(如苯海拉明等)并用时，可能会增强对方的副作用，如嗜睡和视力模糊。

(4)与其他肌肉松弛药(如维库溴铵、泮库溴铵等)并用时，可能会增加肌肉松弛的效果，需要注意剂量和给药间隔。

(5)长期使用可能会影响肌肉松弛的效果，需要在医生的指导下调整剂量。

(6)与影响电解质平衡的药物(如利尿药、补充钾或镁的药物等)并用时，可能会影响肌肉松弛的效果。

【药物不良反应】

常见心动过缓、低血压。

【护理要点】

(1)配制：不推荐乳酸钠林格注射液作为该品的稀释液。

(2)使用：宜即配即用，无菌条件下配制的稀释液在2~8 ℃存放不可超过24 h。不可与丙泊酚注射乳剂或硫喷妥钠等碱性溶液在同一注射器中混合或用同一针头同时注射。与盐酸阿芬太尼、氟哌利多、枸橼酸芬太尼、盐酸咪达唑仑和枸橼酸舒芬太尼相容，合用时可通过三通管进行静脉输注。与其他药物用同一针管或套管给药时，建议每注射一种药物以后用适量的0.9%氯化钠注射液冲管。

(3)使用该品时必须备有完善的气管插管、人工呼吸设备以及充足的氧气供应。

(4)2~8 ℃避光保存。

【健康教育】

(1)禁用于孕妇。

(2)对其他神经肌肉阻滞剂过敏的患者在使用该品时应引起高度重视，因为该品在神经肌肉阻滞剂中交叉过敏的发生率大于50%。

二、作用于中枢神经系统的药物

阿司匹林片
(Aspirin Tablets)

【规格】

片剂：0.5 g/片。

【适应证】

解热镇痛药，主要用于：感冒或流行性感冒引起的发热；缓解轻至中度疼痛；小剂量的阿司匹林有抗凝血作用。

【药物的相互作用】

(1)与其他非甾体抗炎镇痛药合用时治疗效果并不加强，胃肠道副作用(包括溃疡和出血)却增加，还可增加其他部位出血的风险。该品与对乙酰氨基酚长期大量合用有引起肾脏病变包括肾乳头坏死、肾癌或膀胱癌的可能。

(2)与任何可引起低凝血酶原血症、血小板减少、血小板聚集功能降低或胃肠道溃疡出血的药物合用时，可有加重凝血障碍及引起出血的风险。

(3)与抗凝药(双香豆素、肝素等)、溶栓药(链激酶、尿激酶)合用，可增加出血的风险。

(4)尿碱化药(碳酸氢钠等)、抗酸药(长期大量应用)可促进该品自尿中排泄，使血药浓度下降。

(5)尿酸化药可减低该品排泄，使其血药浓度升高。该品血药浓度已达稳态的患者加用尿酸化药后可能导致该品血药浓度升高、毒性反应增加。

(6)临床不主张该品与激素同时应用，尤其是大量应用时，当激素减量或停药时可出现水杨酸反应，甚至有增加胃肠溃疡和出血的危险性。

(7)胰岛素或口服降糖药物的降糖效果可因与该品合用而加强和加速。

(8)与甲氨蝶呤合用时，可减少甲氨蝶呤与蛋白的结合，减少其从肾脏的排泄，使血药浓度升高而增加毒性反应。

(9)丙磺舒或磺吡酮的排尿酸作用，可因与该品同时应用而降低。

【药物不良反应】

耳鸣；恶心；隐性出血、血尿；白细胞减少、血小板减少、出血时间延长；肝脏损害；过敏反应等。

【护理要点】

(1)该品用于解热使用不超过 3 天，用于止痛不超过 5 天。

(2)不宜与抗凝血药(如肝素)及溶栓药(链激酶)同用。

(3)痛风、肝、肾功能减退、心功能不全、月经过多以及有溶血性贫血史的患者慎用。

(4)阿司匹林会不可逆地抑制血小板聚集，停药 5~7 天后才能行择期手术，以便新的血小板形成和释放。

(5)周期性检查 HCT、HB、PT、INR 和肾功能；周期性检查患者瘀点、黑便、血尿情况。

【健康教育】

(1)告知患者服用该品期间不得饮酒或含有乙醇的饮料，建议低盐饮食。

(2)不能同时服用其他含有解热镇痛成分的药物(如某些复方抗感冒药)。

(3)建议长时间大剂量使用阿司匹林的患者，注意皮肤瘀斑、牙龈出血、胃肠出血的征象，多饮水，使用软毛牙刷。

左乙拉西坦片

(Levetiracetam Tablets)

【规格】

片剂：0.25 g/片。

【适应证】

抗癫痫药，主要用于成人及 4 岁以上儿童癫痫患者部分性发作的加用治疗。

【药物的相互作用】

(1)成人与儿童同时服用左乙拉西坦与其他抗癫痫药物时，并无具有临床意义的药物间相互作用。

(2)该品与地高辛、口服避孕药或华法林的合并应用，并不影响左乙拉西坦的自身药代动力学特性。

(3)目前尚无关于左乙拉西坦对丙磺舒、抗酸剂、食物和乙醇相互作用的研究。

【药物不良反应】

乏力；嗜睡；易激动、抑郁、情绪不稳；腹泻、消化不良、恶心、呕吐、食欲减退；眩晕；复视；意外伤害；感染；咳嗽增加；皮疹；白细胞减少等。

【护理要点】

(1)该品可能引起行为异常和精神病性症状，接受该品治疗的患者应监测精神症状和体征。如出现抑郁和/或有自杀意向的症状及行为，应给予合适的处理。

(2)如果患者出现过敏反应或血管性水肿的体征或症状，应停药。

(3)通常应逐渐停药，因为这会增加癫痫发作频率和癫痫持续状态的风险。如果由于严重的不良反应而需要停药，可以考虑快速停药。

【健康教育】

(1)告知患者如果治疗中发生了严重的皮肤病学不良反应，应立即报告医生。

(2)告知患者不能自行停药。

(3)告知患者服药期间怀孕或者打算怀孕应通知医生。

(4)该品会引起嗜睡和疲劳与协调困难，建议用药期间不要驾驶或操作机器。

氟哌啶醇注射液
(Haloperidol Injection)

【规格】

注射液：1 mL/5 mg。

【适应证】

抗精神病药，主要用于治疗各种急、慢性精神分裂症、躁狂症。肌内注射该品可迅速控制兴奋躁动、敌对情绪和攻击行为。也可用于脑器质性精神障碍和老年性精神障碍。

【药物的相互作用】

(1)可能会降低抗高血压药物(如利血平、甲基多巴等)的效果，可能需要调整剂量。

(2)可能会与心脏药物(如β受体阻滞剂、钙通道阻滞剂等)相互作用，可能需要调整剂量。

(3)可能会影响抗凝血药物(如华法林)的代谢，增加出血的风险。在使用这类药物时应密切监测INR。

(4)与镇静剂和麻醉药物(如苯二氮䓬类药物、全身麻醉剂等)并用时，可能会增加镇静作用，增加呼吸抑制的风险。

(5)与抗胆碱能药物并用时，可能会加重抗胆碱能药物的副作用，如口干、视力模糊等。

(6)一些药物如抗抑郁药物、抗生素等也可能影响氟哌啶醇的效果或需要调整剂量。

【药物不良反应】

常见不良反应：心动过速、高血压等心血管反应，锥体外系反应、运动机能亢进、震颤、张力亢进、肌张力障碍和嗜睡。

【护理要点】

(1)该药物未被批准用于治疗痴呆相关精神病性障碍。

(2)肌内注射该品禁用于临床显著心脏疾病患者,建议给药前行基线心电图检查。

(3)可引起嗜睡、体位性低血压、运动和感觉不稳等,注意做跌倒风险评估。

(4)遮光、密闭保存,注射液颜色变深时禁止使用。

【健康教育】

(1)氟哌啶醇可能会损害执行危险任务(例如操作机器、驾驶机动车辆或高空作业等)所需的精神和/或身体能力。

(2)由于可能出现叠加效应和低血压,应避免与乙醇同时使用。

(3)孕妇及儿童慎用,哺乳期妇女使用期间应停止哺乳。

富马酸喹硫平片

(Quetiapine Fumarate Tablets)

【规格】

片剂:①0.2 g/片;②0.1 g/片;③25 mg/片。

【适应证】

抗精神病药,主要用于治疗精神分裂症、双向情感障碍的躁狂发作。

【药物的相互作用】

由于该品主要具有中枢神经系统作用,故在与其他作用于中枢的药物合用时应当谨慎。

(1)该品与锂合用不会影响锂的药代动力学。

(2)该品不会诱导与安替比林代谢有关的肝脏酶系统。该品和苯妥英(一种微粒体酶诱导剂)合用可增加喹硫平的清除率。如果将该品与苯妥英或其他肝酶诱导剂(如卡马西平、巴比妥类、利福平)合用,为保持抗精神病症状的效果,应增加该品的剂量;如果停用苯妥英并换用一种非肝酶诱导剂(如丙戊酸钠),则该品的剂量需要减少。合用抗精神病药物利培酮或氟哌啶醇不会显著改变喹硫平的药代动力学。但该品与硫利达嗪合用时会增加喹硫平的清除率。

(3)与抗抑郁药丙米嗪(一种已知的CYP2D6抑制剂)或氟西汀(一种已知的CYP3A4和CYP2D6抑制剂)合用不会显著改变喹硫平的药代动力学。

(4)在细胞色素酶P450中,介导喹硫平代谢的主要酶类为CYP3A4,与西咪替丁或氟西汀(两种药物都是已知的P450酶抑制剂)合用不会改变喹硫平的药代动力学。但如果喹硫平与CYP3A4的强抑制剂(如全身应用的酮康唑或红霉素)合用需谨慎。

【药物不良反应】

口干、心动过速、便秘、头晕或晕厥、体重增加、嗜睡、静坐不能、肝功能异常、失眠、兴奋或激越、视物模糊、血压下降、肌紧张、震颤、活动减退、乏力、鼻塞、皮肤症状等。

【护理要点】

(1)应适当监测接受抗抑郁药治疗的患者,并密切观察有无临床恶化、自杀和异常行为变化。

(2)整片吞服，不建议掰开或咀嚼缓释片。

(3)白细胞减少、中性粒细胞减少和粒细胞缺乏与用药有关，应严密监测。

(4)应避免与其他已知可延长 QT 间期的药物联合使用，如奎尼丁、盐酸胺碘酮、氯丙嗪、莫西沙星等。

(5)避免突然停药，因有可能引起停药症状。

【健康教育】

(1)药物可能引起头晕或嗜睡，建议患者避免从事需要精神警觉性或协调性的活动，应避免驾驶摩托车或操作具危险性的机械。

(2)从事会升高中枢体温的活动(重体力活动、暴露于极高温或脱水)的患者慎用。

(3)指导患者坐位或卧位时应缓慢站起，避免发生体位性低血压。

(4)指导患者报告抑郁恶化、自杀观念或不正常的行为变化，尤其是起始用药或更改剂量时。

(5)告知患者汇报迟发性运动障碍的症状/体征(肌肉抽搐、吐舌习惯、做鬼脸/咬嘴、肢体随意运动)或抗精神病药恶性综合征(如出汗、发热、木僵、血压不稳定、肌肉强直、自主神经功能紊乱)。

(6)与许多药物存在药物相互作用，使用任何新的药物前应进行专业的医疗咨询。

(7)指导患者用药期间避免饮酒。

盐酸氯丙嗪注射液
(Chlorpromazine Hydrochloride Injection)

【规格】

注射液：①1 mL/25 mg；②2 mL/50 mg。

【适应证】

抗精神病药，主要用于：治疗精神分裂症、躁狂症或其他精神病性障碍；止呕。

【药物的相互作用】

(1)抗胆碱能药物(如阿托品)与氯丙嗪合用可能会增加口干、便秘和其他抗胆碱能副作用。

(2)多巴胺激动剂(如溴隐亭)与氯丙嗪合用可能会相互作用，导致不良反应。

(3)抗组胺药物与氯丙嗪合用可能会增强其镇静作用，导致过度嗜睡或其他中枢神经系统副作用。

(4)β 受体阻滞剂与氯丙嗪合用可能会增加低血压的发生风险。

(5)镇静剂和催眠药(如苯二氮䓬类药物)与氯丙嗪合用可能会增强其中枢抑制作用，导致过度嗜睡或其他中枢神经系统副作用。

(6)其他抗精神病药物(如奥氮平、喹硫平等)与氯丙嗪合用可能会增加副作用的发生风险。

(7)利尿药可能会导致电解质失衡，特别是会发生低钾血症，这可能会影响氯丙嗪的治疗效果和安全性。

(8)皮质类固醇可能会影响钠和水的平衡，与氯丙嗪合用可能会增加心脏负担。

【药物不良反应】

口干、上腹不适；体位性低血压；心悸；锥体外系反应如震颤、静坐不能等；注射局部红肿；肝损害；骨髓抑制；过敏性皮疹及神经阻滞剂恶性综合征等。

【护理要点】

(1)治疗前测定患者基础血压，治疗后常规监测。用药后可引起体位性低血压，肌肉注射后应卧床 1 h 方可起身，宜动作缓慢。

(2)注射时戴手套，避免直接接触药物，因可引起接触性皮炎。

(3)对晕动症引起的呕吐效果差。

(4)选择深大肌肉注射，注射后可轻轻按摩，以防止无菌脓肿。应经常更换注射部位。

(5)警惕少见的致死性并发症如神经阻滞剂恶性综合征(发热、自律失控等)。

【健康教育】

(1)指导患者用药期间戒酒，不宜驾驶车辆、操作机械或高空作业。

(2)向患者说明静脉注射部位不适要及时报告护士。

(3)可用低糖口香糖缓解口干。

三、作用于心血管系统的药物

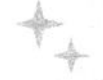

乌拉地尔注射液
(Urapidil Injection)

【规格】

注射液：5 mL/25 mg。

【适应证】

抗高血压药，主要用于治疗高血压危象、控制围手术期高血压。

【药物的相互作用】

(1)与其他抗高血压药物(如利尿药、β 受体阻滞剂、钙通道阻滞剂等)合用时，可能会增强降压效果，需要密切监测血压。

(2)利尿药可能会增加乌拉地尔的降压效果，增加低血压的风险。

(3)β 受体阻滞剂与乌拉地尔合用可能会增加心脏抑制作用，增加心率减慢和传导阻滞的发生风险。

(4)钙通道阻滞剂与乌拉地尔合用可能会增强血管扩张效果，增加低血压的风险。

(5)抗凝血药物(如华法林)与乌拉地尔合用可能会影响凝血功能，需要密切监测 INR 值。

(6)非甾体抗炎药(NSAIDs)可能会影响乌拉地尔的代谢，增加不良反应的发生风险。

(7)乙醇与乌拉地尔合用可能会增加低血压和头晕的风险。

【药物不良反应】

常见不良反应：头痛、头晕、恶心、呕吐、出汗、烦躁、乏力、心悸、心律不齐、上胸部压迫感或呼吸困难、瘙痒、皮肤发红、皮疹等。

【护理要点】

(1)主动脉峡部狭窄或动静脉分流(血流动力学无效的透析分流除外)的患者、哺乳期妇女禁用。

(2)缓慢静脉注射或持续静脉滴注或用输液泵，输入速度需根据患者血压酌情调整，注意监测血压变化，血压骤降可能引起心动过缓甚至心搏骤停。

(3)溶媒选择：生理盐水、5%或10%葡萄糖注射液、5%果糖溶液。静脉输液的最大药物浓度为4 mg/mL。

(4)不可与碱性液体混合，因可能引起溶液浑浊或絮状物形成。

(5)遮光、密闭，在阴凉处保存。

【健康教育】

(1)避免饮酒，因可能会增加乌拉地尔的降压作用。

(2)与其他药物合用时应进行专业药物咨询。

(3)哺乳期孕妇禁用。对于孕妇，仅在绝对必要的情况下方可使用该药。

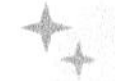

卡维地洛片
(Carvedilol Tablets)

【规格】

片剂：6.25 mg/片。

【适应证】

(1)适用于原发性高血压的治疗，可单独使用或与其他抗高血压药特别是噻嗪类利尿药联合使用。

(2)用于治疗有症状的充血性心力衰竭，可降低死亡率和心血管事件的住院率，改善患者一般情况并减慢疾病进展。

【药物的相互作用】

(1)卡维地洛可增强其他联合使用的抗高血压药物(如α受体拮抗剂)的作用，或产生低血压；与地尔硫卓合用时，个别患者出现心脏传导阻滞(对血流动力学的影响罕见)；与维拉帕米及地尔硫卓等钙通道阻滞剂合用时，应严密监视患者的心电图和血压情况，并严禁静脉联合使用此类药物。

(2)高血压患者在使用卡维地洛的开始阶段、剂量调整阶段及停用卡维地洛时均应加强对地高辛血药浓度的监测。

(3)卡维地洛与可乐定联合用药结束前，在停用可乐定前几天应先停用卡维地洛，然后可乐定逐渐减量至停用。

(4)卡维地洛可能会增强胰岛素或口服降糖药的作用，建议定期监测血糖水平。

(5)卡维地洛用于接受利福平等混合功能氧化酶诱导剂的患者时，卡维地洛的血药浓度可能会降低；而用于接受西咪替丁等混合功能氧化酶抑制剂的患者时，卡维地洛的血药浓度可能会增高，故应引起注意。

(6)麻醉期间患者使用卡维地洛时，应密切观察卡维地洛与麻醉药协同导致的负性肌力作用及低血压等。

(7) 卡维地洛与强心苷联合使用可能延长房室传导时间。

【药物不良反应】

(1) 中枢神经系统：偶尔发生轻度头晕、头痛、乏力，特别是在治疗早期，抑郁、睡眠紊乱、感觉异常罕见。

(2) 心血管系统：治疗早期偶尔有心动过缓、体位性低血压，很少有晕厥。

(3) 呼吸系统：有哮喘或呼吸困难倾向的患者偶尔发病，鼻塞罕见。

(4) 消化系统：胃肠不适（如腹痛、腹泻、恶心等）。

(5) 皮肤：可出现皮肤反应。

(6) 生化和血液系统：偶见血清转氨酶改变、血小板减少、白细胞减少等。

【护理要点】

(1) 以下患者禁用：对该品任何成分过敏者、哮喘、伴有支气管痉挛的慢性阻塞性肺疾病、过敏性鼻炎、肝功能异常、严重低血压、手术前 48 h 内。

(2) 充血性心力衰竭患者服药期间可能使心力衰竭和水钠潴留加重，此时应注意增加利尿药的用量。

【健康教育】

(1) 糖尿患者伴充血性心力衰竭者，可能会使血糖难以控制，应定期监测血糖并相应调整降糖药的用量。

(2) 使用此药期间需要监测心率和血压，心率小于 55 次/min，必须减量。

盐酸特拉唑嗪片

(Terazosin Hydrochloride Tablets)

【规格】

片剂：①1 mg/片；②2 mg/片；③5 mg/片。

【适应证】

α 肾上腺受体拮抗药，适用于轻度或中度高血压治疗，主要降低舒张压。

【药物的相互作用】

(1) 当该品与其他抗高血压药物合用时应当注意观察血压，以避免发生显著低血压。当在利尿药或其他抗高血压药物中加入该品时，应当减少剂量并在必要时重新制定剂量。

(2) 已知该品与镇痛剂/抗炎药物、强心苷、降糖药、抗心律失常药物、抗焦虑药物、镇静剂、抗细菌药、激素/甾体及治疗痛风药物不会产生相互作用。

(3) 该品与磷酸二酯酶(PDE-5)抑制剂合用会发生低血压。

(4) 特拉唑嗪已与下列种类的药物联合给药，未观察到相互作用：镇痛/抗炎药物、抗生素、抗胆碱能/拟交感神经药物、抗痛风药物、心血管药物、皮质类固醇药物、胃肠药物、降血糖药物、镇静和安定药物。

【药物不良反应】

(1) 全身：胸痛、面部水肿、发热、腹痛、颈痛、肩痛。

(2) 心血管系统：心律失常、血管舒张。

(3) 消化系统：便秘、腹泻、口干、消化不良、肠胃胀气、呕吐；代谢/营养疾病：痛风。

(4)肌肉与骨骼系统：关节痛、关节炎、关节病、肌肉痛。

(5)神经系统：焦虑、失眠。

(6)呼吸系统：支气管炎、感冒症状、鼻出血、流感症状、咳嗽加重、咽炎、鼻炎。

【护理要点】

(1)定期测量患者的血压，确保药物的治疗效果。

(2)初始剂量为睡前服用 1 mg，且不应超过此剂量。

(3)怀孕妇女禁用该品，哺乳期妇女使用该品时应停止哺乳。

【健康教育】

(1)告知患者该品可能导致晕厥和直立性症状，首次服药后 12 h、增加剂量后或中断治疗后又重新用药时，避免驾车或危险作业。

(2)告知患者出现低血压症状时，应坐下或躺下，从坐位或卧位起身时也应小心。

(3)告知患者如果出现头昏、轻度头痛或心悸等不适，应告知医生，考虑调整剂量。

注射用硝普钠
(Sodium Nitroprusside for Injection)

【规格】

粉针：50 mg/支。

【适应证】

血管活性药，主要用于治疗高血压危象和急性心力衰竭。

【药物的相互作用】

(1)与其他降压药物(如 β 受体阻滞剂、ACE 抑制剂、ARBs、钙通道阻滞剂等)合用时，可能会增强降压效果，导致低血压。

(2)与硝酸盐类药物(如硝酸甘油、硝酸异山梨酯等)合用时，可能会增加低血压和头痛的风险。

(3)与抗凝血药物(如华法林、肝素等)合用时，可能会增加出血的风险。

(4)糖皮质激素可能会降低硝普钠的效果，增加心脏负担。

(5)利尿药可能会影响硝普钠的代谢，需要调整硝普钠的剂量。

(6)与 β 受体阻滞剂合用时，可能会增加心脏抑制作用，导致低血压和心脏传导阻滞。

(7)与钙通道阻滞剂合用时，可能会增强心脏抑制作用，导致低血压和心脏传导阻滞。

(8)乙醇与硝普钠合用时，可能会增加低血压和头痛的风险。

【药物不良反应】

(1)血压下降过快、过剧，出现眩晕、大汗、头痛、肌肉颤搐、神经紧张或焦虑、烦躁、胃痛、反射性心动过速等。

(2)毒性反应来自其代谢产物氰化物和硫氰酸盐。氰化物中毒可出现：反射消失、昏迷、低血压、脉搏消失、皮肤粉红色、呼吸浅、瞳孔散大等症状，严重过量可致昏迷、死亡。

【护理要点】

(1)用药期间必须密切监测生命体征，开始滴注该品时，5 min 测量一次血压，直到血压平稳，改为 15 min 测量一次，发生低血压立即停药。

(2)指导患者用药期间保持卧位，避免下床活动。

(3)避光输注，采用输液泵单独一路输注。每 8 h 更换一次药液。

(4)使用药物期间注意预防氰化物中毒，出现相关症状立即停药并进行处理。

【健康教育】

(1)向患者说明静脉注射部位不适要及时报告护士。

(2)告知患者如有头昏等不适时，及时报告医务人员。

苯磺酸氨氯地平片
(Amlodipine Besylate Tablets)

【规格】

片剂：①5 mg/片；②10 mg/片。

【适应证】

降压药，主要用于高血压和冠心病的治疗。

【药物的相互作用】

(1)该品与下列药物的合用是安全的：噻嗪类利尿药、β 肾上腺素受体阻滞剂、血管紧张素转化酶抑制剂、长效硝酸酯类药物、舌下含服硝酸甘油、非甾体类抗炎药、抗生素和口服降糖药。

(2)暂未发现与其他药物的相互作用。

【药物不良反应】

包括头痛、面部潮红、恶心、乏力等。个别患者可能出现低血压、心动过速、水肿等。

【护理要点】

(1)定期测量血压，及时记录和报告医生。

(2)健康饮食，减少盐分摄入，限制饮酒。

(3)执行合理的锻炼计划，适度运动。

(4)定期监测，配合医生调整治疗方案。

【健康教育】

(1)可能发生低血压，特别是严重的主动脉狭窄患者。

(2)极少数患者可出现心绞痛恶化或发生急性心肌梗死。

(3)注意改善生活方式，如戒烟、限制咖啡因和乙醇摄入、保持健康饮食等。

盐酸哌唑嗪片
(Prazosin Hydrochloride Tablets)

【规格】

片剂：1 mg/片。

【适应证】

抗高血压药，主要用于：治疗高血压(作为第二线药物，常在第一线药物治疗不满意时采用或合用)；充血性心力衰竭(严重的难治性患者)；麦角胺过量。

【药物的相互作用】

(1)与钙拮抗药、其他降压药或利尿药同用时，降压作用加强，剂量须适当调整。

(2)与噻嗪类利尿药或β受体阻滞剂合用，使降压作用加强而水钠潴留症状可能减轻。合用时应调节剂量以达到每一种药物的最小有效剂量。

(3)与非甾体类抗炎镇痛药同用，尤其与吲哚美辛同用，可使该品的降压作用减弱。

(4)与拟交感神经类药物同用,该品的降压作用减弱。

【药物不良反应】

(1)晕厥，大多数由体位性低血压引起，偶发生在心室率为100~160次/min的情况下，通常在首次给药后30~90 min或与其他降压药合用时出现。较少见的反应有心绞痛的发生或加重、气短、下肢浮肿、体重增加。

(2)少见的反应有排尿失控、手足麻木。

(3)眩晕和嗜睡可发生在首次服药后。

【护理要点】

(1)定期测量患者的血压，确保药物的治疗效果。

(2)首次用量以0.5 mg为宜，如无不良反应可逐渐加量，不宜过快、过多。

(3)首次给药及以后加大剂量时，均建议在患者卧床时给药，不做快速起立动作，以免发生体位性低血压反应。

【健康教育】

(1)告知患者按照医生的指导用药，不要随意停药或改变剂量。

(2)告知患者定期测量血压，并记录下来以供医生参考。

(3)告知患者如果出现不良反应或症状加重，及时就医咨询。

左西孟旦注射液

(Levosimendan Injection)

【规格】

注射液：5 mL/12.5 mg。

【适应证】

非强心苷类心脏刺激药，主要用于传统治疗(利尿药、血管紧张素转化酶抑制剂和洋地黄类)治疗效果不佳，并且需要增加心肌收缩力的急性失代偿心力衰竭的短期治疗。

【药物的相互作用】

(1)β受体阻滞剂通常与正性肌力药物联合使用以改善心脏功能，但在某些情况下，如果β受体阻滞剂的剂量过高或左西孟旦使用不当，可能会导致心脏传导阻滞或其他心血管副作用。

(2)利尿药可能会影响体液平衡和电解质水平，与左西孟旦合用时需要注意调整剂量，以防止脱水和电解质失衡。

(3)硝酸盐类药物与左西孟旦合用可能会导致血压过度下降，因为两者都有扩张血管的作用。

(4)降压药物与左西孟旦合用可能会增强降压效果，导致血压过低。

(5)其他心脏药物(如钙通道阻滞剂、ACE 抑制剂等)与左西孟旦合用可能会影响心脏功能和血压控制。

(6)电解质平衡药物(如钾盐补充剂)与左西孟旦合用可能会影响电解质平衡，特别是会影响钾的平衡。

【药物不良反应】

常见的不良反应：头痛、低血压和室性心动过速、低钾血症、失眠、头晕、心动过速、室性早搏、心力衰竭、心肌缺血、早搏、恶心、便秘、腹泻、呕吐、血红蛋白减少等。

【护理要点】

(1)给药前需稀释。仅用于静脉输注，可通过外周或中心静脉单独输注稀释后的左西孟旦输液。

(2)治疗过程中必须对患者心电图、血压、心率进行监测、同时测定尿量。

(3)不可与呋塞米、地高辛、硝酸甘油混合输注。

(4)可能引起血钾浓度降低，在用药前应纠正并监测患者的血钾浓度。

(5)用药前应纠正严重的血容量减少症状，如果出现血压或心率过度变化，应降低输注速度或停止输注。

(6)密闭、遮光、低温(2~8 ℃)保存，不可冷冻结冰。

【健康教育】

(1)不能用于儿童以及 18 岁以下青少年。

(2)哺乳期妇女输注该药物 14 天内不可进行哺乳。

阿托伐他汀钙片
(Atorvastatin Calcium Tablets)

【规格】

片剂：①10 mg/片；②20 mg/片；③40 mg/片。

【适应证】

降血脂药，主要用于治疗高胆固醇血症和高脂血症，以及预防心脑血管疾病如冠心病和脑卒中等的发生。

【药物的相互作用】

(1)当他汀类药物与环孢素、纤维酸衍生物、大环内酯类抗生素(包括红霉素)、康唑类抗真菌药或烟酸合用时，发生肌病的危险性增加。在极罕见情况下，可导致横纹肌溶解，伴有肌球蛋白尿而后继发肾功能不全。

(2)摄入大量柚子汁(每天饮用超过 1.2 L，连续 5 天)可增加阿伐他汀活性(阿托伐他汀和代谢物)，建议服用阿托伐他汀者不应同时摄入大量柚子汁。

(3)该品与口服避孕药合用时，炔诺酮和乙炔雌二醇的血浆浓度增高。

(4)考来替泊(消胆胺)与该品合用时，大于单一药物使用的降脂效果。

(5)该品与华法林合用，凝血酶原时间在最初几天内轻度下降，应严密监测。

【药物不良反应】

使用阿托伐他汀片可能出现一些不良反应，包括发热、胃肠胀气、胆汁淤积、骨骼肌疼痛、肌肉疲劳、颈痛、关节肿胀等。严重的不良反应包括肝功能异常、肌肉损伤和胰腺炎等。

【护理要点】

(1)推荐起始剂量为 10 mg/日，常用剂量为 10~20 mg/日。

(2)不建议与环孢素、替拉那韦、利托那韦等联合用药。

【健康教育】

(1)治疗前，应进行低胆固醇饮食控制，治疗期间也应维持合理膳食。

(2)保持健康的生活方式，包括合理饮食、适量运动和戒烟限酒等。

(3)定期进行血脂检测，定期复查以评估药物治疗效果和调整治疗方案。

(4)服用此药物时需要使用有效避孕措施。

(5)避免与其他药物相互作用，如他汀类药物与某些抗生素、抗真菌药物等联合使用可能增加肌肉损伤风险。

(6)在服药时不建议同时摄入大量葡萄柚汁。

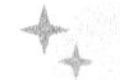

前列地尔注射液
(Alprostadil Injection)

【规格】

注射液：2 mL/10 μg。

【适应证】

心血管用药，主要用于：脏器移植术后的抗栓治疗、动脉导管依赖性先天性心脏病、慢性肝炎的辅助治疗等。

【药物的相互作用】

(1)可能会增强抗凝血药物(如华法林、肝素等)的效果，增加出血的风险。在这种情况下，需要密切监测 INR 或抗凝血药物的剂量。

(2)可能会增强抗血小板药物(如阿司匹林、氯吡格雷等)的效果，增加出血的风险。

(3)与降血压药物(如 ACE 抑制剂、钙通道阻滞剂等)合用时，可能会增强前列地尔的血管扩张效果，导致血压下降。

(4)非甾体抗炎药(NSAIDs)也会抑制血小板聚集，与前列地尔合用可能会增加出血的风险。

(5)糖皮质激素可能会影响前列地尔的代谢，可能会增加前列地尔的副作用。

【药物不良反应】

静脉炎、肺水肿、血压下降、心搏骤停、呼吸暂停、低血钾、假性脉管炎等。

【护理要点】

(1)1~2 mL(前列地尔 5~10 μg)+10 mL 生理盐水(或 5%葡萄糖注射液)缓慢静脉注射，或直接入小壶缓慢静脉滴注。

(2)下述患者慎用该品：有出血倾向的新生儿、心力衰竭(心功能不全)、青光眼、眼压亢进或有胃溃疡并发症的患者。

(3)如果出现发热或明显的低血压，应该减慢静脉推注速度；如果出现呼吸暂停和心动过缓，立即停药并确保可以随时获得呼吸支持设备。

(4)现配现用。注意有无静脉炎的发生。

【健康教育】

(1)妊娠或可能妊娠的妇女禁用该品。

(2)向患者说明静脉注射部位不适要及时报告护士。

羟苯磺酸钙胶囊
(Calcium Dobesilate Capsules)

【规格】

胶囊：0.5 g/粒。

【适应证】

毛细血管保护药，主要用于：

(1)微血管病的治疗：糖尿病性微血管病变——视网膜病及肾小球硬化症(基-威氏综合征)；微血管损伤——伴有毛细血管脆性和通透性增加，毛细血管病，手足发绀。

(2)慢性静脉功能不全(静脉曲张综合征)及其后遗症(栓塞后综合征，腿部溃疡，紫癜性皮炎等郁积性皮肤病，周围血管郁积性水肿等)的辅助治疗。

【药物的相互作用】

尚不明确。

【药物不良反应】

(1)常见不良反应：神经系统疾病如头痛；胃肠道疾病如腹痛、腹泻、恶心、呕吐；骨骼和结缔组织疾病如关节痛、肌肉痛；检查结果常见丙氨酸氨基转移酶升高。

(2)其他不良反应：超敏反应(包括皮疹、过敏性皮炎、瘙痒、荨麻疹、面部水肿)少见，过敏反应罕见。

【护理要点】

(1)严重肾功能不全需透析的患者应减量。

(2)非常罕见的情况下，羟苯磺酸钙可能导致粒细胞缺乏症。在这种情况下，可能出现包括高热，口腔感染(扁桃体炎)，咽喉痛，肛门与生殖器炎症及其他常见感染症状。一旦在治疗中出现这些症状，需立即停止用药，并即刻评估血液成分和白细胞水平。

(3)如发生重度超敏反应(过敏反应或休克)，需要马上停止给药。

(4)避光保存。

【健康教育】

(1)该品服用期间不影响驾驶和使用机器。

(2)告知患者可能发生的不良反应，一旦停药，不良反应即可消失。但在服用过程中如有不适，需立即报告医护人员。

盐酸罂粟碱注射液
(Papaverine Hydrochloride Injection)

【规格】

注射液：1 mL/30 mg。

【适应证】

血管活性药，主要用于治疗脑、心及外周血管痉挛所致的缺血，肾、胆或胃肠道等内脏痉挛。

【药物的相互作用】

(1)硝酸酯类药物(如硝酸甘油、硝酸异山梨酯等)与罂粟碱合用可能会增强血管扩张效果，导致血压过低。

(2)β 受体阻滞剂与罂粟碱合用作用可能会相互抵消，因为 β 受体阻滞剂通常用于减少心率和血压，而罂粟碱则用于增加心率和血压。这种相互作用可能导致血压不稳定和心律失常。

(3)钙通道阻滞剂与罂粟碱合用可能会增强心脏抑制作用，包括增加心率减慢和传导阻滞的发生风险。

(4)某些抗心律失常药物可能会影响罂粟碱的效果，特别是在控制心律方面。

(5)利尿药可能会导致电解质失衡，特别是会发生低钾血症，这可能会影响罂粟碱的效果和安全性。

(6)皮质类固醇可能会影响钠和水的平衡，与罂粟碱合用可能会增加心脏负担。

(7)其他血管扩张剂与罂粟碱合用可能会增强血管扩张效果，导致血压过低。

【药物不良反应】

肝功能受损、注射部位发红、呼吸加深、面色潮红、心跳加速、低血压伴眩晕、视力模糊、嗜睡等。

【护理要点】

(1)应采用输液泵缓慢输注。

(2)用药期间必须密切监测患者生命体征，特别是血压的变化。

(3)需定期检查患者肝功能。

【健康教育】

(1)向患者说明静脉注射部位不适要及时报告护士。

(2)告知患者如有头昏等不适时，及时报告医务人员。

盐酸地尔硫卓缓释胶囊
(Diltiazem Hydrochloride Sustained Release Capsules)

【规格】

胶囊：90 mg/粒。

【适应证】

心血管系统药，适用于：冠状动脉痉挛引起的心绞痛和劳力型心绞痛；高血压。

【药物的相互作用】

(1)钙拮抗剂和丹曲林联合使用有潜在的危险，禁止合并使用。

(2)与以下药物合并使用不合理：该药与艾司洛尔合用治疗效果有协同作用，可出现自主功能紊乱(严重的心动过缓，窦性停搏)，窦房和房室的传导阻滞和心力衰竭；联合应用其他抗心律失常药物是十分危险的，可增加对心脏潜在的不良效果，联合应用时须密切监测，并进行心电图检查。

(3)与以下药物合并使用时应谨慎：与阿芬太尼合用时须调整止痛剂的剂量，监测呼吸抑制作用是否增强；与α1受体拮抗剂(阿夫唑嗪，哌唑嗪，坦洛新和特拉唑嗪)合用时可增加其低血压效应和严重的直立性低血压发生风险；与β受体阻滞剂联合使用时可致窦房和房室传导阻滞和心力衰竭(协同作用)；与盐酸胺碘酮合用可增加心动过缓或房室传导阻滞的发生风险；与卡马西平合用时可增加卡马西平的血药浓度，出现过量的体征(由于肝代谢抑制而引起的)；与利福平合用可通过肝代谢的增加而降低钙拮抗剂的血药浓度；与艾司洛尔(左心室功能正常的患者)合用会造成自主功能紊乱(严重的心动过缓，窦性停搏)，窦房和房室的传导阻滞和心力衰竭(协同作用)；与咪达唑仑合用(静脉给药)可增加咪达唑仑的血药浓度；与巴氯芬合用可增加抗高血压治疗效果。

(4)以下药物需考虑联合用药：与丙咪嗪类抗抑郁药合用可增强降高血压效应以及直立性低血压的发生风险(协同作用)；与皮质类固醇如替可克肽(全身给药)(除了在阿狄森氏病中作为替代治疗应用的氢化可的松以外)合用可降低抗高血压治疗效果(皮质类固醇导致水钠的潴留)；与精神抑制药、安定药合用可增加抗高血压治疗效果和直立性低血压的发生风险。

【药物不良反应】

(1)常见不良反应：头痛、眩晕、无力、恶心、皮疹、光过敏。

(2)其他不良反应：房室传导阻滞、心动过缓、充血性心力衰竭、失眠、血小板减少、高血糖、腹泻等。

【护理要点】

(1)对地尔硫卓过敏者、充血性心力衰竭、病态窦房结综合征未安装起搏器者、Ⅱ度或Ⅲ度房室传导阻滞患者禁用。

(2)器官移植患者口服药物可增加环孢素的血药浓度，合用该品时应降低环孢素的剂量。

(3)用药期间注意观察是否有低血压，长期给药时须定期监测肝、肾功能。

(4)遮光、密闭保存。

【健康教育】

(1)本品可经乳汁排出，哺乳期妇女需停止哺乳。

(2)妊娠或可能妊娠的妇女应禁止用药。

(3)老年患者应从低剂量开始用药。

四、作用于呼吸系统的药物

氨茶碱注射液
(Aminophylline Injection)

【规格】

注射液：①2 mL/0.125 g；②2 mL/0.25 g；③2 mL/0.5 g；④10 mL/0.25 g。

【适应证】

支气管扩张剂，主要用于：支气管哮喘、慢性喘息性支气管炎、慢性阻塞性肺疾病、心功能不全和心源性哮喘。

【药物的相互作用】

(1)与抗凝血药物(如华法林、肝素等)并用时，可能会影响凝血因子的功能，需要注意监测凝血功能，以减少出血的风险。

(2)与β受体阻滞剂(如普萘洛尔、美托洛尔等)并用时，可能会相互抵消对方的效果，从而影响心脏功能。

(3)与其他茶碱类药物(如多索茶碱、咖啡因等)并用时，可能会增加茶碱的血药浓度，导致不良反应。

(4)与强心苷类药物(如地高辛、洋地黄毒苷等)并用时，可能会增加心脏毒性。

(5)与利尿药并用时，可能会促进钾的丢失，导致低钾血症。

(6)氨茶碱与非甾体抗炎药(NSAIDs)并用时，可能会增加肾脏毒性。

(7)与抗高血压药物(如ACE抑制剂、ARBs等)并用时，可能会增强对方的降压效果。

(8)与乙醇并用时，可能会增加心脏抑制作用，导致血压下降和心率减慢。

【药物不良反应】

(1)茶碱的毒性常出现在血清浓度为15~20 μg/mL，特别是在治疗开始，早期多见的有恶心、呕吐、易激动、失眠等；当血清浓度超过20 μg/mL，可出现心动过速、心律失常；当血清中茶碱超过40 μg/mL，可发生发热、失水、惊厥等症状，严重的甚至呼吸、心跳停止致死。

(2)静脉滴注时，应避免与维生素C、促皮质激素、去甲肾上腺素、四环素类盐酸盐配伍。

【护理要点】

(1)密切监测患者生命体征，特别是心率及节律的变化。记录出入量。

(2)该药的中毒症状包括：心动过速、食欲不振、恶心、呕吐、腹泻、焦虑、易激动等，如出现上述症状，应及时监测血药浓度并调整剂量。

(3)使用前应详细检查，如发现药液浑浊、异物、封口松动、漏液、瓶身或瓶口有破裂、漏气等，切勿使用。

(4)该品一经使用，即有空气进入，剩余药液不能再贮存使用。

(5)静脉注射时用5%葡萄糖注射液稀释至20~40 mL，注射时间不得短于10 min。静脉滴注时以5%~10%葡萄糖注射液稀释后缓慢滴注。

(6)静脉给药可引起发热，应缓慢静脉注射。多饮水，以减轻消化道副作用。

(7)禁用患者：对茶碱过敏患者、活动性消化溃疡患者、未经控制的惊厥性疾病患者、急性心肌梗死伴有血压显著降低患者。

【健康教育】

(1)告知患者头晕是老年患者服药后的常见副作用。

(2)告知患者未经医生许可，不要私自更换药物品牌。

(3)吸烟患者如欲戒烟，应先与医生联系。

吸入用异丙托溴铵溶液

(Ipratropium Bromide Solution for Inhalation)

【规格】

吸入剂：①2 mL/0.25 mg；②2 mL/0.5 mg。

【适应证】

阻塞性气管疾病用药，主要用于：作为支气管扩张剂用于慢性阻塞性肺疾病，包括慢性支气管炎和肺气肿引起的支气管痉挛的维持治疗；与吸入性β受体激动剂合用于治疗慢性阻塞性肺疾病，包括慢性支气管炎和哮喘引起的急性支气管痉挛。

【药物的相互作用】

(1)与β受体激动剂和黄嘌呤类制剂合用能增强支气管扩张作用。

(2)当雾化吸入的异丙托溴铵和β受体激动剂合用时，有窄角型青光眼病史的患者可能增加急性青光眼发作的风险。

【药物不良反应】

最常见的不良反应：头痛、咽喉刺激、咳嗽、口干、胃肠动力障碍(包括便秘、腹泻和呕吐)、恶心和头晕。

【护理要点】

(1)只能通过合适的雾化装置吸入，不能口服或注射。

(2)有窄角型青光眼倾向的患者应慎用该品。

(3)可以和盐酸氨溴索吸入用溶液、盐酸溴己新吸入用溶液或非诺特罗吸入用溶液共同吸入使用，不能与色甘酸钠吸入用溶液同时吸入使用。

(4)避免雾化液或气雾进入患者眼睛，因有可能出现眼部并发症。

【健康教育】

(1)告知患者在使用该品治疗期间可能会出现不良反应，如头晕、调节障碍、瞳孔散大和视物模糊，在驾驶汽车或操纵机械时应引起注意。

(2)特别提醒有青光眼倾向的患者在雾化过程中应注意保护眼睛。

(3)哺乳期妇女使用该品应特别慎重。

硫酸特布他林雾化吸入用溶液
(Terbutaline Sulfate Nebuliser Solution)

【规格】

吸入剂：2 mL/5 mg。

【适应证】

阻塞性气管疾病用药，主要用于缓解支气管哮喘、慢性支气管炎、肺气肿及其他肺部疾病所合并的支气管痉挛。

【药物的相互作用】

(1)卤化麻醉剂：使用β2受体激动剂的患者必须谨慎使用卤化麻醉剂，因为它们会增加心律失常的风险。

(2)β受体阻滞剂：包括滴眼液，特别是非选择性β受体阻滞剂会部分或完全抑制β2受体激动剂的作用。

(3)钾消耗剂：由于β受体激动剂的低钾血症作用，尤其是低钾血症导致心律失常等风险增加，应在仔细评估药物效益与风险后，谨慎合用该品和利尿药、甲基黄嘌呤和糖皮质激素等增加低钾血症发生风险的钾消耗剂。

【药物不良反应】

震颤、头痛；低钾血症；心动过速、心悸；肌肉痉挛等。

【护理要点】

(1)用高剂量该品治疗重度哮喘时应监测血钾水平，避免低钾血症。

(2)对伴有糖尿病的患者开始使用该品时应监测血糖，避免高血糖。

(3)严重的心血管疾病、未得到控制的甲状腺毒症、未经治疗的低钾血症及易患窄角型青光眼的患者应谨慎使用。

(4)每一个单包装打开后24 h内使用。

【健康教育】

(1)怀孕前三个月及妊娠末期慎用。

(2)告知患者如出现胸痛或者其他心脏疾病恶化的症状，应立即就医。

(3)告知患者如果出现眼睛疼痛不适、视物模糊、同时伴有因结膜或角膜肿胀而导致眼睛发红时，必须及时报告医生。

盐酸氨溴索注射液
(Ambroxol Hydrochloride Injection)

【规格】

注射液：2 mL/15 mg。

【适应证】

祛痰药，主要用于：伴有痰液分泌不正常及排痰功能不良的急性、慢性肺部疾病(慢性支气管炎急性加重、喘息型支气管炎及支气管哮喘的祛痰治疗)；手术后肺部并发症的预防性治疗；早产儿及新生儿的婴儿呼吸窘迫综合征的治疗。

【药物的相互作用】

(1)镇咳药(如右美沙芬)和镇痛药(如阿片类药物)可能会减少咳嗽反射，与盐酸氨溴索合用可能会降低氨溴索的祛痰效果。

(2)抗组胺药物可能会增加氨溴索的副作用，如嗜睡和头晕。

(3)β受体阻滞剂可能会与氨溴索相互作用，导致支气管痉挛，这在患有支气管哮喘或其他气道疾病的患者中可能特别严重。

(4)抗抑郁药和抗精神病药物可能会增加氨溴索的副作用，如嗜睡和神经系统的副作用。

(5)与其他祛痰药(如麻黄碱)合用可能会增加副作用的发生风险。

【药物不良反应】

红斑；速发型过敏反应；皮疹、荨麻疹；口干、便秘、流涎、咽干等。

【护理要点】

(1)禁止该品与其他药物在同一容器内混合，应特别注意避免与头孢类抗生素、中药注射剂等配伍应用。

(2)有过敏史和高敏状态的患者应慎用该品，一旦出现过敏反应必须立即停药。

【健康教育】

(1)告知患者在用药后新出现皮肤或者黏膜损伤，应及时报告医护人员并停用。

(2)在无医护人员指导与监管的情况下，不得用于2岁以下儿童。

可待因桔梗片

(Codeine Phosphate and Platycodon Tablets)

【规格】

片剂：磷酸可待因0.05 g、桔梗流浸膏0.012 g/片。

【适应证】

阿片衍生物和镇咳祛痰药，主要用于感冒及流行性感冒引起的急、慢性支气管炎、咽喉炎所致的咳痰或干咳。

【药物的相互作用】

与单胺氧化酶抑制剂合用时，该品应减量。

【药物不良反应】

一般不良反应包括恶心、呕吐、便秘、头晕、嗜睡等。严重的不良反应可能包括呼吸抑制、过敏反应、低血压等。

【护理要点】

(1)禁用于已知为CYP2D6超快代谢者。

(2)血液中高于正常浓度的吗啡可能产生危及生命或致死性呼吸抑制，还可能出现极度嗜睡、意识混乱或呼吸变浅。

(3)该品为可待因和桔梗组成的中西药复方制剂，具有祛痰和镇咳作用。

【健康教育】

(1)请将该品放在儿童不能接触的地方。

(2)服药期间不得驾驶机、车、船，不得从事高空作业、机械作业及操作精密仪器。

(3)对于严重抑郁症与能引起呼吸抑制的中枢或呼吸道病变患者，使用此药时要特别注意。

复方可待因口服溶液
(Compound Codeine Phosphate Oral Solution)

【规格】

溶液：120 mL。

【适应证】

止咳药，主要用于缓解感冒症状及上呼吸道感染引起的咳嗽、咳痰、支气管哮喘、鼻塞、流涕、喷嚏、肌肉酸痛、头痛、乏力等症状。

【药物的相互作用】

(1)禁与单胺氧化酶抑制剂合用。

(2)不宜同时服用安眠、镇静或安定药物。

【药物不良反应】

(1)常见不良反应：口干、鼻干、喉干、荨麻疹、药疹、多汗和寒冷。

(2)其他不良反应：心悸、厌食、尿频、呼吸抑制等。

【护理要点】

(1)此类情况禁用：呼吸道疾病包括哮喘，对该品有特异性过敏者，严重高血压、冠状血管病、肝、肾功能不全者，18岁以下青少年儿童，哺乳期妇女。

(2)禁与单胺氧化酶抑制剂合用。

(3)不宜同时服用安眠、镇静或安定药物。

(4)该品具有止咳祛痰、收缩鼻黏膜血管和抗过敏作用。

【健康教育】

(1)不宜过量服用，不宜久服。

(2)服药期间不宜饮酒。

(3)禁用于已知为CYP2D6超快代谢者。

(4)请将该品放在儿童不能接触的地方。

(5)服药期间不得驾驶机、车、船，不得从事高空作业、机械作业及操作精密仪器。

(6)对于严重抑郁症与能引起呼吸抑制的中枢或呼吸道病变患者，使用此药时要特别注意。

氯雷他定片
(Loratadine Tablets)

【规格】

片剂：10 mg/片。

【适应证】

系统用其他抗组胺药，主要用于缓解过敏性鼻炎有关的症状，如喷嚏、流涕、鼻痒、鼻

塞以及眼部痒及烧灼感。口服药物后，鼻和眼部症状及体征能得以迅速缓解。亦适用于缓解慢性荨麻疹、瘙痒性皮肤病及其他过敏性皮肤病的症状及体征。

【药物的相互作用】

(1)同时服用酮康唑、大环内酯类抗生素、西咪替丁、茶碱等药物，会提高氯雷他定在血浆中的浓度，应慎用。

(2)其他已知能抑制肝脏代谢的药物，在未明确与氯雷他定相互作用前应谨慎合用。

(3)如与其他药物同时使用可能会发生药物相互作用，详情应咨询医师或药师。

【药物不良反应】

(1)在每天 10 mg 的推荐剂量下，该品未见明显的镇静作用，其发生率与安慰剂相似。

(2)常见不良反应有乏力、头痛、嗜睡、口干、胃肠道不适(包括恶心、胃炎)以及皮疹等。

(3)罕见不良反应有脱发、过敏反应、肝功能异常、心动过速及心悸等。

【护理要点】

(1)当与乙醇同时服用时，根据精神运动试验研究表明，此药无药效协同作用。

(2)同时服用酮康唑、大环内酯类抗生素、西咪替丁、茶碱等药物，会提高氯雷他定在血浆中的浓度，应慎用。其他已知能抑制肝脏代谢的药物，在未明确与氯雷他定相互作用前应谨慎合用。

(3)该品为高效、作用持久的三环类抗组胺药，为选择性外周 H_1 受体拮抗剂，可缓解过敏反应引起的各种症状。

(4)已知对氯雷他定或该品中其他成分过敏者禁用。

【健康教育】

(1)肝功能不全、妊娠期及哺乳期妇女请在医生的指示下正确使用药物。

(2)对该品过敏者禁用，过敏体质慎用。

(3)请将该品放置在儿童不能接触的地方，儿童必须在成人监护下使用。

注射用西维来司他钠

(Sivelestat Sodium for Injection)

【规格】

注射粉针：0.1 g。

【适应证】

呼吸系统用药，主要用于改善全身性炎症综合征的急性肺损伤/急性呼吸窘迫综合征。

【药物的相互作用】

(1)与其他降血压药物(如 β 受体阻滞剂、ACE 抑制剂、ARBs、利尿药等)合用时，可能会增强降压效果，需要密切监测血压，并可能需要调整剂量。

(2)与抗凝血药物(如华法林、肝素等)合用时，可能会增加出血的风险。在使用抗凝血药物时，需要监测凝血功能，并可能需要调整抗凝血药物的剂量。

(3)与某些调节血脂药物(如他汀类药物)合用时，可能会增加肌肉痛或肌病发生的风险。

(4)与非甾体抗炎药(NSAIDs)合用时,可能会增加肾脏损害的风险。

(5)糖皮质激素可能会影响西维来司他钠的代谢,增加副作用的发生风险。

(6)葡萄柚汁可能会增加西维来司他钠的血药浓度,增加副作用的发生风险。

【药物不良反应】

(1)严重不良反应:呼吸困难、白细胞减少、血小板减少、肝功能损伤、黄疸等。

(2)其他不良反应:高钾血症、尿素肌酐升高、尿胆原阳性、乳酸脱氢酶升高、注射部位静脉炎、皮疹等。

【护理要点】

(1)对该品成分过敏者禁用,该药不能替代急性肺部疾病的一般治疗。

(2)建议在肺损伤发生后 72 h 内开始使用该品,症状改善后可在短期给药后停药。

(3)使用生理盐水 250~500 mL 进行配置,现配现用。24 h 持续静脉给药(相当于 0.2 mg/kg·h),最长持续给药 14 天。

(4)避免与氨基酸混合输注,因会发生沉淀。

(5)密闭、遮光,室温保存。

【健康教育】

(1)告知患者用药的必要性及不良反应。

(2)使用该品治疗期间停止哺乳,妊娠期妇女及儿童用药安全性尚不明确。

吸入用布地奈德混悬液

(Budesonide Suspension for Inhalation)

【规格】

吸入剂:①2 mL/0.5 mg;②2 mL/1 mg。

【适应证】

局部作用的皮质甾体激素类,主要用于治疗支气管哮喘。可替代或减少口服类固醇治疗。在其他方式给予类固醇治疗不适合时,应使用吸入用布地奈德混悬液。

【药物的相互作用】

在临床研究中,布地奈德与其他药物联合给药较为常见,可增加不良事件发生率。

(1)口服酮康唑后,会导致口服布地奈德平均血浆药物浓度增加。当与伊曲康唑、克拉霉素、红霉素等联合用药时,可能使布地奈德的代谢受到抑制,并且增加布地奈德的全身暴露量。当布地奈德与长期使用的酮康唑或其他已知的 CYP3A4 抑制剂联合用药时,应当予以注意。

(2)奥美拉唑对于口服布地奈德的药代动力学没有影响,而西咪替丁(一种 CYP1A2 的主要抑制剂)能够导致布地奈德清除率轻微下降,并且相应增加其口服生物利用度。

【药物不良反应】

腹泻、直肠出血、外周水肿、肌肉痉挛、头晕、皮疹、血压升高等。

【护理要点】

(1)该品可与 0.9%氯化钠溶液和/或含特布他林、沙丁胺醇、乙酰半胱氨酸或异丙托溴铵的雾化液混合，应在混合后 30 min 内使用。

(2)应避免雾化液喷入患者眼内。

(3)不推荐使用超声喷雾器。

(4)患者发生哮喘恶化时，每天用药次数和(或)总量需要增加。

(5)在 8~30℃温度下保存，不可冷藏。

【健康教育】

(1)指导患者正确使用雾化器，确保药杯内的药液全部用尽。

(2)每次雾化结束后，用水洗脸并漱口。

(3)应以温水淋洗雾化器并晾干待用。

(4)告知患者该品是一种预防治疗药物，必须常规使用，作为缓解急性哮喘发作时不应单独应用。

(5)告知从口服皮质类固醇过渡到使用该品的患者可能出现的反应包括鼻炎、湿疹和结膜炎等过敏症状，患者可能会感到疲倦、头痛、肌肉和关节疼痛或偶有恶心、呕吐等，如有不适，应立即联系医生。

吸入用乙酰半胱氨酸溶液
(Acetylcysteine Solution for Inhalation)

【规格】

吸入剂：3 mL/0.3 g。

【适应证】

祛痰药，主要用于治疗浓稠黏液分泌物过多的呼吸道疾病如：急性支气管炎、慢性支气管炎及其病情恶化者、肺气肿、黏稠物阻塞症，以及支气管扩张症。

【药物的相互作用】

(1)该品不应与镇咳药同时服用，因为镇咳药对咳嗽反射的抑制作用可能会导致支气管分泌物的积聚。

(2)该品可与支气管扩张剂和血管收缩剂等药物合用。如果该品与支气管扩张剂或其他药物混合时，应立即使用，不能存放。当局部使用乙酰半胱氨酸和抗生素时，由于乙酰半胱氨酸和某些抗生素有不相溶现象，在这种情况下应将该品与抗生素分开使用。

(3)该品与硝酸甘油合用会导致明显的低血压并增强颞动脉扩张。如果必须将该品与硝酸甘油合用，应监测患者是否有血压降低现象，这可能是严重的低血压，并警示头痛的可能性。

【药物不良反应】

对鼻咽和胃肠道有刺激，可出现口腔炎、恶心、呕吐等。

【护理要点】

(1)雾化后应鼓励患者排痰，如不能适当排痰，应做体位引流或通过支气管内吸痰方式将分泌物排出，以避免分泌物潴留阻塞气道。

(2)安瓿开启后应立即使用，开启安瓿的药液应放置在冰箱内，并在 24 h 内使用。

(3)应采用塑胶和玻璃制喷雾器。

(4)雾化过程中如有支气管痉挛发生，应立即停止治疗。

【健康教育】

(1)告知患者该品可闻到硫磺味，放入雾化器中药液呈粉红色均属正常现象。

(2)雾化完成后应清洗雾化器。

(3)胃溃疡或有胃溃疡病史的患者应慎用该品。

(4)限钠饮食的患者应慎用该品。

五、作用于消化系统的药物

盐酸甲氧氯普胺注射液
(Metoclopramide Dihydrochloride Injection)

【规格】

注射液：①1 mL/10 mg；②2 mL/10 mg。

【适应证】

镇吐药，主要用于如下情况：

(1)化疗、放疗、手术以及药物引起的呕吐。

(2)缓解急性胃肠炎、胆道、胰腺、尿毒症等疾病引起的恶心、呕吐症状。

(3)诊断性十二指肠插管前以及胃肠钡剂X线检查。

【药物的相互作用】

(1)抗精神病药物(如吩噻嗪类药物、奥氮平、喹硫平等)与甲氧氯普胺合用可能会增加锥体外系副作用的发生风险，如肌张力障碍、震颤和僵硬。

(2)多巴胺激动剂(如溴隐亭、卡比多巴等)与甲氧氯普胺合用可能会相互作用，导致不良反应。

(3)β受体阻滞剂与甲氧氯普胺合用可能会增加低血压的风险。

(4)镇静剂和催眠药(如苯二氮䓬类药物)与甲氧氯普胺合用可能会增强其中枢抑制作用，导致过度嗜睡或其他中枢神经系统副作用。

(5)抗胆碱能药物(如阿托品)与甲氧氯普胺合用可能会增加口干、便秘和其他抗胆碱能副作用。

(6)其他抗恶心药物(如奥坦西隆、格拉斯琼等)与甲氧氯普胺合用可能会增加副作用的发生风险。

【药物不良反应】

昏睡、烦躁不安、恶心、便秘、腹泻、严重口渴、头痛、易激动、直立性低血压、锥体外系反应等。

【护理要点】

(1)对晕动病所致呕吐无效。

(2)用药期间，注意肠鸣音，监测血压变化。

(3)小剂量(小于10 mg)可直接静脉注射，速度须慢，1~2 min注完，快速给药可出现躁动不安，随即进入昏睡状态。

(4)该品禁用于消化道出血等胃肠活动增加后有危险的患者。

【健康教育】

(1)告知患者用药 2 h 内避免从事精神高度紧张的活动。

(2)告知患者戒酒。

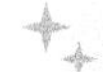

注射用艾司奥美拉唑钠

(Esomeprazole Sodium for Injection)

【规格】

粉针：40 mg。

【适应证】

治疗与胃酸分泌相关疾病的药物，主要用于：作为当口服疗法不适用时，胃食管反流病的替代疗法；口服疗法不适用的急性胃或十二指肠溃疡出血的低危患者(胃镜下 Forrest 分级 llc-lll)；降低成人胃和十二指肠溃疡出血内镜治疗后再出血风险；预防重症患者应激性溃疡出血。

【药物的相互作用】

(1)可能会影响华法林的代谢，增加出血的风险。在使用华法林时，需要监测 INR 值，并可能需要调整华法林的剂量。

(2)与抗凝血药物(如肝素、达比加群酯等)合用时，可能会增加出血的风险。

(3)可能会减少氯吡格雷的代谢，降低其抗血小板作用。在与氯吡格雷合用时，需要注意心血管事件的发生风险。

(4)糖皮质激素可能会减少艾司奥美拉唑钠的效果，促进胃酸分泌。

(5)与其他质子泵抑制剂(PPIs)合用时，可能会增加药物的副作用，如增加骨质疏松症的发生风险。

(6)与某些抗生素(如四环素、红霉素等)合用时，可能会减少抗生素的吸收。

(7)与非甾体抗炎药(NSAIDs)合用时，可能会增加胃肠道副作用的发生风险，如溃疡和出血。

(8)与铁剂合用时，可能会减少铁的吸收。

【药物不良反应】

常见的不良反应：给药部位反应；腹痛、腹泻、便秘、腹胀、恶心/呕吐、胃底腺息肉(良性)；头痛等。

【护理要点】

(1)只能溶于 0.9%氯化钠注射液中供静脉使用。

(2)应短期用药(不超过 7 天)，尽早转为口服治疗。

(3)40 mg/5 mL 配置溶液，静脉注射时间应>3 min；将配置溶液稀释至 100 mL 的 0.9%氯化钠注射液中，静脉滴注时间应在 10~30 min。

(4)配制后的药液应在 12 h 内使用(30 ℃以下)，最好现配现用。

(5)配制的溶液不能与其他药物混合或在同一输液装置中合用。

(6)密闭、遮光保存。

【健康教育】

(1)妊娠期妇女使用应慎重。

(2)哺乳期间不应使用该品。

奥美拉唑肠溶胶囊
(Omeprazole Enteric-coated Capsules)

【规格】

胶囊：①10 mg/粒；②20 mg/粒。

【适应证】

护胃药，主要用于治疗胃酸过多引起的胃溃疡、十二指肠溃疡、胃食管反流病和卓-艾氏综合征。

【药物的相互作用】

该品可延缓经肝脏代谢药物在体内的消除，如地西泮、苯妥英钠、华法林、硝苯啶等，当该品和上述药物一起使用时，应减少后者的用量。

【药物不良反应】

最常见的不良反应为头痛、腹部疼痛、便秘、腹泻、胃肠胀气和恶心/呕吐；也可能导致低镁血症。

【护理要点】

(1)每日晨起或早晚各一次，吞服。

(2)肝功能不全者、严重肝功能不全者慎用，若必须使用须在医生指导下进行。

(3)肾功能不全者慎用，严重肾功能不全者禁用。

(4)密封、避光保存，温度在 15~30 ℃之间。

【健康教育】

(1)该药品不能咀嚼或压碎，应整片吞服，并在进食前服用。

(2)对于吞咽有困难者，可以将药物加入苹果酱中同服。

(3)没有好转的腹泻，可能是艰难梭菌相关性腹泻的征兆。

(4)应关注任何心血管或神经系统症状，包括心悸、头晕、癫痫发作和手足抽搐，如有不适及时报告，因为这些可能是低镁血症的症状。

艾普拉唑肠溶片
(Ilaprazole Enteric-coated Tablets)

【规格】

片剂：5 mg/片。

【适应证】

消化道溃疡和胃食管返流病治疗药物，主要用于治疗胃酸过多引起的消化性溃疡、胃食管反流病等胃肠道疾病。

【药物的相互作用】

(1)由于艾普拉唑抑制胃酸分泌，可影响依赖于胃内 pH 吸收的药物(如酮康唑、伊曲康唑，合用时应注意调整剂量或避免合用。

(2)体外试验和代谢研究的结果提示肝脏 CYP3A4 酶参与该品的代谢，但目前尚不能确定 CYP3A4 酶为该品的主要代谢酶。

【药物不良反应】

艾普拉唑肠溶片可能会引起一些不良反应，包括恶心、呕吐、腹泻、头痛等。

【护理要点】

(1)每日晨起空腹服用，避免与其他药物同时使用，以免影响药效。注意个人卫生，保持良好的生活习惯。

(2)该药品需要遮光、密封，在阴凉处保存。

【健康教育】

(1)该药品不能咀嚼或压碎，应整片吞服。

(2)患者应注意调理饮食，避免暴饮暴食、辛辣刺激食物等，保持规律的饮食与作息。

(3)不建议孕妇及哺乳期妇女服用。

硫糖铝混悬凝胶
(Sucralfate Suspensoid Gel)

【规格】

凝胶：5 mL/1 g。

【适应证】

消化道溃疡和胃食管返流病治疗药物，主要用于：胃溃疡、十二指肠溃疡、急性及有症状的慢性胃炎、非甾体抗炎药引起的胃炎、食管溃疡。

【药物的相互作用】

1. 该品与四环素类抗生素合用可以在体内形成复杂的盐，因此可降低此类化合物的吸收和利用。

2. 制酸剂能影响该品的治疗效果，服该品 0.5 h 内不宜服用制酸剂。

3. 由于该品可影响某些药物的生物利用度，如果在服用该品的同时需服用其他药品，请至少间隔 2 h 使用，或遵医嘱。

【药物不良反应】

可有便秘、口干、腹泻、皮疹、瘙痒、面部水肿、乏力、头晕、失眠和肝转氨酶升高等不良反应。

【护理要点】

(1)长期大剂量服用该品，可能会造成体液中磷缺乏。

(2)肝、肾功能不全者慎用该品。

(3)该品入口会产生一种独特的涩味，若想消除这种感觉，可服用少量清水或其他饮料。

(4)当药品性状发生改变时禁止使用。

【健康教育】

(1)告知患者晨起饭前 1 h 及晚间休息前空腹服用。如果每日服用一次，最好在晚间服用，每次服用后可服用饮料一杯。

(2)妊娠前三个月、习惯性便秘者慎用。

(3)告知患者如果在服用该品的同时需服用其他药品，需至少间隔 2 h。

(4)服用该品 0.5 h 内不宜服用制酸剂。

盐酸洛哌丁胺胶囊
(Loperamide Hydrochloride Capsules)

【规格】

胶囊：2 mg/粒。

【适应证】

止泻药，肠道抗炎/抗感染药，主要用于：控制急、慢性腹泻的症状；用于回肠造瘘术患者，可减少排便量及次数，增加大便稠硬度。

【药物的相互作用】

尚未发现该品与其他药物同时服用时有相互作用。

【药物不良反应】

(1)常见不良反应：便秘。

(2)其他不良反应：免疫系统如过敏反应；消化系统如口干、腹痛、腹胀或不适、恶心、呕吐、胀气、消化不良等；泌尿系统如尿潴留；神经系统如嗜睡、头晕。

(3)严重不良反应：心血管系统如心脏骤停、晕厥；免疫系统如严重超敏反应。

【护理要点】

(1)腹泻患者常发生体液和电解质丢失，应给予适当液体和电解质补充。

(2)出现便秘、腹胀或肠梗阻时，必须立即停用药物。

(3)服用后约 5 h，血浆水平最高。

【健康教育】

(1)无腹泻的腹痛不应使用该品。

(2)药效发挥前，应避免从事需要保持警觉性或协调性的工作。

(3)这种药物可能导致高血糖、恶心、呕吐、口干、头晕、嗜睡或疲劳。

(4)对于急性腹泻患者，如服用该品 48 h 内，临床症状无改善，应告知医疗专业人员。

(5)艾滋病患者在出现腹胀症状时停止用药，并告知医生。

(6)服药期间宜多饮水。

(7)建议患者在 24 h 内服药剂量不应超过 16 mg。

盐酸昂丹司琼注射液
(Ondansetron Hydrochloride Injection)

【规格】

注射液：①2 mL/4 mg；②4 mL/8 mg。

【适应证】

镇吐药和止呕药，主要用于：控制癌症化疗和放疗引起的恶心呕吐；预防和治疗手术后恶心、呕吐。

【药物的相互作用】

(1)临床应用于预防、治疗急性呕吐时，昂丹司琼与地塞米松联用，其功效明显比单用昂丹司琼好得多。

(2)该药与降压药并用时，降压作用可能增强，使用时应予以注意。

(3)该药不能与其他药物混用于同一注射器中使用或者同时输入。

【药物不良反应】

头痛、头部和上腹部有温热感觉、腹部不适、便秘、静脉注射部位的局部反应等。

【护理要点】

(1)该品可肌内注射和静脉注射。

(2)禁止该品与阿扑吗啡联合应用。

(3)中度或重度肝功能损害患者，每日用药剂量不应超过 8 mg。

(4)亚急性肠梗阻患者需在一定监护条件下使用。

(5)20 ℃以下避光贮存。

【健康教育】

(1)不建议妊娠期间使用。

(2)接受该品治疗的母亲停止哺乳。

乳果糖口服溶液
(Lactulose Oral Solution)

【规格】

口服溶液：100 mL/66.7 g(每 ml 含乳果糖 667 mg)。

【适应证】

治便秘药物，主要用于：慢性或习惯性便秘(调节结肠的生理节律)；肝性脑病(用于治疗和预防肝昏迷或昏迷前状态)。

【药物的相互作用】

该品可导致结肠 pH 下降，故可能引起结肠 pH 依赖性药物的失活(如 5-氨基水杨)。

【药物不良反应】

乳果糖不被吸收，中等剂量的乳果糖可能出现轻微的腹痛和烧灼感。剂量过大可引起腹部不适、胃肠胀气、厌食、恶心、呕吐及腹痛、腹泻以及电解质紊乱等。治疗肝性脑病时，有报道极少数病例发生高钠血症。

【护理要点】

(1)服药时间和剂量要按医生的指导进行。以下患者禁用：患有急性炎症性肠病、肠梗阻或者亚阻塞综合征、消化道穿孔或者消化道穿孔风险、阑尾炎、不明原因的腹痛、急腹痛及同时使用其他导泻剂者、糖尿病、半乳糖血症患者、对乳糖或半乳糖不耐受者、果糖不耐受者、乳糖酶缺乏、葡萄糖/半乳糖吸收不良综合征患者、尿毒症患者。

(2)饮水量要足够，以帮助乳果糖发挥作用。

(3)遵循医生的建议，不宜长期过量使用。

(4)该品在便秘治疗剂量下，不会对糖尿病患者带来任何问题。用于治疗肝昏迷或昏迷前期的剂量较高，糖尿病患者应慎用。

【健康教育】

(1)告知患者应直接吞服而不应在口中停留。

(2)每日服用时建议在相同时间服药。

(3)治疗期间，建议每日摄入足量的液体。

(4)若服用剂量过高，可能出现腹痛或腹泻，停药即可。

(5)妊娠期前3个月慎用，3个月以上及哺乳期妇女应在医生指导下使用。

(6)瓶盖打开后，应在3个月内用完。

(7)治疗2~3天后，便秘症状无改善或反复出现，应咨询医生。

阿加糖酶α注射用浓溶液
(Agalsidase Alfa Concentrated Solution for Infusion)

【规格】

注射液：3.5 mL/3.5 mg。

【适应证】

消化道及代谢药物，主要用于治疗法布雷病或其他遗传代谢疾病。

【药物的相互作用】

(1)与其他酶类药物(如α-半乳糖苷酶的其他制剂)并用时，可能会增加药物的效果或副作用。

(2)由于阿加糖酶α治疗可能涉及注射，因此与抗凝血药物(如华法林、肝素等)并用时，需要注意监测凝血功能，以减少出血的风险。

(3)与抗血小板药物(如阿司匹林、氯吡格雷等)并用时，可能会增加出血的风险。

(4)与利尿药并用时，可能会增加肾脏毒性。

(5)与免疫抑制剂(如环磷酰胺、甲氨蝶呤等)并用时，可能会增加感染的风险。

(6)与抗生素并用时，可能会影响抗生素的代谢和效果。

【药物不良反应】

输液相关反应(寒战、发热、潮红、头痛、恶心、呼吸困难、震颤和瘙痒)，输液相关症状(头晕、多汗、低血压、咳嗽、呕吐和疲乏)，外周水肿，头痛、头晕、耳鸣、心悸等。

【护理要点】

(1)配制：用0.9%氯化钠注射液100 mL稀释，稀释后不能振摇，应尽快使用。如果不能立即使用，在2~8 ℃之间贮藏通常不超过24 h。使用带有整体过滤器的静脉输液管，滴注时间要大于40 min。

(2)给药前应检查溶液是否有颗粒物或变色。

(3)输液过程中发生轻度或中度急性输液反应，必须立即告知医生，输液可以暂时中断5~10 min，直到症状消退，然后可以重新开始输液。轻度或一过性的反应可能不需要医学治疗或停止输液。另外，在输液前 1~24 h 口服或静脉内使用抗组胺药和/或糖皮质激素进行预处理，可以防止后续输液反应。

(4)儿童和青少年输液相关反应和疼痛加重发生更加频繁，应予以重视。

(5)2~8 ℃保存。

【健康教育】

(1)告知患者输液后的常见不良反应，如有不适，立即报告。

(2)告知患者该品对驾驶和操作机械的能力没有影响。

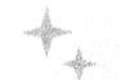

骨化三醇软胶囊
(Calcitriol Soft Capsules)

【规格】

胶囊：①0.25 μg/粒；②0.5 μg/粒。

【适应证】

维生素 D 及其同系物，主要用于治疗维生素 D 缺乏症引起的低钙血症、佝偻病、骨软化症等疾病，还可作为激素性高钙血症或甲状旁腺功能亢进所致的骨质疏松症的辅助治疗。

【药物的相互作用】

(1)使用二苯乙内酰胺或苯巴比妥等酶诱导剂可能会加重三醇在肠道的吸收不良。

(2)含镁药物(如抗酸药)可能导致高镁血症，故长期接受透析的患者使用该品进行治疗时，不能服用这类药物。

(3)由于骨化三醇的维生素 D_3 是最重要的代谢产物之一，因此，在骨化三醇治疗期间禁止使用药理学剂量的维生素 D 及其衍生物制剂，以避免可能发生的附加作用和高钙血症。

(4)与噻嗪类利尿药合用会增加高钙血症的发生风险，对正在进行洋地黄类药物治疗的患者，应谨慎制定骨化三醇的用量，因为这类患者如果发生高钙血症可能会诱发心律失常。

(5)在维生素 D 类似物和激素之间存在功能性拮抗的关系，维生素 D 类制剂能促进钙的吸收，而激素类制剂则会抑制钙的吸收。

(6)由于该品影响磷在肠道、肾脏及骨髓内的输送，故应依据血磷浓度(正常值 2~5 mg/100 mL 或 0.6~1.6 mmol/L)，调节磷结合型制剂的用量。

(7)抗维生素 D 佝偻病患者(家族性低磷血症)应继续口服磷制剂，但应考虑骨化三醇可能刺激肠道磷吸收，因为该影响可能改变磷的需要量。

【药物不良反应】

(1)急性症状：头痛、恶心、呕吐、便秘、胃肠道不适等消化系统反应。

(2)慢性症状：肌无力、体重降低、感觉障碍、发热、多尿以及泌尿道感染。

(3)过敏反应：皮疹、红斑、瘙痒和荨麻疹。

【护理要点】

(1)在使用骨化三醇期间，需要监测患者血钙、磷、尿钙等相关指标，及时调整剂量。

(2) 骨化三醇能增加血无机磷水平，这对低磷血症患者是有益的，但对肾功能衰竭患者来说则要防止不正常的钙沉淀所造成的危险。

(3) 骨化三醇是现有的最有效的维生素 D 代谢产物，故不需与其他维生素 D 制剂合用，以避免维生素 D 过多症。

【健康教育】

(1) 必须严格遵守营养处方，并识别高钙血症的症状。

(2) 患者由服用维生素 D_2 改服骨化三醇时，可能需要数月时间才能使血中维生素 D_2 恢复至基础水平。

(3) 服用此药时必须避免脱水，应保持适当的水摄入量。

多烯磷脂酰胆碱注射液
(Polyene Phosphatidylcholine Injection)

【规格】

注射液：5 mL/232.5 mg。

【适应证】

肝、胆疾病治疗药，主要用于：肝炎、慢性肝炎、肝坏死、肝硬化、肝昏迷；脂肪肝；胆汁阻塞；中毒；预防胆结石复发；手术前后的治疗，尤其是肝、胆手术；妊娠中毒，包括呕吐；银屑病；神经性皮炎；放射综合征。

【药物的相互作用】

(1) 可能会增加抗凝血药物(如华法林)的效果，从而增加出血的风险。在使用这类药物时应密切监测 INR。

(2) 与降血脂药物(如他汀类药物)并用时，可能会影响彼此的代谢，需要监测血脂水平。

(3) 某些抗高血压药物(如 ACE 抑制剂、ARBs 等)可能会影响多烯磷脂酰胆碱的代谢，可能需要调整剂量。

(4) 可能会影响糖尿病药物的效果，如胰岛素和口服降糖药，可能需要调整剂量。

(5) 抗抑郁药物(如 SSRIs、SNRIs 等)可能会影响多烯磷脂酰胆碱的代谢，可能需要调整剂量。

(6) 一些药物如抗肿瘤药物、抗生素等也可能影响多烯磷脂酰胆碱的效果或需要调整剂量。

【药物不良反应】

(1) 皮肤及其附件损害：皮疹、瘙痒、荨麻疹、皮肤发红、皮肤肿胀、出汗增加等。

(2) 全身性损害：寒战、胸闷、发热、高热、畏寒、乏力、疼痛等。

(3) 胃肠系统损害：恶心、呕吐、腹痛、腹泻、腹胀等。

(4) 神经系统损害：头晕、头痛、局部麻木等。

(5) 血管损害和凝血障碍：静脉炎、潮红、静脉痛等。

(6) 心血管系统损害：心悸、血压升高、心律失常等。

(7) 呼吸系统损害：呼吸急促、呼吸困难、咳嗽、哮喘等。

(8) 免疫功能紊乱和感染：过敏反应、过敏样反应、血管神经性水肿、过敏性休克等。

(9)用药部位损害：输液部位疼痛、红肿、瘙痒等。

【护理要点】

(1)严禁用含电解质溶液(生理氯化钠溶液，林格液)稀释。

(2)3 岁以下儿童禁用。

(3)禁止用于儿童肌肉注射。

(4)该品与注射用还原型谷胱甘肽、复方氨基酸注射液、维生素 K_1 注射液、左氧氟沙星注射液、注射用丁二磺酸腺苷蛋氨酸等药品存在配伍禁忌。冲管液体应使用 5%或 10%葡萄糖注射液、5%木糖醇注射液等非电解质溶液。

(5)应缓慢静脉注射。

(6)用药过程中如果患者出现皮疹、瘙痒、呼吸困难、喉头水肿、血压下降等症状和体征，应立即停药并及时治疗。

(7)2~8 ℃贮存。

【健康教育】

(1)不建议孕妇和哺乳期妇女使用。

(2)告知患者如有不适，应立即报告。

六、作用于血液系统的药物

重组人红细胞生成素注射液
(Recombinant Human Erythropoietin Injection)

【规格】

注射剂：①2000 IU/支；②3000 IU/支；③4000 IU/支；④10000 IU/支。

【适应证】

抗贫血药，主要用于治疗慢性肾衰竭患者的贫血症。

【药物的相互作用】

(1)与铁剂并用时，可以增强对方的治疗效果，因为铁剂是红细胞生成所必需的矿物质。

(2)与叶酸和维生素 B_{12} 并用时，可以改善贫血症状，因为这些维生素对于红细胞的合成至关重要。

(3)长期使用可能会影响重组人红细胞生成素的治疗效果，可能需要调整剂量。

(4)抗凝血药物(如华法林、肝素等)可能会影响重组人红细胞生成素的效果，需要注意监测凝血功能。

(5)非甾体抗炎药(NSAIDs)可能会影响重组人红细胞生成素的治疗效果，因为它们可能会减少 EPO 的产生。

(6)某些抗肿瘤药物可能会影响重组人红细胞生成素的治疗效果，因为它们可能会抑制 EPO 的产生或影响骨髓功能。

【药物不良反应】

血压升高、血钾升高、心悸、皮疹、痤疮、恶心、眩晕、头痛、发热等。

【护理要点】

(1)治疗前监测血压，临床实践中，收缩压大于150 mmHg，需先控制血压。

(2)接受长期血液透析的患者，通常在每一次透析过程结束时给予该品。

(3)监测血细胞计数，红细胞压积可能升高并引起过度凝血。

【健康教育】

(1)告知患者注射后2 h内可能出现肢体和盆骨疼痛、畏寒、出汗等不适，这些症状可能持续12 h，然后会消失。

(2)告知患者在开始治疗时不要驾驶或操作重型机器。

(3)告知患者定期监测血压，定期抽血送检。

甲钴胺片
(Mecobalamin Tablets)

【规格】

片剂：0.5 mg/片。

【适应证】

辅酶药，主要用于治疗周围神经病变。可治疗维生素B_{12}缺乏症、巨幼红细胞性贫血以及由此引起的神经系统疾病。它还可以作为维生素B_{12}的替代治疗，用于患有吸收障碍或依赖性B_{12}缺乏症的患者。

【药物的相互作用】

如果与其他药物同时使用可能会发生药物相互作用，详情需咨询医师或药师。

【药物不良反应】

(1)消化系统：食欲不振、恶心、呕吐、腹泻。

(2)过敏反应：皮疹，严重的过敏反应较为罕见。

【护理要点】

(1)服药后3 h达到最高血药浓度，其吸收呈剂量依赖性。

(2)服药后8 h，尿中总维生素B_{12}的排泄量为用药后24 h排泄量的40%~80%。

(3)遮光、密封保存。

【健康教育】

(1)需要指导患者，压式(PTP)包装的药剂要在服药前除去包装。

(2)告知患者如果服用一个月以上无效，则无需继续服用。

(3)从事与汞及化合物接触的工作人员，不宜长期服用本品。

(4)孕妇及哺乳期妇女不推荐使用。

蔗糖铁注射液
(Iron Sucrose Injection)

【规格】

注射液：5 mL/100 mg。

【适应证】

抗贫血药，主要用于口服铁剂效果不好而需要静脉铁剂治疗的患者。

【药物的相互作用】

(1)抗酸药(如质子泵抑制剂、H_2受体拮抗剂)可能会影响蔗糖铁的吸收，因为它们能够改变胃部的酸性环境。

(2)磷酸盐结合剂(如碳酸钙)可能会与铁离子结合，影响铁的吸收。

(3)维生素C是一种强大的还原剂，可以增加铁的吸收。在口服铁剂时，维生素C通常被推荐与铁一起服用，以提高铁的吸收率。然而，在注射形式中，这种相互作用可能不如口服铁剂显著。

(4)含有铁的多种维生素可能会增加铁的摄入量，应该避免在未咨询医生的情况下与蔗糖铁注射液同时使用。

(5)氧化还原剂可能会影响铁的化学状态，从而影响其吸收。

【药物不良反应】

过敏反应，头痛，恶心，腹泻，低血压，肝酶升高，腿部痉挛，呼吸困难，瘙痒，输液部位静脉曲张、痉挛等。

【护理要点】

(1)备心肺复苏设备于床旁，在新患者第一次治疗前，应给予一个小剂量进行测试，成人用1~2.5 mL(20~50 mg)铁，如果在给药15 min后未出现不良反应，继续给予余下的药液。

(2)该品只能与0.9%生理盐水混合使用，现配现用。应选择大静脉，用输液泵单独缓慢输注。

(3)5 mL该品最多稀释到100 mL 0.9%生理盐水中，100 mg铁至少静脉滴注15 min。

(4)谨防静脉外渗漏。如外漏，若针头仍然插着，用少量0.9%生理盐水清洗。为了加快铁的清除，指导患者用黏多糖软膏或油膏涂在针眼处，禁止按摩以避免铁的进一步扩散。

【健康教育】

(1)向患者说明静脉注射部位不适要及时报告护士。

(2)告知患者如有头昏等不适时，及时报告医务人员。

罗沙司他胶囊

(Roxadustat Capsules)

【规格】

胶囊：①20 mg/粒；②50 mg/粒。

【适应证】

抗贫血药，主要用于：治疗肾性贫血、治疗透析依赖性慢性肾脏病患者以及非透析依赖性慢性肾脏病患者。

【药物的相互作用】

(1)磷结合剂、口服铁：罗沙司他(200 mg)与碳酸司维拉姆(2400 mg)或醋酸钙

(1900 mg)合并用药可导致血浆罗沙司他曲线下面积(AUC)和最大血药浓度(Cmax)下降。罗沙司他与碳酸镧合并用药对罗沙司他 AUC 或 Cmax 未显示有临床意义的影响。

(2)活性吸附炭：与口服活性吸附炭(Kremezin®)合并用药对罗沙司他 AUC 或 Cmax 未显示有临床意义的影响。

(3)丙磺舒(UGT 和 OAT1/OAT3 抑制剂)：罗沙司他(100 mg)与丙磺舒(500 mg，一天 2 次)合并用药可导致罗沙司他 AUC 和 Cmax 增加。

(4)他汀类药物：为了避免他汀类药物过量和他汀类药物对骨骼肌的可能影响(如肌肉痛、肌病以及罕见的横纹肌溶解症)，建议与罗沙司他合并用药时考虑减少他汀类药物剂量并监测他汀类药物的不良反应。

(5)吉非罗齐(CYP2C8 和 OATP1B1 抑制剂)：罗沙司他与吉非罗齐或丙磺舒合并用药时会增加罗沙司他血浆暴露量，有导致血红蛋白水平上升过快的潜在风险。

(6)奥美拉唑(胃酸抑制剂)：罗沙司他与奥美拉唑合并用药无相互作用。

(7)CYP450 的抑制/诱导作用：当罗沙司他和通过 CYP 酶代谢的药物合并使用时预期无明显临床相互作用(CYP 代谢抑制)。

【药物不良反应】

眼睑水肿，腹部不适、消化不良、腹胀等胃肠道反应，超敏反应，头晕，食欲下降，血糖升高，转氨酶升高等。

【护理要点】

(1)建议每 2 周监测 1 次血红蛋白水平，直至稳定后改为每 4 周监测 1 次，根据血红蛋白水平调整剂量。

(2)应在磷结合剂、口服铁、含镁/铝抗酸剂或其他含多价阳离子药物和矿物质补充剂使用前后至少间隔 1 h 服用罗沙司他。

(3)如漏服药物，无须补服，继续按原计划服用下次药物。

(4)该品不需要任何特殊的储存条件。

【健康教育】

(1)该品可以空腹服用或与食物同服。

(2)接受腹膜透析或血液透析的患者可在透析治疗前后的任何时间服用。

(3)妊娠期、哺乳期女性禁用罗沙司他。

(4)运动员慎用。

低分子肝素钠注射液
(Low Molecular Weight Heparin Sodium Injection)

【规格】

注射液：①0.2 mL/2500 IU；②0.4 mL/5000 IU。

【适应证】

抗血栓药，主要用于：急性深部静脉血栓；血液透析；不稳定型心绞痛；预防与手术有关的血栓形成等。

【药物的相互作用】

(1)与抗血小板药物(如阿司匹林、氯吡格雷等)并用时，可能会增加出血的风险。

(2)与华法林等抗凝血药物并用时，可能会增加出血的风险，需要密切监测 INR(国际标准化比率)。

(3)非甾体抗炎药(NSAIDs)可能会影响低分子肝素钠的代谢，增加出血的风险。

(4)糖皮质激素可能会影响低分子肝素钠的代谢和效果，可能需要调整低分子肝素钠的剂量。

(5)某些抗高血压药物(如 ACE 抑制剂、ARBs 等)可能会影响低分子肝素钠的代谢，可能需要调整低分子肝素钠的剂量。

(6)口服避孕药可能会增加低分子肝素钠的效果，增加出血的风险。

(7)一些药物如抗肿瘤药物、抗生素等也可能影响低分子肝素钠的效果或需要调整剂量。

【药物不良反应】

出血；注射部位瘀斑；凝血时间延长；血小板减少症；过敏反应；严重皮疹等。

【护理要点】

(1)禁止肌肉注射。不同的低分子肝素钠不可互相替代使用。

(2)治疗前抽血建立患者基础凝血数据，治疗期间周期性检查血小板数量、活化部分凝血活酶时间(APTT)；周期性查看患者瘀点、黑便、血尿情况。

(3)监测患者生命体征，注意有无出血征象。如注射后出血，可静脉注射盐酸鱼精蛋白或硫酸鱼精蛋白进行急救(1 IU 盐酸鱼精蛋白可中和 1.6 IU 的该品)。

【健康教育】

(1)指导患者及其家属观察和及时报告出血体征。

(2)告知患者避免用类似阿司匹林等会和肝素发生药物作用的非处方药。

贝前列素钠片

(Beraprost Sodium Tablets)

【规格】

片剂：①20 μg/片；②40 μg/片。

【适应证】

抗血栓药，主要用于改善慢性动脉闭塞性疾病引起的溃疡、间歇性跛行、疼痛和冷感等症状。

【药物的相互作用】

(1)与一些药物有协同作用，合用时有增加出血倾向的可能，应密切观察，如发现异常，应给予减少剂量或停止合并用药等适当的处置。如抗凝血药：华法林等；抗血小板药：阿司匹林、噻氯匹定等；血栓溶解剂：尿激酶等。

(2)与一些药物可能有协同作用，合用时可能导致血压下降，需密切监测血压。如前列腺素 I_2 制剂、前列环素、内皮素受体拮抗剂、波生坦。

【药物不良反应】

出血倾向；休克；间质性肺炎；肝功能异常；心绞痛；白细胞及血小板减少；过敏反应；耳鸣等。

【护理要点】

(1)正在使用抗凝血药、抗血小板药、血栓溶解剂的患者，月经期的妇女，有出血倾向及其因素的患者慎用。

(2)通常成人饭后口服，一日三次，一次 40 μg。

(3)周期性检查患者血小板数量、PTT；周期性查看患者瘀点、黑便、血尿情况。

【健康教育】

(1)注意皮肤瘀斑、牙龈出血、胃肠出血的征象，多饮水，建议用软毛牙刷。

(2)定期到医院检查血小板计数、凝血功能情况。

(3)妊娠或可能妊娠的妇女禁用，哺乳期应避免服用。

注射用尿激酶
(Urokinase for Injection)

【规格】

注射粉针：①10 万单位/支；②25 万单位/支；③50 万单位/支。

【适应证】

抗凝血药，主要用于血栓栓塞性疾病的溶栓治疗。

【药物的相互作用】

(1)与抗凝血药物(如华法林、肝素、直接口服抗凝血药等)合用时，可能会增加出血的风险。在联合使用时，需要密切监测凝血功能，并调整抗凝血药物的剂量。

(2)与血小板抑制剂(如阿司匹林、氯吡格雷、替格瑞洛等)合用时，也可能会增加出血的风险。

(3)与抗血小板药物合用时，可能会增强抗血小板药物的效果，增加出血的风险。

(4)糖皮质激素可能会影响尿激酶的效果，因此在使用糖皮质激素时，需要调整尿激酶的剂量。

(5)某些抗生素(如氨基糖苷类)可能会增加尿激酶的副作用，如出血。

(6)降血压药物(如利尿药、ACE 抑制剂、ARBs 等)可能会影响尿激酶的代谢，需要调整剂量。

【药物不良反应】

出血；过敏反应；发热；恶心、呕吐、食欲不振；疲倦、肝功能损害等。

【护理要点】

(1)只有经验丰富的医生方可使用。需备止血药、抗过敏药于患者床旁。

(2)治疗前抽血建立患者基础凝血数据(包括 HCT、PT 计数、TT、PT、APTT 测定)，TT 和 APTT 应小于 2 倍延长的范围内。

(3)用药期间应密切观察患者反应，如脉率、体温、呼吸频率和血压、出血倾向等。第 1 h 每 15 min，接下来 8 h 每 30 min，最后每 4 h 监测一次患者过度出血征象。

(4)该品必须随配随用。只能用灭菌注射用水溶解，溶解时应将瓶身轻轻转动，切勿用力震摇(因可产生不溶物)。

(5)避免不必要的搬动，在患者床围栏边放软垫，减少瘀伤。

(6)动脉穿刺给药时，给药完毕，应在穿刺局部加压至少 30 min，并用无菌绷带和敷料加压包扎，以免出血。

【健康教育】

(1)向患者介绍药物作用并取得合作。

(2)指导患者及其家属观察和及时报告出血体征。

硫酸氢氯吡格雷片
(Clopidogrel Bisulfate Tablets)

【规格】

片剂：25 mg/片。

【适应证】

抗血栓药，用于预防和治疗循环障碍。

【药物的相互作用】

(1)口服抗凝剂：因能增加出血强度，不提倡氯吡格雷与华法林合用。

(2)糖蛋白 IIb/IIIa 拮抗剂：应谨慎联用氯吡格雷和糖蛋白 IIb/IIIa 拮抗剂。

(3)乙酰水杨酸(阿司匹林)：阿司匹林不改变氯吡格雷对由 ADP 诱导的血小板聚集的抑制作用，但氯吡格雷增强阿司匹林对胶原诱导的血小板聚集的抑制作用。

(4)肝素：氯吡格雷与肝素之间可能存在药效学相互作用，可使出血危险性增加。

(5)氯吡格雷与萘普生合用使胃肠道隐性出血增加。

(6)SSRIs 和 SNRIs 与氯吡格雷合用可能增加出血风险。

(7)不推荐氯吡格雷与奥美拉唑或埃索美拉唑联合使用，但氯吡格雷可以与泮托拉唑联合给药。

【药物不良反应】

出血；血小板减少；腹痛；呕吐；白细胞及粒细胞减少；感觉异常；过敏反应等。

【护理要点】

(1)不推荐氯吡格雷与华法林合用。

(2)痛风、肝、肾功能减退、心功能不全、月经过多以及有溶血性贫血史的患者慎用。

(3)停药 7 天后才能行择期手术，以便新的血小板形成和释放。

(4)周期性检查患者 HCT、HB、PT、INR 和肾功能；周期性查看患者瘀点、黑便、血尿情况。

【健康教育】

(1)指导患者及其家属观察和及时报告出血体征。

(2)注意皮肤瘀斑、牙龈出血、胃肠出血的征象，多饮水，建议用软毛牙刷，剃胡须时避免划破皮肤。

肝素钠注射液
(Heparin Sodium Injection)

【规格】

注射液：2 mL/12500 U。

【适应证】

抗凝血药，主要用于：防治血栓形成或栓塞性疾病；弥漫性血管内凝血(DIC)；血液透析、体外循环、导管术、微血管手术等操作的抗凝处理。

【药物的相互作用】

(1)与抗血小板药物(如阿司匹林、氯吡格雷等)并用时，可能会增加出血的风险。

(2)与华法林等维生素 K 拮抗剂并用时，可能会增加出血的风险，需要密切监测 INR。

(3)非甾体抗炎药(NSAIDs)可能会增加肝素钠的出血风险。

(4)糖皮质激素可能会增加肝素钠的出血风险。

(5)口服避孕药可能会增加肝素钠的出血风险。

(6)某些抗高血压药物(如 ACE 抑制剂、ARBs 等)可能会影响肝素钠的效果。

(7)一些药物如抗肿瘤药物、抗生素等也可能影响肝素钠的效果或需要调整剂量。

【药物不良反应】

出血、凝血时间延长、血小板减少；皮下坏死；过敏反应等。

【护理要点】

(1)治疗前抽血建立患者基础凝血数据，治疗期间周期性检查血小板数量、活化部分凝血活酶时间(APTT)；周期性查看患者瘀点、黑便、血尿情况。

(2)监测患者生命体征，注意有无出血征象。如注射后引起严重出血，可静脉注射硫酸鱼精蛋白进行急救(1 mg 硫酸鱼精蛋白可中和 100U 肝素钠)。

【健康教育】

(1)指导患者及其家属观察和及时报告出血体征。

(2)告知患者避免用类似阿司匹林等会和肝素发生药物作用的非处方药。

舒洛地特注射液
(Sulodexide Injection)

【规格】

注射液：2 mL/600 LSU。

【适应证】

抗血栓形成药，主要用于治疗有血栓形成危险的血管疾病(静脉血栓形成和血栓后综合征、糖尿病微血管病、缺血性心脏病、脑动脉闭塞性疾病、预防中风、黄斑变性、预防心内血栓等)。

【药物的相互作用】

(1)可能会增强抗凝血药物(如华法林、肝素等)的效果，增加出血的风险。在这种情况下，需要密切监测 INR 或抗凝血药物的剂量。

（2）与其他调血脂药物（如他汀类药物）合用时，可能会增强降脂效果，需要密切监测血脂水平。

（3）胆酸结合剂（如考来烯胺）可能会影响舒洛地特的吸收，因此在使用胆酸结合剂时，可能需要调整舒洛地特的剂量。

（4）某些抗生素（如克拉霉素、红霉素等）可能会影响舒洛地特的代谢，因此在使用这些抗生素时，可能需要调整舒洛地特的剂量。

（5）华法林是一种抗凝血药，与舒洛地特合用可能会增加出血的风险，需要密切监测 INR 值。

【药物不良反应】

（1）常见不良反应：头痛、头晕、腹痛、腹泻、胃痛、皮疹、麻疹、注射部位疼痛或血肿。

（2）严重不良反应：失去知觉、心绞痛。

【护理要点】

（1）可以肌肉注射或静脉注射。

（2）禁用于有出血倾向、对肝素、肝素衍生物和该品过敏的患者。

（3）同时服用抗凝剂治疗时，需要定期监测凝血参数。

（4）过量会导致出血，可使用硫酸鱼精蛋白对抗。

（5）常见静脉输液不相容的药物：维生素 K、维生素 B 复合物、氢化可的松、透明质酸酶、葡萄糖酸钙、季铵盐、氯霉素、四环素和链霉素等。

（6）贮藏温度低于 30 ℃。

【健康教育】

（1）妊娠期不建议使用该品。

（2）对驾驶和机械操作无影响。

华法林钠片

（Warfarin Sodium Tablets）

【规格】

片剂：①2. 5 mg/片；②3 mg/片。

【适应证】

抗血栓药，主要适用于需长期持续抗凝的患者。

【药物的相互作用】

（1）该品与水合氯醛合用，其药效和毒性均增强，应减量慎用。

（2）维生素 K 的吸收障碍或合成下降也影响该品的抗凝作用。

（3）增强该品抗凝作用的药物有：阿司匹林、水杨酸钠、胰高血糖素、奎尼丁、吲哚美辛、保泰松、奎宁、利尿酸、甲磺丁脲、甲硝唑、别嘌呤醇、红霉素、氯霉素、某些氨基糖苷类抗生素、头孢菌素类、苯碘达隆、西咪替丁、氯贝丁酯、右旋甲状腺素、对乙酰氨基酚等。

（4）降低该品抗凝作用的药物：苯妥英钠、巴比妥类、口服避孕药、雌激素、消胆胺、利福平、维生素 K 类、氯噻酮、螺内酯、扑痛酮、皮质激素等。

(5)不能与该品合用的药物：盐酸肾上腺素、阿米卡星、维生素 B_{12}、间羟胺、缩宫素、盐酸氯丙嗪、盐酸万古霉素等。

【药物不良反应】

恶心；过敏反应及皮肤坏死；血尿、月经过多；肝功能异常；发热、头痛等。

【护理要点】

(1)治疗前抽血建立患者基础凝血数据，周期性检查凝血酶原时间(PT)、国际标准化比值(INR)。

(2)治疗期严密观察患者病情，并依据 PT、INR 值调整用量，尽可能维持是正常的 1~2 倍的水平，PT 值大于 1.5 或 2 倍时，出血率增加。发生轻度出血，或凝血酶原时间大于 2.5 倍以上，应减量或停药。

(3)治疗期间严密观察患者口腔黏膜、鼻腔、皮下出血及大便隐血、血尿、呕血等。择期手术者应停药 7 天，急诊手术者需纠正 PT、INR 值≤1.6。

(4)每天同一时间服药，肾衰竭的患者对华法林特别敏感。

【健康教育】

(1)强调依从的重要性，告知患者随身携带卡片，以确认是易出血者。

(2)指导患者及其家属观察和及时报告出血体征，用软毛牙刷，剃胡须时避免划破皮肤，女性月经量过多时，联系医生。

(3)建议患者每天吃同等量的绿叶蔬菜，因其含维生素 K_1，可削弱抗凝作用。

注射用白眉蛇毒血凝酶
(Hemocoagulase for Injection)

【规格】

粉针：①0.5 KU/支；②1 KU/支；③2 KU/支。

【适应证】

止血药，在临床上的主要适应证如下：

(1)外科手术止血：白眉蛇毒血凝酶可以用于手术中的止血，尤其是在心脏手术、血管手术、整形手术和其他需要控制出血的手术中。

(2)治疗出血性疾病：用于治疗各种原因引起的出血，如咯血、鼻出血、消化道出血、泌尿道出血等。

(3)治疗创伤出血：在创伤事件中，用于控制外伤性出血，减少手术时间和不必要的血液输注。

(4)辅助治疗严重出血：在严重出血情况下，与其他止血方法结合使用，以增强止血效果。

(5)心血管手术中的止血：在心血管手术中，如冠状动脉旁路手术、瓣膜置换手术等，白眉蛇毒血凝酶可以帮助控制出血。

(6)治疗透析相关出血：在血液透析过程中，如果患者出现出血，白眉蛇毒血凝酶可以用于止血。

【药物的相互作用】

(1)与肌肉松弛剂并用时，可能会增强对方的肌肉松弛效果，导致过度麻痹。

(2)与抗胆碱能药物(如阿托品、毛果芸香碱等)并用时，可能会相互增强对方的效果，导致干燥、视力模糊等副作用。

(3)与抗高血压药物(如β受体阻滞剂、ACE抑制剂等)并用时，可能会影响血压的控制。

(4)与抗抑郁药(如选择性5-羟色胺再摄取抑制剂SSRIs)并用时，可能会影响情绪和认知功能。

(5)与镇静剂并用时，可能会增强对方的镇静效果，导致嗜睡和反应迟钝。

(6)与局部麻醉药并用时，可能会增强麻醉效果，需要注意麻醉剂的剂量。

【药物不良反应】

(1)过敏反应：注射白眉蛇毒血凝酶后，部分患者可能会出现过敏反应，如皮疹、荨麻疹、瘙痒等。严重过敏反应如呼吸困难、哮鸣、过敏性休克等虽然罕见，但需要立即处理。

(2)注射部位疼痛：注射后，患者可能会感到注射部位疼痛或不适。

(3)血栓形成风险：白眉蛇毒血凝酶的促凝血作用也可能增加血栓形成的风险，尤其是在长时间使用或大剂量使用时。

(4)肝功能异常：部分患者在使用白眉蛇毒血凝酶后可能会出现肝功能异常的指标，如转氨酶升高。

(5)其他血液系统影响：罕见情况下，白眉蛇毒血凝酶可能导致血小板减少或其他血液参数改变。

(6)消化系统不适：如恶心、呕吐、腹泻等症状。

(7)神经系统症状：极少数情况下，可能会出现头痛、头晕、神经痛等症状。

【护理要点】

(1)在原发性纤溶系统亢进(如内分泌腺、癌症手术等)的情况下，白眉蛇毒凝血酶宜与血抗纤溶酶的药物联合应用。

(2)使用期间还应注意观察患者的出血与凝血时间。

【健康教育】

(1)告知患者用药的必要性。

(2)告知患者治疗期间，如有胸闷等不适，立即报告医生。

人纤维蛋白原
(Human Fibrinogen)

【规格】

粉针：0.5 g/瓶。

【适应证】

止血药，主要用于治疗纤维蛋白原减少或缺乏症。

【药物的相互作用】

(1)抗凝血药物(如华法林、肝素等)会干扰正常的凝血过程，与人纤维蛋白原粉针合用可能会影响其止血效果，增加出血的风险。在这种情况下，需要密切监测 INR 或抗凝血药物的剂量。

(2)抗血小板药物(如阿司匹林、氯吡格雷等)也会影响血小板功能，与人纤维蛋白原粉针合用可能会增加出血的风险。

(3)人纤维蛋白原粉针的代谢主要发生在肝脏，因此在使用人纤维蛋白原粉针时，肝功能不全的患者可能需要调整剂量，并在治疗期间定期监测肝功能。

(4)由于人纤维蛋白原粉针及其代谢物主要通过肾脏排泄，因此在使用人纤维蛋白原粉针时，肾功能不全的患者可能需要调整剂量，并在治疗期间定期监测肾功能。

(5)在治疗凝血因子缺乏症时，人纤维蛋白原粉针可能与其他凝血因子制剂(如重组凝血因子 FⅧ或 FⅨ)合用，需要密切监测以避免凝血因子过量。

【药物不良反应】

过敏反应、发热、代谢性酸中毒等。

【护理要点】

(1)在使用该品时应注意配备良好急救措施。

(2)该品专供静脉输注。溶解液的温度应升高到 30~37 ℃，予以带有滤网装置的输血器输注，现配现用。

(3)使用该品期间，应严密监测患者凝血指标、纤维蛋白原水平及电解质水平。

【健康教育】

(1)告知患者用药的必要性。

(2)告知患者治疗期间，如有胸闷等不适，立即报告医生。

凝血酶冻干粉
(Lyophilizing Thrombin Powder)

【规格】

冻干粉：①500 单位；②1000 单位；③2000 单位。

【适应证】

局部止血药，主要用于手术中不易结扎的小血管的止血、消化道出血及外伤出血等。

【药物的相互作用】

(1)该品遇酸、碱、重金属会发生反应而降效。

(2)为提高上消化道出血的止血效果，宜先服一定量制酸剂中和胃酸后口服该品，或同时静脉给予抑酸剂。

(3)该品还可用磷酸盐缓冲液(pH：7.6)或冷牛奶溶解。如用阿拉伯胶、明胶、果糖胶、蜂蜜等配制成乳胶状溶液，可提高凝血酶的止血效果，并可适当减少该品用量。

【药物不良反应】

(1)偶可致过敏反应，应及时停药。

(2)外科止血中应用该品曾有致低热反应的报道。

【护理要点】

(1)严禁注射，如果误入血管可致血栓形成、局部坏死、危及生命。

(2)应现配现用，使用时必须直接与创面接触，才能起止血作用。局部止血用灭菌注射用水溶解成喷雾或用该品干粉喷洒于创面；消化道止血用生理盐水或温开水溶解后口服或局部灌注。

(3)遇酸、碱、重金属会发生反应而降效。宜先服用一定量制酸剂中和胃酸后口服该品，或同时静脉给予抑酸剂。

(4)可用磷酸盐缓冲液(pH：7.6)或冷牛奶溶解。如用阿拉伯胶、明胶、果糖胶、蜂蜜等配置成乳胶状溶液，可提高凝血酶的止血效果，并可适当减少该品用量。

(5)对该品过敏者禁用。

【健康教育】

(1)局部止血时，向患者介绍其作用并取得合作。

(2)告知患者如出现过敏反应，应立即报告医务人员。

人凝血酶原复合物

(Human Prothrombin Complex)

【规格】

粉针：①300 IU；②400 IU。

【适应证】

治疗和预防出血的药物，主要用于如下情况：

(1)遗传性凝血因子Ⅱ、Ⅶ、Ⅸ或Ⅹ缺乏症：这些疾病会导致血液凝固时间延长，使用凝血酶原复合物可以帮助纠正凝血功能障碍，减少出血风险。

(2)获得性凝血因子缺乏：如由于抗磷脂抗体综合征、狼疮抗凝物、药物(如华法林)或病毒(如肝炎)等因素导致的凝血因子缺乏。

(3)严重出血：在严重创伤、手术中或术后，特别是在无法使用新鲜冰冻血浆的情况下，可以迅速提供缺乏的凝血因子。

(4)输血困难或无法输血的情况：对于无法接受输血的患者，如对红细胞或血浆成分过敏的患者，可以作为一种替代治疗。

(5)产科出血：如产后出血或难产时的出血控制。

(6)心脏手术：在某些心脏手术中，可用于控制出血。

【药物的相互作用】

不可与其他药物合用。

【药物不良反应】

发热、头痛、恶心、耳鸣，过敏性休克、DIC、深静脉血栓(DVT)、肺栓塞(PE)或手术后血栓形成等。

【护理要点】

(1)该药仅供静脉滴注，避免输注过快。

(2)观察过敏反应，监测生命体征，并密切监测 PT、APTT、纤维蛋白原、血小板。

(3)现配现用：稀释液温度不宜超过 37 ℃，将瓶子轻轻旋转(切勿用力震摇，以免蛋白变性)直至完全溶解；配制好的药物应用带有滤网装置的输液器立即使用；配制后的溶液可稳定 12 h，但不能再置入冰箱，以免某些活化成分发生沉淀。

(4)给血型为 A 型、B 型、AB 型的患者大量输注时可发生血管内溶血。

【健康教育】

(1)告知患者用药的必要性。

(2)告知患者治疗期间，如有胸闷等不适，立即报告医生。

维生素 K_1 注射液

(Vitamin K_1 Injection)

【规格】

注射液：1 mL/10 mg。

【适应证】

止血药，主要用于：止血、镇痛、缓解支气管痉挛。

【药物的相互作用】

(1)与抗凝血药物(如华法林、肝素、直接口服抗凝血药等)相互作用，可能会减弱抗凝血药物的效果。因此，在使用抗凝血药物的同时或即将使用维生素 K_1 时，应密切监测 INR 值或其他适当的抗凝血指标。

(2)与某些骨质疏松治疗药物(如双磷酸盐类药物)合用可能会影响药物的代谢和效果。

(3)胆汁酸结合剂(如考来烯胺)可能会影响维生素 K_1 的吸收。

(4)肠道菌群调节剂(如抗生素)可能会影响维生素 K_1 的产生和吸收。

(5)叶酸与维生素 K_1 相互作用，可能会影响维生素 K_1 的代谢和效果。

【药物不良反应】

严重过敏反应、面部潮红、出汗、支气管痉挛、心动过速、低血压、注射局部红肿等。

【护理要点】

(1)该品应避光，用于静脉注射宜缓慢，给药速度不应超过 1 mg/min，用药期间密切观察患者有无面部潮红、低血压等情况发生，防止发生过敏性休克。

(2)静脉用药曾有死亡病例，故应谨慎使用。

(3)用药期间，监测血小板水平。

【健康教育】

(1)向患者说明静脉注射部位不适要及时报告护士。

(2)告知患者维生素 K_1 含量高的食物有：花菜、菠菜、鱼、肝、蛋、乳制品等。

50%葡萄糖注射液

(Glucose Injection)

【规格】

注射液：20 mL/10 g。

【适应证】

能量补充剂，主要用于：补充能量和体液；低血糖症；高钾血症。

【药物的相互作用】

(1)抗凝血药物(如华法林、肝素等)会干扰正常的凝血过程，与凝血酶原复合物合用可能会增加出血的风险。在这种情况下，需要密切监测 INR 或抗凝血药物的剂量。

(2)抗血小板药物(如阿司匹林、氯吡格雷等)也会影响血小板功能，与凝血酶原复合物合用可能会增加出血的风险。

(3)维生素 K 拮抗剂会抑制凝血因子的合成，与凝血酶原复合物合用可能会减少凝血酶原复合物的效果。

(4)肝功能不全会影响凝血因子的合成和代谢，与凝血酶原复合物合用可能会增加出血的风险。在肝功能不全的患者中，需要调整凝血酶原复合物的剂量。

(5)与其他凝血因子制剂(如重组凝血因子 FⅧ或 FⅨ)合用时，可能会增加凝血的效果，需要密切监测。

【药物不良反应】

(1)静脉炎，外渗可致局部肿痛。

(2)反应性低血糖：合并使用胰岛素过量、全静脉营养疗法突然停止时易发生。

(3)电解质紊乱：低钾、低钠及低磷血症。

【护理要点】

(1)水肿及严重心、肾功能不全、肝硬化腹水者易致水潴留，应控制输液量。心功能不全者尤应控制滴速。

(2)监测患者血糖、电解质水平。

(3)避免药液外渗，防止发生组织坏死、血管炎等。

【健康教育】

(1)向患者说明用药的必要性。

(2)静脉注射部位不适时要报告护士。

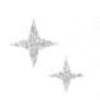

人血白蛋白

(Human Albumin)

【规格】

注射液：①10 g/瓶(20%，50 mL)；②5 g/瓶(10%，50 mL)。

【适应证】

血液代用品和血浆蛋白成分，主要用于：血容量不足的紧急治疗(经晶体扩容后仍不能维持有效血容量)；显著的低白蛋白血症(≤30 g/L)；新生儿高胆红素血症；急性呼吸窘迫综合征；心肺分流术、特殊类型血液透析、血浆置换的辅助治疗。

【药物的相互作用】

(1)可能会稀释血液中的药物浓度，影响药物的治疗效果。特别是在使用需要达到特定血药浓度的药物时，如某些抗生素、抗凝血药物和抗肿瘤药物，需要调整剂量。

(2)人血白蛋白含有多种电解质，与影响电解质平衡的药物(如利尿药、含钾药物等)合用时，可能需要调整剂量以维持电解质平衡。

(3)由于人血白蛋白在肝脏合成，肝功能不全的患者在使用人血白蛋白时可能需要调整剂量，并在治疗期间定期监测肝功能。

(4)人血白蛋白及其代谢物主要通过肾脏排泄，因此在使用人血白蛋白时，肾功能不全的患者可能需要调整剂量，并在治疗期间定期监测肾功能。

(5)含有乙醇的药物或饮料可能会增加人血白蛋白的副作用，如头痛、脸红、心跳加快等。

【药物不良反应】

过敏性休克、超敏反应；喉头水肿、支气管哮喘、呼吸困难；心力衰竭、肺水肿、心肌梗死、心律失常；精神障碍；肾功能受损等。

【护理要点】

(1)药液呈现混浊、沉淀或瓶子有裂纹、瓶盖松动、过期失效等情况不可使用。

(2)开启后应立即使用，限一次输注完毕，不得分次或给第二人使用。

(3)需使用单独输液通路，使用前用生理盐水冲管。

(4)该品可接受的稀释剂包括 0.9% 氯化钠溶液或 5% 葡萄糖溶液。如大剂量使用该品时，应该将其加热至室温或体温状态。禁用灭菌注射用水稀释。若不正确地输入低渗溶液(如无菌注射用水)稀释人血白蛋白，可能造成严重的溶血反应和急性肾功能衰竭。

(5)大量使用或快速输注人血白蛋白可能引起脱水、循环负荷增加、充血性心功能衰竭和肺水肿。一旦出现循环超负荷的临床迹象(如头痛、呼吸困难和颈静脉充盈)，应立刻停止输注。

【健康教育】

(1)告知患者如果对鸡蛋或其他蛋白质过敏，应避免使用白蛋白。

(2)告知患者在使用白蛋白时，可能出现一些不良反应，如过敏反应、发热、恶心、呕吐等，如果出现不适，应立即报告医护人员。

羟乙基淀粉 130/0.4 氯化钠注射液
(Hydroxyethyl Starch 130/0.4 and Sodium Chloride Injection)

【规格】

注射液：500 mL(30 g 羟乙基淀粉 130/0.4、4.5 g 氯化钠)。

【适应证】

血液代用品和血浆蛋白成分，主要用于治疗和预防血容量不足。不能替代血浆中的红细胞或凝血因子。应由医生评估后方可使用。

【药物的相互作用】

(1)与血压药物(如利尿药、ACE 抑制剂、钙通道阻滞剂等)合用时，可能会影响血压调节，需要密切监测血压变化。

(2)抗凝血药物(如华法林、肝素等)与羟乙基淀粉 130/0.4 氯化钠注射液合用时，可能会增加出血的风险。在这种情况下，需要密切监测 INR 或抗凝血药物的剂量。

(3)由于羟乙基淀粉 130/0.4 氯化钠注射液含有氯化钠，与影响电解质平衡的药物(如利尿药、含钾药物等)合用时，可能需要调整剂量以维持电解质平衡。

(4)利尿药可能会增加尿液中的电解质排泄，与羟乙基淀粉 130/0.4 氯化钠注射液合用时，可能会影响电解质平衡。

（5）含有乙醇的药物或饮料可能会增加羟乙基淀粉 130/0.4 氯化钠注射液的副作用，如头痛、脸红、心跳加快等。

【药物不良反应】

血细胞比容降低，血浆蛋白质浓度降低；凝血因子稀释，出血时间和 aPTT 延长，FVⅢ/vWF 复合物水平降低等。

【护理要点】

（1）脓毒症、烧伤、肾功能不全、颅内或者脑出血、危重患者、液体超负荷、肺水肿、脱水、严重高钠或高氯血症、严重肝功能损伤、充血性心力衰竭、既存的凝血功能障碍或出血性疾病、器官移植患者禁忌使用。

（2）治疗血容量不足时，该品使用应限于容量复苏的早期阶段，并持续进行血流动力学监测，在达到合适的血流动力学目标时应停止输注，最大持续时间为 24 h。

（3）初始的 10～20 mL 应缓慢输入，密切观察是否出现过敏/过敏样反应。

（4）遮光、密闭保存。

【健康教育】

（1）运动员慎用。

（2）告知患者治疗期间，如有不适，立即报告医护人员。

腹膜透析液
（Peritoneal Dialysis Solution）

【规格】

①1000 mL/袋；②2000 mL/袋。

【适应证】

主要用于：肾功能衰竭；急性中毒；顽固性心力衰竭；顽固性水肿；电解质紊乱及酸碱平衡失调。

【药物的相互作用】

如与其他药物同时使用可能会发生药物相互作用，详情应咨询医师或药师。

【药物不良反应】

脱水；电解质紊乱；高血糖症；代谢性碱中毒；腹膜炎等。

【护理要点】

（1）应严格按腹膜透析常规进行无菌操作，剩余药液不得再用。

（2）注意水、电解质、酸碱平衡。以含 1.5%～2.5%葡萄糖的透析液为主，尽可能不用高渗透析液，超滤脱水欠佳者只能间歇用 4.25%葡萄糖透析液。糖尿病患者应严密监测血糖水平；肝功能不全时，不宜使用含乳酸盐的腹膜透析液。

（3）使用前应加热至 37 ℃左右，并应检查腹膜透析液是否有渗漏、絮状物等。

（4）该品禁用于静脉注射。一般情况下，不得随意向腹膜透析液内加药；特殊情况可根据患者病情变化做加药处理，但应注意避免刺激腹膜。

（5）注意观察透出液性状及量。重视患者主诉，询问是否有腹痛等不适。

【健康教育】

(1)指导患者观察和及时报告腹膜刺激征。

(2)指导患者周期性随诊。

七、抗感染类药物

利奈唑胺葡萄糖注射液
(Linezolid and Glucose Injection)

【规格】

注射液:①100 mL/0.2 g;②300 mL/0.6 g。

【适应证】

抗菌药,主要用于:革兰氏阳性(G^+)球菌引起的感染。包括由 MRSA 引起的院内获得性肺炎(HAP)、社区获得性肺炎(CAP)、复杂性皮肤或皮肤软组织感染(SSTI)以及耐万古霉素肠球菌感染。

【药物的相互作用】

(1)可能会增强抗凝血药物(如华法林)的效果,增加出血的风险。在这种情况下,需要密切监测 INR 或抗凝血药物的剂量。

(2)苯二氮䓬类药物(如安定、咪达唑仑等)与利奈唑胺合用时,可能会增加苯二氮䓬类药物的副作用,如嗜睡、肌无力等。

(3)与其他抗生素(如万古霉素、庆大霉素等)合用时,可能会增加副作用的发生风险,如耳毒性和肾毒性。

(4)可能会影响降糖药物(如胰岛素、格列本脲等)的效果,可能需要调整剂量。

(5)环孢素与利奈唑胺合用时,可能会增加环孢素的副作用,如高血压、肾毒性等。

【药物不良反应】

腹泻、头痛、口腔念珠菌病、阴道念珠菌病、高血压、局部腹痛、骨髓抑制、血小板减少、周围神经病和视神经病变(有时进展至失明)、乳酸性中毒等。

【护理要点】

(1)应在 30~120 min 内静脉输注完毕。不能将此静脉输液袋串联在其他静脉给药通路中。不可在此溶液中加入其他药物。如同一静脉通路用于几种药物依次给药,应注意配伍禁忌。

(2)高血压未控制、甲亢患者禁用。用药期间应每周检查患者全血细胞计数、视觉功能。糖尿病患者使用时需警惕低血糖的发生。

(3)治疗期间,如反复发生恶心或呕吐、有原因不明的酸中毒或低碳酸血症,需立即进行临床检查,警惕乳酸中毒。

(4)血液透析能加速利奈唑胺的清除。

【健康教育】

(1)应避免大量食用酪胺含量高的食物及饮料,如风干的肉类、泡菜等。

(2)告知患者出现视觉改变时，应当立即通知医生。

(3)治疗期间可能会出现低血糖反应，如出现发汗、发抖以及血糖较低时应告知医生。

复方磺胺甲噁唑片
(Compound Sulfamethoxazole Tablets)

【规格】

片剂：磺胺甲噁唑片 0.4 g、甲氧苄啶 0.08 g/片。

【适应证】

抗菌药，主要用于预防和治疗泌尿与生殖道感染、呼吸道感染等疾病。

【药物的相互作用】

(1)合用尿碱化药可增加该品在碱性尿中的溶解度，使排泄增多。

(2)不能与对氨基苯甲酸合用，对氨基苯甲酸可代替该品被细菌摄取，两者相互拮抗。

(3)一些药物与该品同用时，该品可取代这些药物的蛋白结合部位，或抑制其代谢，以致药物作用时间延长或发生毒性反应。此类药物包括口服抗凝药、口服降血糖药、甲氨蝶呤、苯妥英钠和硫喷妥钠。

(4)与骨髓抑制药合用可能增强此类药物对造血系统的不良反应，如白细胞、血小板减少等。如果确有指征需两药同用时，应严密观察可能发生的毒性反应。

(5)与避孕药(雌激素类)长时间合用可导致避孕的可靠性减少，并增加经期外出血的可能。

(6)与溶栓药物合用时，可能增大其潜在的毒性作用。

(7)与肝毒性药物合用时，可能增加肝毒性发生率。对此类患者尤其是用药时间较长及以往有肝病史者应监测其肝功能。

(8)与光敏药物合用时，可能发生光敏作用的相加。

(9)接受该品治疗者对维生素 K 的需要量增加。

(10)不宜与乌洛托品合用，因乌洛托品在酸性尿中可分解产生甲醛，后者可与该品形成不溶性沉淀物，使发生结晶尿的危险性增加。

(11)该品可取代保泰松的血浆蛋白结合部位，当两者同用时可增强保泰松的作用。

(12)磺吡酮与该品合用时可减少后者自肾小管的分泌，使其血药浓度持久升高易产生毒性反应。因此，在应用磺吡酮期间或在应用其治疗后可能需要调整该品的剂量。当磺吡酮疗程较长时，对该品的血药浓度宜进行监测，有助于调整剂量，保证安全用药。

(13)本品中的 TMP 可抑制华法林的代谢而增强其抗凝作用。

(14)本品中的 TMP 与环孢素合用可增加肾毒性。

(15)利福平与该品合用时，可明显使该品中的 TMP 清除增加和血清半衰期缩短。

(16)不宜与抗肿瘤药、2，4-二氨基嘧啶类药物合用，也不宜在应用其他叶酸拮抗药治疗的疗程期间应用该品，因为有产生骨髓再生不良或巨幼红细胞贫血的可能。

(17)不宜与氨苯砜合用，因氨苯砜与该品中的 TMP 合用时两者血药浓度均可升高，氨苯砜浓度的升高使不良反应增多且加重，尤其是会引起高铁血红蛋白血症的发生。

(18)避免与青霉素类药物合用，因为该品有可能干扰此类药物的杀菌作用。

【药物不良反应】

(1)常见不良反应:过敏反应,可表现为药疹,严重者可发生渗出性红斑、剥脱性皮炎。

(2)其他不良反应:中性粒细胞减少或缺乏症、血小板减少症及再生障碍性贫血、溶血性贫血及血红蛋白尿、恶心、呕吐、腹泻、头痛、乏力等。

【护理要点】

(1)服用此药可发生黄疸、肝功能减退、严重者可发生急性肝坏死,故有肝功能损害者应避免服用。

(2)可发生结晶尿、血尿和管型尿,故服用期间应多饮水,保持高尿流量。如疗程长、剂量大时,除多饮水,宜同服碳酸氢钠。

(3)严重感染者应测定血药浓度,对大多数感染疾患者游离磺胺浓度达 50~150 μg/mL(严重感染 120~150 μg/mL)可有效。总磺胺血浓度不应超过 200 μg/mL,如超过此浓度,不良反应发生率增高。

【健康教育】

(1)用药期间须注意监测血象、电解质等,这对疗程长、服用剂量大、老年、营养不良及服用抗癫痫药的患者尤为重要。

(2)告知患者在服用过程中可能出现的不良反应,如出现严重不适或不良反应,请及时向医生报告。

(3)告知患者不可随意加大剂量、增加用药次数或延长疗程,以防蓄积中毒。

盐酸莫西沙星氯化钠注射液
(Moxifloxacin Hydrochloride and Sodium Chloride Injection)

【规格】

注射液:250 mL(莫西沙星 0.4 g 与氯化钠 2.0 g)。

【适应证】

氟喹诺酮类抗菌药,主要用于感染性疾病的治疗,如急性细菌性鼻窦炎、慢性支气管炎急性发作、社区获得性肺炎、非复杂性皮肤和皮肤组织感染、复杂性腹腔内感染、鼠疫。

【药物的相互作用】

(1)抗凝血药物(如华法林)与莫西沙星合用可能会增加出血的风险,因为莫西沙星可能会影响凝血因子的合成。

(2)可能会影响肝功能检查的结果,因此,在使用莫西沙星期间和停药后一段时间内进行肝功能检测时应谨慎解释结果。

(3)抗心律失常药物(如奎尼丁、普罗帕酮等)与莫西沙星合用可能会增加心律失常的风险。

(4)糖皮质激素(如泼尼松、地塞米松等)与莫西沙星合用可能会增加血糖水平,特别是在糖尿病患者中。

(5)与其他抗生素(如万古霉素)合用可能会增加肾脏负担和副作用的发生风险。

(6)含有金属离子(如钙、镁、铁等)的药物或补充剂与莫西沙星合用可能会影响莫西沙星的吸收。

【药物不良反应】

(1)严重不良反应：肌腱炎和肌腱断裂、周围神经病变、中枢神经系统受影响和重症肌无力加剧。

(2)常见不良反应：恶心、腹泻、头痛、头晕、皮疹、过敏反应。

【护理要点】

(1)给药前检查药液是否有不溶颗粒或变色，如有不得使用。

(2)只能用于静脉滴注，不能用于动脉内、肌内、鞘内注射、腹膜内或皮下给药。

(3)该品中不得加入溶媒或其他药物。

(4)禁用于妊娠期及哺乳期妇女，儿童和青少年(<18 岁)禁用。

(5)有喹诺酮类药物治疗相关肌腱疾病/病症病史的患者禁用。

(6)以下患者禁用：先天性或证明有获得性 QT 间期延长患者；电解质紊乱，尤其是未纠正的低钾血症患者；有临床意义的心动过缓患者；有临床意义的心力衰竭并伴有左心室射血分数降低患者；既往发生过有症状的心律失常患者。

【健康教育】

(1)向老年患者告知该药存在发生肌腱炎或肌腱断裂的潜在副作用，如出现肌腱疼痛、肿胀、炎症或断裂，应注意休息，并与医生联系。

(2)对于糖尿病患者，需更加注意监测血糖。

(3)告知患者用药后应避免过度暴露于光源下。

(4)建议患者在驾驶或操作机械前考虑自己对该品是否有反应(如头晕、急性或短暂的目盲等)。

注射用亚胺培南西司他丁钠

(Imipenem and Cilastatin Sodium for Injection)

【规格】

粉针：亚胺培南 500 mg、西司他丁钠 500 mg/支。

【适应证】

广谱抗生素，特别适用于多种病原体所致和需/厌氧菌引起的混合感染，以及在病原菌未确定前的早期治疗。

【药物的相互作用】

(1)亚胺培南西司他丁钠主要通过肾脏排泄，因此在肾脏功能不全的患者中需要调整剂量。同时，与可能影响肾脏功能的药物(如非甾体抗炎药、利尿药、氨基糖苷类抗生素等)合用时，需要谨慎。

(2)与肝药酶抑制剂(如环孢素、他克莫司、西咪替丁等)合用时，可能会增加亚胺培南西司他丁钠的血药浓度，增加副作用的风险。

(3)与其他抗生素(如万古霉素、去甲万古霉素)合用时，可能会增加肾毒性。

(4)与抗凝血药物(如华法林)合用时，可能会增加出血的风险。在使用抗凝血药物时，需要监测凝血功能，并可能需要调整抗凝血药物的剂量。

(5)与肌肉松弛剂(如筒箭毒碱)合用时，可能会增强肌肉松弛剂的效果，导致过度放松肌肉。

(6)与碳酸酐酶抑制剂(如乙酰唑胺)合用时，可能会促进钾离子从细胞内释放到血液中，导致高钾血症。

【药物不良反应】

红斑、局部疼痛和硬结、血栓性静脉炎、恶心、呕吐、腹泻、血清转氨酶升高等。

【护理要点】

(1)该品仅供静脉滴注。

(2)当每次该品静脉滴注的剂量低于或等于 500 mg 时，静脉滴注时间应不少于 20~30 min，如剂量大于 500 mg 时，静脉滴注时间应不少于 40~60 min。如果患者在滴注时出现恶心症状，可减慢滴注速度。

(3)该品 20 mL 玻璃瓶包装中的无菌粉末应按以下方法进行配制：瓶中的内容物必须先配制成混悬液，再转移至 100 mL 合适的输注液中。推荐的步骤为：从装有 100 mL 稀释液的输注容器中取出 10 mL，加入本品 20 mL 瓶中，摇匀；将混悬液转移至输注容器中；注意混悬液不能直接用于输液；重复上述步骤一次，保证 20 mL 玻璃瓶中的内容物完全转移至输注溶液中；充分振摇输注容器直至溶液澄清。

【健康教育】

(1)向患者说明静脉注射部位不适要及时报告护士。

(2)告知患者如有恶心等不适时，及时报告医务人员。

注射用硫酸黏菌素
(Colistin Sulfate for Injection)

【规格】

粉针：50 万单位/支。

【适应证】

系统用抗感染药(多肽类抗生素)，主要用于严格限定于对该品敏感的耐多药菌和泛耐药菌感染，包括耐多药或泛耐药鲍曼不动杆菌、铜绿假单胞菌或肺炎克雷伯菌所致感染，如泌尿系统、肺部及血流感染等。

【药物的相互作用】

(1)黏菌素可能会影响肾脏功能，因此，在使用黏菌素期间和停药后一段时间内进行肾脏功能检测时应谨慎解释结果。

(2)电解质平衡药物(如氯化钾)与黏菌素合用可能会影响电解质平衡。

(3)与其他抗生素(如氨基糖苷类、大环内酯类等)合用可能会增加抗生素耐药性的发生风险。

(4)利尿药可能会影响体液平衡和电解质水平，与黏菌素合用时需要注意调整剂量，以防止脱水和电解质失衡。

(5)肾脏毒性药物与黏菌素合用可能会增加肾脏损伤的风险。

【药物不良反应】

肾毒性：对肾脏有一定损害，可出现蛋白尿、尿红细胞及管型，偶有血尿素氮升高；神经系统：不同程度的神经毒性反应，如头晕、周围神经炎、视觉障碍、意识混乱等；偶可发生药物热或药疹；抗生素相关腹泻等。

【护理要点】

(1)对该药物过敏及严重肾功能不全患者禁用。

(2)该品不应与其他药物同瓶滴注，溶媒选择为5%葡萄糖注射液。

(3)不应静脉注射，推荐缓慢静脉滴注或使用输液泵，也用于气道雾化吸入治疗。

(4)最大剂量每日不超过150万单位，疗程10~14天，用药过程中需监测肾功能。

(5)不宜与肌肉松弛剂、麻醉剂等合用，防止发生神经肌肉阻滞。不宜与氨基糖苷类、万古霉素等合用，以免加重肾毒性。

(6)密封、凉暗(避光不超过20 ℃)、干燥处保存。

【健康教育】

(1)告知患者药物只能用于治疗细菌感染，并不能治疗病毒感染(例如感冒)。

(2)腹泻通常是因为使用药物，停用后缓解。

(3)孕妇慎用，2岁以下儿童不推荐使用，哺乳期妇女用药时宜暂停哺乳。

注射用替考拉宁

(Teicoplanin for Injection)

【规格】

粉针：200 mg/支。

【适应证】

抗菌药，主要用于治疗各种严重的革兰氏阳性菌感染。

【药物的相互作用】

(1)可能会被肝药酶诱导剂(如卡马西平、苯妥英、利福平等)加速代谢，降低其血药浓度，从而减少治疗效果。

(2)与其他抗生素(如β-内酰胺类、大环内酯类、氨基糖苷类等)合用时，可能会增加肾毒性风险。

(3)与肌肉松弛剂(如筒箭毒碱)合用时，可能会增强肌肉松弛剂的效果，导致过度放松肌肉。

(4)与抗凝血药物(如华法林、肝素等)合用时，可能会增加出血的风险。

(5)利尿药可能会影响替考拉宁的代谢，需要调整替考拉宁的剂量。

(6)糖皮质激素可能会减少替考拉宁的效果，增加细菌感染的风险。

(7)与钙通道阻滞剂合用时，可能会增加低血压的发生风险。

(8)与非甾体抗炎药(NSAIDs)合用时，可能会增加胃肠道副作用，如溃疡和出血。

【药物不良反应】

红斑、局部疼痛、血栓性静脉炎；发热、支气管痉挛、过敏性休克；粒细胞缺乏、白细胞减少、中性粒细胞减少、血小板减少、嗜酸粒细胞增多；肝、肾功能损害；二重感染等。

【护理要点】

(1)该品可以静脉注射、肌肉注射。快速静脉注射时间为 3~5 min，或缓慢静脉滴注时间不少于 30 min。一般每日给药一次，但第一天可以给药两次。肾功能受损患者，前 3 天仍然按常规剂量，第 4 天开始剂量减半，该品不能被血液透析清除。

(2)配置时用双手轻轻滚动小瓶直至药粉完全溶解，要注意避免产生泡沫。非常重要的是，要正确地配制溶液，配制不小心将会导致给药剂量低于 50%。

(3)妊娠及哺乳期妇女、小儿、严重肾功能不全患者慎用。

(4)治疗期间进行血液检查、听力、肝、肾功能检测，监测二重感染。

(5)2~10 ℃密闭保存。

【健康教育】

(1)告知患者用药期间出现耳鸣等不适要报告医生。

(2)向患者说明静脉注射部位不适要及时报告护士。

注射用美罗培南
(Meropenem for Injection)

【规格】

粉针：①0.25 g/支；②0.5 g/支。

【适应证】

抗菌药，主要用于治疗多种不同的感染，包括脑膜炎及肺炎。

【药物的相互作用】

(1)β-内酰胺类抗生素，包括美罗培南，可能会增加出血的风险，特别是在与抗凝血药物(如华法林、肝素等)并用时。在这种情况下，需要密切监测 INR 或抗凝血药物的剂量。

(2)美罗培南主要通过肝脏代谢，因此在使用美罗培南时，肝功能不全的患者可能需要调整剂量，并在治疗期间定期监测肝功能。

(3)美罗培南及其代谢物主要通过肾脏排泄，因此在使用美罗培南时，肾功能不全的患者可能需要调整剂量，并在治疗期间定期监测肾功能。

(4)与其他抗生素(如氨基糖苷类、氟喹诺酮类等)合用时，可能会增加副作用的发生风险，如耳毒性和肾毒性。

(5)可能会影响降糖药物(如胰岛素、格列本脲等)的效果，可能需要调整剂量。

(6)不应与对 β-内酰胺类抗生素过敏的患者使用，因为可能会引起严重的过敏反应。

【药物不良反应】

过敏反应；腹泻、恶心；肝、肾功能异常；尿潴留；意识模糊、感觉异常；胃肠道出血、鼻出血；注射局部疼痛等。

【护理要点】

(1)询问患者过敏史，警惕致命的过敏反应。对 β 内酰胺类抗生素过敏者禁用。

(2)美罗培南静脉推注的时间应大于 5 min，静脉滴注时间大于 15~30 min。美罗培南静脉推注时，应使用无菌注射用水配制，浓度约 50 mg/mL。该品可通过血液透析清除。

(3)临床实践中，肾功能正常者建议输注美罗培南时以输液泵恒速输注(3 h输完)。

(4)用药期间可诱发癫痫发作，一旦发生，停药并通知医生。

(5)长期治疗，必须定期检查器官功能，包括肝、肾和造血功能；监测患者体重和出入量。

【健康教育】

(1)告知哺乳期患者，治疗期间应停止母乳喂养。

(2)向患者说明静脉注射部位不适要及时报告护士。

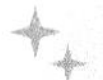

注射用替加环素
(Tigecycline for Injection)

【规格】

粉针：50 mg/支。

【适应证】

系统用抗感染药(四环素类)，主要用于：18岁以上患者因特定细菌的敏感菌株所致感染，包括复杂性腹腔内感染、复杂性皮肤和皮肤软组织感染、社区获得性细菌性肺炎；8岁以上儿童患者的复杂性腹腔内感染、复杂性皮肤和皮肤软组织感染。

【药物的相互作用】

(1)可能会增加抗凝血药物(如华法林)的作用，增加出血的风险。在使用抗凝血药物时，需要监测INR值，并可能需要调整抗凝血药物的剂量。

(2)与血小板抑制剂(如阿司匹林、氯吡格雷等)合用时，可能会增加出血的风险。

(3)与大剂量或不常见的抗生素(如万古霉素、去甲万古霉素)合用时，可能会增加肾毒性。

(4)与抗逆转录病毒药物(如奈韦拉平)合用时，可能会增加奈韦拉平的血药浓度，增加副作用的发生风险。

(5)与某些抗高血压药物(如钙通道阻滞剂、ACE抑制剂)合用时，可能会影响这些药物的代谢，需要调整剂量。

(6)与某些抗抑郁药物(如SSRI类抗抑郁药)合用时，可能会增加抗抑郁药物的血药浓度，增加副作用的发生风险。

(7)可能会影响维生素B_1、B_2、B_6、K以及矿物质(如钙、镁、铁)的吸收。

【药物不良反应】

超敏反应、艰难梭菌相关性腹泻、中枢神经系统反应。

【护理要点】

(1)用药限制：不适用于治疗糖尿病足感染及治疗医院获得性或呼吸机相关性肺炎；8岁以下儿童禁用，因为该品会造成牙齿变色。

(2)成人用药：静脉滴注首次用药方案为首剂100 mg，每间隔12 h给药50 mg，每次给药时长为30~60 min。

(3)药物配置与处理：现配现用。每瓶以5.3 mL的0.9%氯化钠注射液、5%葡萄糖注射液或者乳酸林格氏液进行配置，配制的溶液颜色为黄色至橙色，如果颜色不对应丢弃。

(4)输注：可通过专用的输液管或Y形管静脉给药。如果同一输注管连续用于输注多种药物，应在输注该品前后应用0.9%氯化钠注射液或5%葡萄糖注射液冲管。

(5)不相溶：不应通过同一Y形管和替加环素同时给药的药物包括两性霉素B、两性霉素B脂质体复合物、地西泮、艾美拉唑和奥美拉唑。

(6)保存：该品应避光、密闭，不超过30℃保存。复溶后在室温(不超过25℃)下贮藏达24 h，在2~8℃冷藏可贮藏48 h。

【健康教育】

(1)告知患者抗菌药物仅用于治疗细菌感染，不能用于治疗病毒感染(如普通感冒)。

(2)腹泻是由抗生素引起的常见问题，通常停用抗生素后终止。如治疗期间或结束后出现水样便或血便应尽快告知医生。

(3)因可能头晕而对驾驶和操作机器有影响。

(4)对胎儿有潜在的致畸风险，是否对哺乳有影响尚不明确。

注射用达托霉素
(Daptomycin for Injection)

【规格】

注射用粉针：0.5 g/支。

【适应证】

系统用抗感染药，主要用于：复杂性皮肤及软组织感染；金黄色葡萄球菌血流感染以及伴发的右侧感染性心内膜炎。

【药物的相互作用】

(1)达托霉素与肌肉松弛剂(如筒箭毒碱)合用时，可能会增强肌肉松弛剂的效果，导致过度放松肌肉。

(2)与钙通道阻滞剂(如地尔硫卓、维拉帕米等)合用时，可能会增加钙通道阻滞剂的副作用，如低血压和心律失常。

(3)强心苷类药物(如地高辛、洋地黄毒苷等)与达托霉素合用时，可能会增加心律失常的发生风险。

(4)利尿药可能会影响达托霉素的代谢，需要调整达托霉素的剂量。

(5)与抗凝血药物(如华法林、肝素等)合用时，可能会增加出血的风险。

(6)糖皮质激素可能会减少达托霉素的效果，增加细菌感染的风险。

(7)与其他抗生素(如万古霉素、去甲万古霉素)合用时，可能会增加肾毒性。

【药物不良反应】

速发过敏反应/超敏反应、肌病和横纹肌溶解、嗜酸粒细胞性肺炎、周围神经病变、国际标准化比值升高/凝血酶原时间延长、恶心、呕吐等。

【护理要点】

(1)对达托霉素有过敏反应者、肾损害儿童患者禁用该品，如果使用该品引起过敏反应，应中止给药并采取对症治疗。

(2)不用于治疗肺炎以及金黄色葡萄球菌导致的左侧感染性心内膜炎。

(3)每瓶0.5 g达托霉素用0.9%氯化钠注射液10 mL溶解，注意注射器针头靠在瓶壁缓慢注入，轻轻转动确保粉末全部浸入，静置10 min确保溶液完全溶解。注意为避免产生泡沫，在溶解时以及溶解后避免剧烈搅动或晃动瓶子。

(4)可与0.9%氯化钠注射液或乳酸钠林格注射液联合使用，不可与含右旋糖的稀释液联合使用。

(5)使用前需目测药液是否含有颗粒状杂质。静脉注射(药物浓度50 mg/L)时持续时间应为2 min；静脉滴注时持续时间应为30 min。

(6)本品应避光、密闭，在冷处(2~8 ℃)保存。溶解后药物在室温下保存不超过12 h，在冰箱(2~8 ℃)中保存不超过48 h。

【健康教育】

(1)告知患者可能发生过敏反应包括严重过敏反应，并给予相关指导。

(2)出现肌肉痛或无力，特别是前臂和下肢，以及刺感和麻木感应立即告知医生。

(3)腹泻是抗菌药物使用过程中的常见问题之一，通常停止用药后腹泻能停止。当出现水样便或血样便应尽快和治疗医生联系。

(4)该药只能治疗细菌感染，对病毒感染无效。同时注意严格按照医嘱用药。

注射用头孢他啶阿维巴坦钠
(Ceftazidime and Avibactam Sodium for Injection)

【规格】

注射用粉针：2.5 g(头孢他啶2.0 g+阿维巴坦钠0.5 g)/支。

【适应证】

系统用抗感染药(其他β内酰胺类抗菌药，第三代头孢菌素)，主要用于：复杂性腹腔内感染；医院获得性肺炎和呼吸机相关性肺炎(HAP/VAP)；在治疗方案选择有限的成人患者中治疗对该品敏感的革兰氏阴性菌引起的感染。

【药物的相互作用】

(1)是一种β内酰胺酶抑制剂，与头孢他啶联合使用时，可以增强头孢他啶的抗菌活性。与其他β内酰胺酶抑制剂(如舒巴坦、他唑巴坦等)合用时，可能会增加药物的副作用。

(2)与其他抗生素(如氨基糖苷类、大环内酯类等)合用时，可能会增加肾毒性。

(3)与肌肉松弛剂(如筒箭毒碱)合用时，可能会增强肌肉松弛剂的效果，导致过度放松肌肉。

(4)与抗凝血药物(如华法林、肝素等)合用时，可能会增加出血的风险。

(5)利尿药可能会影响头孢他啶/阿维巴坦钠的代谢，需要调整头孢他啶/阿维巴坦钠的剂量。

(6)糖皮质激素可能会减少头孢他啶/阿维巴坦钠的效果，增加细菌感染的风险。

(7)与钙通道阻滞剂合用时，可能会增加低血压的发生风险。

(8)与非甾体抗炎药(NSAIDs)合用时，可能会增加胃肠道副作用，如溃疡和出血。

【药物不良反应】

(1)常见不良反应：皮疹、血小板或白细胞减少、焦虑、急性肾损伤。

(2)严重不良反应：超敏反应、艰难梭菌相关性腹泻、中枢神经系统反应。

【护理要点】

(1)对头孢菌素过敏者禁用，用药前询问患者药物过敏史。

(2)必须用 10 mL 注射用水复溶，复溶后的浓缩液应马上稀释使用，复溶液为淡黄色且无颗粒。开始复溶至静脉输液配制完成的总间隔时间不超过 30 min。

(3)注意使用标准无菌技术配制溶液和给药，药物溶解前不要将放气针插进瓶内。

(4)给药时间为静脉输注 120 min，输液体积为 100 mL。

(5)仅限用以下溶液稀释包括：0.9%氯化钠溶液、5%葡萄糖注射液、注射用葡萄糖氯化钠溶液、乳酸林格氏液。

(6)避光、密闭，15~30 ℃保存。稀释配制溶液 2~8 ℃冷藏 24 h，室温下储存需在 12 h 内使用。

【健康教育】

(1)告知患者用药可能出现严重的过敏反应，须告知医生药物过敏史。

(2)应用该品不建议驾驶和使用机器。

(3)腹泻是药物常见的不良反应，当出现严重水样便或血性腹泻应立即告知医生。

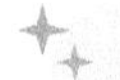

氟康唑氯化钠注射液
(Fluconazole and Sodium Chloride Injection)

【规格】

注射液：①50 mL/100 mg；②100 mL/200 mg。

【适应证】

抗真菌药，主要用于：念珠菌病；隐球菌病；球孢子菌病等。

【药物的相互作用】

(1)氟康唑是细胞色素 P450 酶的底物，也是其抑制剂。与能抑制细胞色素 P450 酶的药物(如酮康唑、伊曲康唑等)并用时，可能会增加氟康唑的血药浓度，增加副作用的发生风险。

(2)可能会影响抗凝血药物(如华法林)的代谢，增加出血的风险。在使用这类药物时应密切监测 INR。

(3)与降血脂药物(如辛伐他汀、洛伐他汀等)并用时，可能会增加他汀类药物的血药浓度，增加肌肉疼痛和肝酶升高的风险。

(4)可能会影响某些抗高血压药物(如钙通道阻滞剂)的代谢，可能需要调整剂量。

(5)与免疫抑制剂(如环孢素)并用时，可能会增加氟康唑的副作用，如肝酶升高和肾功能损害。

(6)氟康唑可能会影响抗糖尿病药物(如磺酰脲类药物)的代谢，可能需要调整剂量。

(7)一些药物如抗肿瘤药物、抗生素等也可能影响氟康唑的效果或需要调整剂量。

【药物不良反应】

恶心、头晕、肝、肾功能异常、白细胞及血小板减少、过敏反应等。

【护理要点】

(1)治疗过程中，可能发生严重的肝毒性。

(2)如果患者出现轻度皮疹，应密切观察；若病情进展，应停药。

(3)用药期间，监测患者全血细胞计数。

(4)艾滋病患者，用药不良反应发生率很高。

(5)该品会增加免疫抑制剂血药浓度。

【健康教育】

(1)告知患者即使病情好转，也应按时服药。

(2)告知患者在治疗过程中，如有不适，及时告知医生。

注射用硫酸艾沙康唑
(Isavuconazonium Sulfate for Injection)

【规格】

注射剂：200 mg。

【适应证】

系统用药的抗真菌药，主要用于治疗侵袭性曲霉菌、侵袭性毛霉菌引起的感染。

【药物的相互作用】

(1)硫酸艾沙康唑的代谢受到肝药酶 CYP3A4 的影响，因此与 CYP3A4 抑制剂(如环孢素、他克莫司、西咪替丁、酮康唑等)合用时，可能会增加硫酸艾沙康唑的血药浓度，增加副作用的发生风险。

(2)与肝药酶 CYP3A4 诱导剂(如卡马西平、苯妥英钠、苯巴比妥等)合用时，可能会降低硫酸艾沙康唑的血药浓度，降低其治疗效果。

(3)可能会影响华法林的代谢，增加出血的风险，因此在使用华法林时需要监测 INR 值。

(4)与某些降血压药物(如钙通道阻滞剂、β 受体阻滞剂)合用时，可能会影响这些药物的代谢，需要调整剂量。

(5)可能会影响抗凝血药物(如华法林)的效果，因此在使用这些药物时需要监测凝血功能。

(6)糖皮质激素和甲状腺激素可能会增加硫酸艾沙康唑的副作用，如心律失常和血糖升高。

(7)与免疫抑制剂合用时，可能会增加真菌感染的风险。

【药物不良反应】

(1)最常见的不良反应：肝脏实验室检查指标升高、恶心、呕吐、呼吸困难、腹痛、腹泻、注射部位反应、头痛、低钾血症和皮疹。

(2)导致永久停止使用艾沙康唑治疗的最常见不良反应包括：意识状态模糊、急性肾衰竭、血胆红素升高、惊厥、呼吸困难、癫痫和呕吐等。

【护理要点】

(1)禁用于对艾沙康唑过敏的患者；禁止与酮康唑、利托那韦、卡马西平、圣约翰草或长效巴比妥类药物联合用药。

(2)应在开始抗真菌治疗前获取真菌培养及其他相关实验室研究的标本。

(3)注射剂配置：首先使用注射用水 5 mL 复溶，摇荡药瓶使内容物完全溶解至澄清且无可见微粒。再加入 250 mL 的 0.9%氯化钠注射液或 5%葡萄糖注射液进行稀释，应轻轻混合稀释的溶液或翻滚输液袋，避免剧烈摇晃溶液。

(4)注射剂给药只能静脉滴注。必须采用串联过滤器(带有聚醚砜 PES 微孔膜，孔径 0.2 um~1.2 um)的输液器。不应和其他静脉用药通过同一输注管线或插管同时输注。输注药物应使用 0.9%氯化钠注射液或 5%葡萄糖注射液冲管，输注时间持续 60 min 以上。前 48 h 的 6 次给药严格要求 8 h 输注 1 次，48 h 以后间隔 12~24 h 每日给药 1 次，严格遵守间隔时间准点用药。

(5)注射剂未复溶药物密闭储存在 2~8 ℃的冰箱中，室温下复溶或稀释后 6 h 内输注完毕，如果稀释后立即冰箱冷藏并在 24 h 内输注完毕。

【健康教育】

(1)该药对驾驶或操作机器的能力可能产生中度影响，患者应避免驾驶或操作机器。

(2)须告知医生正在或即将服用的其他药物情况，因为某些药物可能增加或降低药物的血浆浓度。

(3)如果对艾沙康唑或其他抗真菌药物曾发生过敏反应，应立即告知医生。

(4)要将是否怀孕、计划怀孕或正在哺乳的情况及时告知医生。

泊沙康唑口服混悬液

(Posaconazole Oral Suspension)

【规格】

口服液：105 mL/瓶。

【适应证】

抗真菌药，主要用于治疗深部真菌感染。

【药物的相互作用】

(1)泊沙康唑与西罗莫司联合用药可导致西罗莫司血液浓度升高约 9 倍，从而会导致西罗莫司中毒。

(2)泊沙康唑可导致他克莫司的 Cmax 和 AUC 值显著增加。

(3)在开始泊沙康唑治疗后，心脏移植患者的环孢菌素全血浓度升高。

(4)禁止泊沙康唑与 CYP3A4 底物联用，如泊沙康唑与匹莫齐特和奎尼丁联合用药可导致该类药品的血浆浓度升高，从而导致 QTc 间期延长和罕见的尖端扭转型室性心动过速。

(5)泊沙康唑与辛伐他汀联合用药可导致辛伐他汀血浆浓度升高约 10 倍。

(6)泊沙康唑会导致麦角生物碱(麦角胺和双氢麦角胺)血浆浓度升高，可能导致麦角中毒。

(7)泊沙康唑与咪达唑仑联合用药会导致咪达唑仑血浆浓度升高约 5 倍，会增强并且延长催眠和镇静作用。

(8)依法韦仑可诱导 UDP-葡糖苷酶，并且显著降低泊沙康唑血浆浓度；而泊沙康唑会导致利托那韦和阿扎那韦的血浆浓度升高。

(9)利福布汀、苯妥英可诱导 UDP-葡糖苷酶，并且降低泊沙康唑血浆浓度。

(10)西咪替丁(H_2 受体拮抗剂)和艾美拉唑(质子泵抑制剂)可导致泊沙康唑血浆浓度降低。

(11)泊沙康唑可导致长春生物碱(如长春新碱与长春碱)的血浆浓度升高，从而导致神经毒性。

(12)泊沙康唑可能导致通过 CYP3A4 代谢的钙离子通道阻滞剂的血浆浓度升高(例如维拉帕米、地尔硫卓、硝苯地平、尼卡地平、非洛地平)。

(13)甲氧氯普胺可导致泊沙康唑血浆浓度降低；但洛哌丁胺不会影响泊沙康唑血浆浓度。

【药物不良反应】

发热、腹泻、恶心、过敏反应、心律失常、肝毒性等。

【护理要点】

(1)使用前需充分振摇。必须在进餐期间或进餐后立即(20 min 内)服用。对于无法进餐的患者，可以伴随营养液或碳酸饮料(如姜汁汽水)服用。而对于无法进餐或不能耐受口服营养液或碳酸饮料的患者，考虑采用其他抗真菌治疗或对患者出现的突破性真菌感染进行密切监测。

(2)使用期间，需定期监测患者基础的肝功能。

(3)禁止与西罗莫司联合使用，因与西罗莫司联合用药可导致西罗莫司血液浓度升高约 9 倍，从而导致西罗莫司中毒。与他克莫司联合使用需要在开始泊沙康唑治疗时，将他克莫司的剂量减至初始剂量的约 1/3，并频繁监测他克莫司浓度，及时调整剂量。与环孢素合用需要在开始泊沙康唑治疗时，将环孢素的剂量减至初始剂量的约 3/4，频繁监测环孢素的全血浓度谷值，及时调整剂量。

(4)禁止与阿托伐他汀、洛伐他汀和辛伐他汀联合使用，因会导致横纹肌溶解。与咪达唑仑联合用药，会导致咪达唑仑血浆浓度升高约 5 倍。

【健康教育】

(1)让患者知道肝功能异常的症状和体征(黄疸、食欲减退等)。

(2)让患者掌握正确的服药方法。

硫酸艾沙康唑胶囊

(Isavuconazonium Sulfate Capsules)

【规格】

口服胶囊：100 mg/粒。

【适应证】

唑类抗真菌药，主要用于治疗成人侵袭性曲霉菌、侵袭性毛霉菌引起的感染。

【药物的相互作用】

(1)合用 CYP3A4 和/或 CYP3A5 抑制剂药品可能会增加艾沙康唑的血药浓度。

(2)艾沙康唑与强效 CYP3A4 和或 CYP3A5 诱导剂合用，可能会显著降低艾沙康唑的血药浓度。

【药物不良反应】

最常见的不良反应：肝脏实验室检查指标升高、恶心、呕吐、呼吸困难、腹痛、腹泻、头痛、低钾血症和皮疹。

【护理要点】

(1)禁用于对艾沙康唑过敏的患者。如果患者用药后速发严重过敏反应，应立即停用并采取适当的治疗。

(2)禁止与酮康唑、利托那韦、卡马西平、圣约翰草或长效巴比妥类药物联合用药。

(3)应在开始抗真菌治疗前获取真菌培养及其他相关实验室研究的标本。

(4)推荐负荷剂量：前 48 h 内，每 8 h 两粒胶囊(相当于 200 mg 的艾沙康唑)，共给药 6 次。维持剂量：从末次负荷剂量给药 12~24 h 开始每日一次，每次两粒胶囊。

(5)胶囊在 20~25 ℃置于原包装中保存。

【健康教育】

(1)告知患者胶囊可空腹或餐后服用，应整粒吞服，不要咀嚼、压碎、溶解或打开胶囊。

(2)须告知医生正在或即将服用的其他药物情况，因为某些药物可能增加或降低药物的血浆浓度。

(3)如果对艾沙康唑或其他抗真菌药物曾发生过敏反应，应立即告知医生。

(4)要将是否怀孕、计划怀孕或正在哺乳的情况及时告知医生。

注射用醋酸卡泊芬净

(Caspofungin Acetate for Injection)

【规格】

粉针：①50 mg/支；②70 mg/支。

【适应证】

抗真菌药，主要用于：真菌感染；对其他治疗无效或不能耐受的侵袭性曲霉菌病。

【药物的相互作用】

(1)醋酸卡泊芬净与其他抗真菌药物合用时，可能会影响彼此的药效。在联合用药时应特别注意药物的相互作用，并在医生指导下使用。

(2)肝药酶 P450 的抑制剂可能会增加醋酸卡泊芬净的血药浓度，因此在与这类药物(例如某些抗病毒药、抗癫痫药、抗生素等)合用时，需要调整醋酸卡泊芬净的剂量。

(3)与某些抗生素(如 β-内酰胺类)合用时，可能会增加治疗效果，因为它们可以破坏真菌细胞壁，从而提高醋酸卡泊芬净的抗真菌效果。

(4)糖皮质激素和免疫抑制剂可能会增加真菌感染的风险，因此在使用醋酸卡泊芬净治疗的同时，应考虑这一因素。

(5)可能会影响醋酸卡泊芬净代谢或排泄的药物，如抗凝血药、抗高血压药等，都可能与其发生相互作用。

【药物不良反应】

头痛、腹痛、寒战；恶心、腹泻；肝、肾功能异常；贫血；心动过速；静脉炎；呼吸困难；过敏反应等。

【护理要点】

(1)该品能降低他克莫司血药浓度。该品与环孢素合用，不会使环孢素血药浓度升高，但环孢素能增加卡泊芬净的血药浓度。

(2)不能用葡萄糖稀释，须单独静脉输注，时间不少于 1 h。

(3)应注意观察患者注射部位会否发生静脉炎。

【健康教育】

(1)告知患者如有发热等过敏反应症状时，及时报告医生。

(2)向患者说明静脉注射部位不适要及时报告护士。

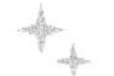

注射用两性霉素 B
(Amphotericin B for Injection)

【规格】

粉针：①5 mg/5000 U；②50 mg/50000 U。

【适应证】

抗真菌药，主要用于治疗：深部真菌感染者；不能使用有效剂量的两性霉素 B 者；接受过两性霉素 B 治疗无效者。

【药物的相互作用】

(1)两性霉素 B 已经具有肾毒性，因此应避免与其他可能增加肾毒性的药物(如强利尿药、氨基糖苷类抗生素、环孢素等)合用。

(2)抗凝血药物(如华法林)与两性霉素 B 合用可能会增加出血的风险，因为两性霉素 B 可能会影响凝血因子的合成。

(3)电解质平衡药物(如氯化钾)与两性霉素 B 合用可能会影响电解质平衡，特别是钾的平衡。

(4)可能会影响肝功能检查的结果，因此在使用两性霉素 B 期间和停药后一段时间内进行肝功能检查时应谨慎解释结果。

(5)与其他抗生素(如青霉素类、头孢菌素类等)合用可能会增加药物相互作用的风险。

(6)免疫抑制剂(如环磷酰胺、甲氨蝶呤等)与两性霉素 B 合用可能会增加感染的风险。

【药物不良反应】

发热；静脉炎；出血倾向；贫血；体位性低血压；肝、肾功能损害；肺部异常；全身性水肿；低钙、低磷血症；意识混乱、嗜睡；窒息；过敏反应等。

【护理要点】

(1)两性霉素 B 不同制剂的剂量不同，因此不能互换。两性霉素 B 不同制剂的混淆可能导致永久性器官损害或死亡。

(2)必须用无菌注射用水溶解，并用力摇晃至颗粒消失。稀释只能用 5% 葡萄糖注射液，注射药物前后只能用 5% 葡萄糖注射液冲管或更换输液器。

(3)尽量选择中心静脉，使用输液泵缓慢输注，输注时间至少2 h。输药过程中的急性反应包括发热、发冷、低血压、恶心或心动过速。通常在开始输药后1~3 h出现，在头几次给药时较为严重和频繁，以后会逐渐消失。可以事先通过使用抗组胺和皮质类固醇药物来预防。

(4)备抢救设备于床旁，密切观察患者病情，特别是血压、心率、血氧饱和度的观察。重视过敏反应的观察。及时对患者肝、肾功能、血清电解质(尤其是镁和钾)、血常规等进行监测。

【健康教育】

(1)告知患者输液过程中可能会有发热、发冷、低血压、恶心等反应，这些反应会随后消退。如果注射部位红肿、疼痛要报告护士。

(2)指导患者观察和及时报告过敏症状如呼吸窘迫。

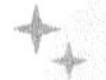

伏立康唑片
(Voriconazole Tables)

【规格】

片剂：①200 mg/片；②50 mg/片。

【适应证】

抗真菌药，主要用于治疗深部真菌感染。

【药物的相互作用】

(1)细胞色素P450同工酶的抑制剂或诱导剂可以分别增高或降低伏立康唑的血药浓度。

(2)与利福平合用，伏立康唑的Cmax(血药峰浓度)和AUC(给药间期的药时曲线下面积)分别降低93%和96%。

(3)卡马西平和苯巴比妥可能会显著降低伏立康唑的血药浓度。

(4)与西咪替丁合用时，伏立康唑的Cmax和AUC分别增高18%和23%。

(5)雷尼替丁对伏立康唑的Cmax和AUC无显著影响。

(6)大环内酯类抗生素对伏立康唑的Cmax和AUC无显著影响。

(7)与伏立康唑合用时西罗莫司(单剂2 g)的Cmax和AUC分别增高556%和1014%。

(8)麦角生物碱(麦角胺和二氢麦角胺)与伏立康唑合用时血药浓度可能增高，从而发生麦角中毒。

(9)在病情稳定的肾移植患者中，伏立康唑可使环孢素的Cmax和AUC至少分别增高13%和70%。

(10)与他克莫司合用时，他克莫司(单剂0.1 mg/kg)的Cmax和AUCt分别增高117%和221%。

【药物不良反应】

视觉障碍、发热、皮疹、恶心、腹泻、头痛、呼吸功能紊乱、肝功能异常等。

【护理要点】

(1)用药期间，需监测患者肝、肾功能，用药超过28天者需监测其视觉功能。

(2)负荷剂量(第1个24 h)每12 h给药1次，每次400 mg；维持剂量(开始用药24 h

后）每日给药 2 次，每次 200 mg。

（3）在应用伏立康唑治疗前必须严格纠正钾、镁和钙的异常。

（4）与环孢素、他克莫司合用，可增加这些药物的血药浓度，需调整这些药物的剂量，监测血药浓度。

【健康教育】

（1）告知患者应至少在饭前 1 h 或饭后 1 h 服药。

（2）告知患者严格遵医嘱服药，不能随意增减剂量，不要与其他药物混用。

（3）告知患者不要驾驶或启动机械装置，尤其是夜晚，因服药期间可能发生视觉障碍，包括视力模糊和畏光。

伊曲康唑口服液
（Itraconazole Oral Solution）

【规格】

口服液：150 mL/瓶。

【适应证】

抗真菌药，主要用于治疗深部真菌感染。

【药物的相互作用】

（1）伊曲康唑主要通过 CYP3A4 代谢。其他通过 CYP3A4 代谢或改变 CYP3A4 活性的物质可能影响伊曲康唑的药代动力学。

（2）伊曲康唑及其主要代谢产物羟基伊曲康唑是 CYP3A4 强效抑制剂，这些药物和/或其活性代谢产物的血浆浓度增加可能增加或延长药物的治疗效果和不良作用。

【药物不良反应】

发热、头痛、眩晕、呕吐、腹泻、中性粒细胞减少、肝功能异常、肺水肿、过敏反应等。

【护理要点】

（1）需定期监测患者的肝功能。

（2）片剂和口服液不能相互替换。

（3）与环孢素、他克莫司合用，可增加这些药物的血药浓度。

（4）与葡萄柚汁、橙汁合用，可减少伊曲康唑的血药浓度。

【健康教育】

（1）指导患者了解和报告肝功能异常的症状和体征（黄疸、食欲减退等）。

（2）告知患者不能将片剂和口服液混用，口服液不可以与食物同服，片剂可以。

（3）告知患者停药后 2 个月内避孕。

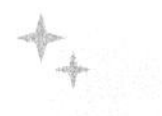

注射用更昔洛韦
（Ganciclovir for Injection）

【规格】

粉针：0. 25 g/支。

【适应证】

抗病毒药，主要用于：①免疫功能缺陷者(包括艾滋病患者)发生的巨细胞病毒性视网膜炎；②预防可能发生于器官移植受者的巨细胞病毒感染。

【药物的相互作用】

(1)与骨髓抑制药物(如阿糖胞苷、白消安)合用时，可能会增加骨髓抑制的风险，导致贫血、白细胞减少或血小板减少。

(2)与免疫抑制剂(如环孢素、他克莫司)合用时，可能会增加病毒感染的风险，因为免疫抑制剂会降低机体对病毒的抵抗力。

(3)肝药酶诱导剂(如苯妥英钠、卡马西平、巴比妥类药物)可能会降低更昔洛韦的血药浓度，降低其治疗效果。

(4)更昔洛韦本身具有肾毒性，与其他具有肾毒性的药物(如氨基糖苷类抗生素、非甾体抗炎药、环孢素等)合用时，可能会增加肾脏损害的风险。

(5)可能会影响抗凝血药物(如华法林)的效果，因此在使用这些药物时需要监测凝血功能。

(6)有报告指出，更昔洛韦与某些钙通道阻滞剂(如地尔硫卓、维拉帕米)合用时，可能会增加心脏毒性。

【药物不良反应】

意识错乱、视网膜剥离、恶心、头晕、肝、肾功能异常、粒细胞缺乏、白细胞及血小板减少、过敏反应、静脉炎等。

【护理要点】

(1)应用输液泵输注，时间大于 1 h。输注过快，药物毒性会增加。两次用药需间隔 12 h。

(2)该品为强碱性，输液时需避免药物外渗。该品不能皮下或肌肉注射。

(3)用药期间，可能发生粒细胞缺乏及血小板减少症，在每天 2 次的疗程中，应每 2 天监测全血细胞计数，此后每周一次。

【健康教育】

(1)告知患者该品有致畸作用，女性患者应该避孕，男性患者 90 天内避孕。

(2)告知患者在治疗过程中，如有不适，及时告知医生。

索磷布韦维帕他韦片
(Sofosbuvir and Velpatasvir Tablets)

【规格】

片剂：索磷布韦/维帕他韦(400 mg/100 mg)。

【适应证】

抗病毒药，主要用于治疗成人慢性丙型肝炎病毒(HCV)感染。

【药物的相互作用】

该品在与胺碘酮、地高辛、拓扑替康、瑞舒伐他汀、阿托伐他汀、利福平、苯妥英、奥卡西平、氢氧化铝、法莫替丁、奥美拉唑、炔雌醇等药物合用时，可能会产生药物之间的相互作用。如果在服用该品的同时还在服用这些药物，应咨询医师或药师。

【药物不良反应】

全身反应：头痛、疲劳、乏力、失眠；皮肤/皮下组织：皮疹；神经系统：抑郁；血液系统：贫血；消化系统：恶心、腹泻；心血管系统：与盐酸胺碘酮合用时出现严重症状性心动过缓；实验室检查异常：脂肪酶升高、淀粉酶升高、肌酸激酶升高。

【护理要点】

(1)推荐剂量为每日一片，味苦不建议咀嚼或碾碎薄膜衣片，建议直接口服或随食物服用，在与食物轻轻混合后在 15 min 内服用完。

(2)如果服药 3 h 内发生呕吐，应补服一片，给药超过 3 h 则无需补服。

(3)HCV 和 HBV 合并感染患者有乙型肝炎病毒再激活的风险，在用药前须检测乙型肝炎病毒。

(4)与盐酸胺碘酮合用时可能出现严重症状性心动过缓，不推荐共同给药。对于服用盐酸胺碘酮且没有其他可行治疗而选择联合用药的患者，住院治疗用药前 48 h 内应进行心脏监测。

【健康教育】

(1)告知患者在 HCV 合并感染 HBV 的患者治疗期间可能发生 HBV 再激活，应告知医生是否有 HBV 感染史。

(2)告知患者与盐酸胺碘酮联合用药时可能出现心动过缓症状，至少在治疗的前 2 周内每天医院门诊监测或自我心率监测。

(3)告知患者在与索磷布韦/维帕他韦和利巴韦林联合治疗期间和治疗完成后 6 个月内避免怀孕，如果在治疗期间和治疗后 6 个月内怀孕应立即通知医生。

盐酸缬更昔洛韦片
(Valganciclovir Hydrochloride Tablets)

【规格】

片剂：0.45 g/片。

【适应证】

抗病毒药，主要用于：①获得性免疫功能缺陷综合征(ADIS)中巨细胞病毒(CMV)视网膜炎；②器官移植受者的 CMV 感染。

【药物的相互作用】

(1)合用更昔洛韦和亚胺培南-西司他丁有发生惊厥的报道。

(2)对合用盐酸缬更昔洛韦片和丙磺舒的患者应密切监测更昔洛韦的毒性。

(3)齐多夫定和更昔洛韦都可能引起中性粒细胞减少和贫血，有些患者可能不能耐受这两种药物全量合用。

(4)当合用更昔洛韦(无论是静脉还是口服)时发现地丹诺辛的血浆浓度升高。

(5)合用吗替麦考酚酯时，推测 MPA 的药代动力学没有大的改变，不需要调整 MMF 的剂量。

【药物不良反应】

头痛、周围神经病变、感觉异常、视网膜剥离、恶心、全血细胞减少、再生障碍性贫血、超敏反应、静脉炎等。

【护理要点】

(1)严格遵医嘱用药，该品不能与更昔洛韦、伐昔洛韦互换，不应该与注射用亚胺培南西司他丁钠合用。

(2)盐酸缬更昔洛韦片口服给药，应与食物同服。用药期间，建议监测患者全血细胞计数和血小板计数、肾功能变化。停止治疗后，应继续监测血常规 3~7 天。

(3)移植患者 CMV 感染预防：对于肾脏移植患者，推荐剂量是 900 mg(两片 450 mg 的片剂)，每天一次，从移植后 10 天内开始，直至移植后 200 天。对于已接受肾脏以外的实体器官移植的患者，推荐剂量是 900 mg(两片 450 mg 的片剂)，每天一次，从移植后 10 天内开始，直至移植后 100 天。

【健康教育】

(1)告知患者该品有致畸、致癌作用，用药期间，男女性患者均应避孕。

(2)告知患者该品不要与更昔洛韦混淆。

(3)告知患者治疗期间，定期监测血常规、肾功能。

富马酸丙酚替诺福韦片

(Tenofovir Alafenamide Fumarat Tables)

【规格】

片剂：25 mg/片。

【适应证】

抗病毒药，主要用于治疗成人和青少年(年龄 12 岁及以上，体重≥35 kg)慢性乙型肝炎病毒感染、有代偿期肝病的成人患者。

【药物的相互作用】

富马酸丙酚替诺福韦片不应与含富马酸替诺福韦酯、丙酚替诺福韦或阿德福韦酯的药品合用。

【药物不良反应】

(1)常见不良反应：头痛、恶心、咳嗽、关节痛、疲劳、腹泻、消化不良。

(2)严重不良反应：急性肾衰竭、急性肾小管坏死、近端肾小管病变和范可尼综合征等。

【护理要点】

(1)停用抗乙肝药物治疗后，可能会导致严重的乙肝急性恶化。故在停止乙型肝炎治疗之后 6 个月内，应通过临床和实验室随访定期进行肝功能检测。

(2)漏服一次未超过通常服药时间 18 h，应尽快补服一次。如果超过通常服药时间 18 h 以上，则不应补服漏服药物。

(3)在服药后 1 h 内呕吐，则患者应再服 25 mg。如果患者在服药后超过 1 h 呕吐，则无需再补服。

(4)在进展期肝病或肝硬化患者中，不建议停止治疗。治疗期间应严密监测患者肝、肾功能、血清磷水平。

【健康教育】

(1)告知患者按正常的服药时间与食物一起服用，并避免漏服，因漏服可能导致耐药性。

(2)不能预防通过性接触或者血液污染的方式传播 HBV 的风险，必须继续采取适当的预防措施。

溴夫定片

(Brivudine Tablets)

【规格】

口服胶囊：125 mg/粒。

【适应证】

抗病毒药，主要用于免疫功能正常的成年急性带状疱疹患者的早期治疗。

【药物的相互作用】

如与其他药物同时使用可能会发生药物相互作用，详情应咨询医师或药师。

【药物不良反应】

最严重反应为肝炎，最常见不良反应为恶心。

【护理要点】

(1)成人每日一次，连续 7 天。尽早应用该品，在出现皮肤表现(通常为皮疹)72 h 内或水疱出现 48 h 内使用，建议每日同一时间服药。

(2)溴夫定不得用于近期接受过、正在接受或计划接受(4 周内)含有 5-氟尿嘧啶类药物的患者，因可能致命。如误服需要立即停止用药，并采取针对中毒的适当措施。

(3)禁用于免疫功能低下患者；对溴夫定或该品其他成分过敏者禁用。

(4)将泡罩板置于外盒中，避光，25 ℃以下保存。

【健康教育】

(1)禁用于妊娠和哺乳期妇女，防止儿童误取。

(2)饮食对溴夫定的吸收没有显著影响。

静注人免疫球蛋白(pH4)

[Human Immunoglobulin (pH4) for Intravenous Injection]

【规格】

注射液：50 mL/2.5 g。

【适应证】

系统用抗感染药、免疫球蛋白类，主要用于：原发性免疫球蛋白缺乏或低下症；原发性血小板减少性紫癜；重症感染；新生儿败血症；川崎病等。

【药物的相互作用】

(1)可能会增加出血的风险，特别是在与抗凝血药物(如华法林、肝素等)并用时。在这种情况下，需要密切监测 INR 或抗凝血药物的剂量。

(2)免疫抑制剂可能会减弱静注人免疫球蛋白的效果，因为它们会抑制身体对免疫球蛋白的反应。

(3)某些抗生素可能会影响静注人免疫球蛋白的代谢，可能需要调整剂量。

(4)与其他血液制品(如红细胞悬液、血小板悬液等)并用时，应谨慎，以避免可能的交叉反应。

(5)在接种活疫苗(如 MMR 疫苗、水痘疫苗等)时，应避免同时使用静注人免疫球蛋白，以避免可能的相互作用。

【药物不良反应】

头痛、寒战、发热、疼痛、乏力、背痛、恶心、呕吐、腹痛、腹泻、输液部位反应、皮疹、瘙痒、荨麻疹、高血压、低血压、心动过速等。

【护理要点】

(1)直接静脉滴注或以 5%葡萄糖注射液稀释 1~2 倍静脉滴注，最快滴注速度不得超过 60 滴/min，应一次输注完毕，不得分次或给第二人输用。该药物不得与其他药物混合使用。

(2)有严重酸碱代谢紊乱的患者应慎用。

(3)对人免疫球蛋白过敏或有其他严重过敏史禁用；对抗 IgA 抗体的选择性 IgA 缺乏症患者禁用。

(4)急性肾功能衰竭患者使用时应监测肾功能和尿量。

(5)对有血栓形成风险的患者，要在最小剂量下缓慢输注。

(6)2~8 ℃避光保存。

【健康教育】

(1)告知患者此药使用过程中一般无不良反应，如有不适，应立即报告。

(2)告知患者用药的必要性。

冻干静注乙型肝炎人免疫球蛋白(pH4)

[Human Hepatitis B Immunoglobulin(pH4) for Intravenous Injection, Freeze-dried]

【规格】

粉针：2500 IU(50 mL)。

【适应证】

与拉米夫定联合，主要用于预防乙型肝炎病毒相关疾病与肝移植患者术后乙型肝炎病毒再感染。

【药物的相互作用】

(1)免疫抑制剂可能会减弱乙型肝炎人免疫球蛋白的效果，因为它们会抑制身体对免疫球蛋白的反应。

(2)正在使用抗病毒药物(如拉米夫定、恩替卡韦等)治疗乙型肝炎的患者，在使用乙型肝炎人免疫球蛋白时，应谨慎，因为抗病毒药物可能会影响病毒载量，而乙型肝炎人免疫球蛋白可能会提供额外的被动免疫。

(3)在接种其他疫苗时，应避免同时使用乙型肝炎人免疫球蛋白，以避免可能的相互作用。

(4)与其他血液制品(如血浆、红细胞悬液等)并用时，应谨慎，以避免可能的交叉反应。

【药物不良反应】

寒战、发热、头痛、呕吐、皮疹、腹泻、恶心、关节痛、低血压、血管栓塞等。

【护理要点】

(1)应在备有急性过敏反应抢救措施的条件下使用，最快滴注速度不得超过 60 滴/min，应一次输注完毕，不得分次或给第二人输用。该药物不得与其他药物混合使用。

(2)该品可引起血压的突然下降。用药期间必须密切监测患者生命体征，特别是血压的变化。

(3)给药剂量为无肝期 4000 IU，转阴前每天 2000 IU，转阴后 2000 IU/次，给药间期是 4 周。

(4)有血管栓塞危险因素、肾功能障碍、严重酸碱代谢紊乱的患者慎用。

【健康教育】

(1)告知患者如有头昏等不适时，及时报告医务人员。

(2)告知患者用药的必要性。

八、抗肿瘤类药物

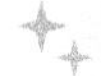

氟尿嘧啶注射液
(Fluorouracil Injection)

【规格】

注射液：10 mL/0.25 g。

【适应证】

抗肿瘤药和免疫机能调节药，主要用于治疗消化道肿瘤，也可用于治疗乳腺癌、卵巢癌、肺癌、宫颈癌、膀胱癌及皮肤癌。

【药物的相互作用】

(1)与叶酸拮抗剂(如甲氨蝶呤)并用时，可能会增加氟尿嘧啶的毒性，需要密切监测患者的毒性反应。

(2)糖皮质激素可能会增加氟尿嘧啶的毒性，包括骨髓抑制和消化系统副作用。

(3)氟尿嘧啶可能会影响抗凝血药物(如华法林)的效果，需要监测 INR。

(4)某些药物(如巴比妥类药物、卡马西平等)是肝药酶诱导剂，可能会加速氟尿嘧啶的代谢，降低其治疗效果。

(5)某些抗生素(如甲氧苄啶)可能会影响氟尿嘧啶的代谢，可能需要调整氟尿嘧啶的剂量。

(6)与其他抗肿瘤药物(如阿糖胞苷、替加氟等)并用时，可能会增加毒性反应。

【药物不良反应】

恶心、食欲减退或呕吐；偶见口腔黏膜炎或溃疡，腹部不适或腹泻；常见周围血白细胞减少；长期应用可导致神经系统毒性。

【护理要点】

(1)开始治疗前及疗程中应定期检查患者周围血象。

(2)老年患者应慎用，使用过程中应密切监测和保护脏器功能。

(3)以下情况慎用：肝功能明显异常；周围血白细胞计数低于3500/mm^3、血小板低于50000/mm^3者；感染、出血(包括皮下和胃肠道)或发热超过38 ℃者；明显胃肠道梗阻；脱水或(和)酸碱、电解质平衡失调者。

(4)遮光、密闭保存。

【健康教育】

(1)妇女妊娠初期三个月内禁用，应用该品期间禁止哺乳。

(2)伴发水痘或带状疱疹时禁用该品。

(3)忌用于衰弱患者。

(4)告知患者该品治疗期间不宜饮酒或同用阿司匹林类药物，以减少消化道出血的可能。

奥沙利铂注射液
(Oxaliplatin Injection)

【规格】

注射液：①10 mL/50 mg；②20 mL/0.1 g；③40 mL/0.2 g。

【适应证】

抗肿瘤药，可与5-氟尿嘧啶和亚叶酸联合应用于转移性结直肠癌，不适合用于肝细胞癌。

【药物的相互作用】

(1)与抗酸药(如碳酸氢钠、氢氧化铝等)并用时，可能会影响奥沙利铂的吸收。

(2)与叶酸拮抗剂(如甲氨蝶呤等)并用时，可能会增加毒性反应。

(3)与钙通道阻滞剂(如地尔硫卓、维拉帕米等)并用时，可能会影响心脏的电生理特性。

(4)与强心苷类药物(如地高辛、洋地黄毒苷等)并用时，可能会增加心脏毒性。

(5)与利尿药并用时，可能会增加肾脏毒性。

(6)与抗凝血药物(如华法林、肝素等)并用时，可能会影响凝血因子的功能。

(7)与抗高血压药物(如ACE抑制剂、ARBs等)并用时，可能会增强对方的降压效果。

(8)与免疫抑制剂(如环磷酰胺、甲氨蝶呤等)并用时，可能会增加毒性反应。

【药物不良反应】

过敏反应、胃肠道反应(腹泻、恶心、呕吐以及黏膜炎)、血液系统反应(中性粒细胞减少、血小板减少)、神经系统反应(感觉异常、手脚麻木、肌肉酸痛)和肝功能异常等。

【护理要点】

(1)配制：在配制和使用过程中都应谨慎操作，以保证自己和周围环境的安全。不得用盐溶液配制和稀释该品，应用250~500 mL的5%的葡萄糖注射液稀释成0.2 mg/mL以

上浓度的溶液，持续静脉滴注 2~6 h。配制后应立即使用，无法立即使用的在 2~8 ℃之间可保留 24 h。

(2)输注：奥沙利铂必须在 5-氟尿嘧啶前滴注。不能与其他任何药物混合或经同一个输液通道同时使用。输注完后，需冲洗输液管。如果药物外渗，必须立即终止给药。仅限单次使用，所有剩余的溶液应丢弃掉。

(3)废弃物处理：剩余药品，以及用于配制、稀释和注射用的所有物品，必须按照细胞毒药物的标准医院程序和毒性废弃物处理的现行法律规定进行销毁。

【健康教育】

(1) 告知患者药物的用法及可能出现的副作用，嘱注意保持营养均衡，注重口腔护理，避免感染和外伤等，以帮助患者更好地管理治疗过程并减少不适。

(2)告知患者在给药期间或给药后数小时内，避免暴露于冷环境中，避免进食未加工的或冷的食物。

九、激素类药物

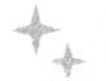

阿卡波糖片
(Acarbose Tablets)

【规格】

片剂：①50 mg/片；②0.1 g/片。

【适应证】

降糖药，主要用于治疗 2 型糖尿病患者和降低糖耐量减低患者的餐后血糖。

【药物的相互作用】

(1)该品具有抗高血糖的作用，但它本身不会引起低血糖。该品与磺酰脲类药物、二甲双胍或胰岛素一起使用时，血糖会下降至低血糖的水平，故合用时需减少磺酰脲类药物、二甲双胍或胰岛素的剂量。在个别病例中有低血糖与昏迷发生。

(2)个别情况下，阿卡波糖可影响地高辛的生物利用度，因此需调整地高辛的剂量。

(3)服用该品期间，避免同时服用考来烯胺、肠道吸附剂和消化酶类制剂，以免影响该品的治疗效果。未发现该品与二甲基硅油有相互作用。

【药物不良反应】

主要包括腹胀、腹泻、恶心等消化系统不适，偶尔也会出现皮疹、肝功能异常等，严重不良反应有致命结局的暴发性肝炎。

【护理要点】

(1)应在用餐前即刻整片吞服或与前几口食物一起咀嚼服用。

(2)应在定期监测患者血糖水平，防止发生低血糖反应。

(3)勿在 25 ℃以上的温度下存放，并密闭保存。

【健康教育】

(1)告知患者服用此药需要配合饮食控制，每次用餐前服药，指导患者合理饮食、定期锻炼以及定期检测尿液和血糖。

(2)若患者同时使用降糖药物，应告知其低血糖症的体征与症状。同时使用磺酰脲类药物可能导致低血糖症。

(3)发生低血糖症时，患者应口服葡萄糖，而不是甘蔗，因为阿卡波糖可能延缓甘蔗的吸收。

(4)告知患者服用阿卡波糖可能出现副作用，通常会在治疗的前几周出现。

胰岛素注射液
(Insulin Injection)

【规格】

注射液：10 mL/400 IU。

【适应证】

降糖药，主要用于：1 型、2 型糖尿病；糖尿病酮症酸中毒；高钾血症。

【药物的相互作用】

(1)与口服降糖药物(如磺酰脲类药物、格列奈类药物、二甲双胍、噻唑烷二酮类药物等)合用可能会增加低血糖的发生风险。

(2)α-葡萄糖苷酶抑制剂(如阿卡波糖、米格列醇等)与胰岛素合用可能会增加低血糖的发生风险。

(3)胰岛素增敏剂(如二甲双胍、噻唑烷二酮类药物)与胰岛素合用可能会增加低血糖的发生风险。

(4)皮质类固醇(如泼尼松、地塞米松等)与胰岛素合用可能会增加血糖水平，需要调整胰岛素的剂量。

(5)甲状腺激素(如左甲状腺素)与胰岛素合用可能会增加低血糖的发生风险。

(6)β 受体阻滞剂(如普萘洛尔、美托洛尔等)可能会掩盖低血糖的症状，增加低血糖的发生风险，特别是在没有监测血糖水平的情况下。

(7)乙醇与胰岛素合用可能会增加低血糖的发生风险，因为乙醇可以降低血糖水平，同时会掩盖低血糖的症状。

(8)口服避孕药与胰岛素合用可能会影响胰岛素的代谢和效果。

【药物不良反应】

过敏反应、低血糖反应、注射部位脂肪萎缩、脂肪增生等。

【护理要点】

(1)用药期间应定期检查患者血糖、尿常规、肝、肾功能、视力、血压及心电图等。

(2)用时应适当摇匀。

(3)注射后按压局部，不宜按摩，经常更换注射部位。

(4)未开封胰岛素存放于冰箱冷藏，已开封胰岛素可在常温(30 ℃)下存放 28 天。

(5)重症监护室(ICU)患者不推荐皮下注射胰岛素。

【健康教育】

(1)告知患者糖尿病使用胰岛素只能缓解症状，强调饮食与运动的重要性。

(2)教会患者测量血糖及如何判断低血糖与高血糖。

(3)告知患者随时携带病情卡，并注意用药时间。

利格列汀片
(Linagliptin Tablets)

【规格】

片剂：5 mg/片。

【适应证】

非胰岛素类降血糖药，主要用于2型糖尿病患者，可以作为单药治疗或联合其他抗糖尿病药物使用。它通过增加胰岛素的分泌和减少肝脏释放葡萄糖来控制血糖水平。

【药物的相互作用】

与其他药物同时使用可能会发生药物相互作用，详情应咨询医师或药师。

【药物不良反应】

包括恶心、呕吐、腹泻、低血糖等。

【护理要点】

(1)在使用利格列汀期间，需要定期测量患者血糖水平，并按照医生的指导进行饮食和运动控制。

(2)此药不太可能通过血液透析或腹膜透析清除。

(3)密闭，不超过25 ℃保存。

(4)禁用于对利格列汀有过敏史，诸如发生过速发型过敏反应、血管性水肿、剥脱性皮炎、荨麻疹或支气管高敏反应的患者。

【健康教育】

(1)告知患者服用此药物的不良反应，在使用过程中如果出现严重不适或不良反应，要及时向医生报告。

(2)告知患者除了药物治疗外，糖尿病患者还应该注意合理饮食、适量运动、保持良好的生活习惯。

(3)告知患者应严格遵循医生的处方用药，不随意调整剂量或停药。定期复查，检查血糖和其他相关指标，与医生密切沟通，以便及时调整治疗方案。

(4)该品不得在妊娠期间使用，哺乳期妇女接受该品给药时必须非常小心。

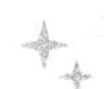

注射用生长抑素
(Somatostatin for Injection)

【规格】

注射液：3 mg/支。

【适应证】

其他消化系统用药，主要用于：严重急性食道静脉曲张出血；严重急性胃或十二指肠溃疡出血，或并发急性糜烂性胃炎或出血性胃炎等。

【药物的相互作用】

(1)该药可能会抑制胰岛素的释放，因此在与胰岛素合用时需要调整胰岛素的剂量。

(2)该药可能会影响血糖水平，与降糖药(如磺酰脲类药物)合用时可能需要调整降糖药的剂量。

(3)该药与胃肠动力药物合用可能会增强胃肠抑制作用，导致消化不良或其他胃肠道副作用。

(4)该药与其他激素类药物(如皮质类固醇、甲状腺激素等)合用可能会影响激素水平和其他生理效应。

(5)某些抗生素(如β-内酰胺类)可能会影响生长抑素的代谢，因此在特定情况下可能需要调整生长抑素的剂量。

【药物不良反应】

恶心、眩晕、脸红等；当滴注速度高于50 μg/min时，患者会出现恶心和呕吐现象。

【护理要点】

(1)药物须在使用前用生理盐水溶解。在连续给药的过程中，应不间断地注入，换药间隔最好不超过3 min。尽可能通过输液泵给药。当两次输液给药间隔大于3~5 min时，应重新静脉注射250 μg该品，以确保给药的连续性。

(2)在治疗初期会引起短暂的血糖水平下降。胰岛素依赖型糖尿病患者使用该品后，每隔3~4 h应测试一次血糖水平。

(3)在注射或点滴给药时，应单独使用。

【健康教育】

告知患者如有头晕、恶心等不适要及时报告医务人员。

醋酸奥曲肽注射液
(Octreotide Acetate Injection)

【规格】

注射液：①1 mL/0.1 mg；②1 mL/0.2 mg。

【适应证】

主要用于：食管-胃静脉曲张出血；预防胰腺术后并发症；肢端肥大症患者。

【药物的相互作用】

(1)该药与抗胆碱能药物(如阿托品、颠茄等)并用时，可能会相互增强对方的效应，导致过度松弛和其他抗胆碱能副作用。

(2)该药与抗胆碱能毒蕈碱类药物并用时，可能会增强对方的效应，导致过度松弛和其他抗胆碱能副作用。

(3)该药与某些抗心律失常药物(如奎尼丁、普罗帕酮等)并用时，可能会影响心脏传导系统。

(4)该药与抗组胺药物(如苯海拉明等)并用时，可能会增强对方的副作用，如嗜睡和视力模糊。

(5)该药与其他影响胃肠道功能的药物(如质子泵抑制剂、胃肠道解痉药等)并用时，可能会影响彼此的治疗效果。

(6)该药与影响电解质平衡的药物(如利尿药、补充钾或镁的药物等)并用时，可能会影响药物的效果。

【药物不良反应】

(1)常见的不良反应包括：

①恶心和呕吐：这是最常见的副作用，通常在注射后不久出现。

②腹泻和腹痛：这也是常见的副作用，可能与药物抑制胃肠道激素的分泌有关。

③消化不良：包括腹胀、胃部不适等症状。

④过敏反应：虽然不常见，但有些患者可能对醋酸奥曲肽注射液产生过敏反应。

⑤低血糖：醋酸奥曲肽注射液可能抑制胰岛素分泌，导致低血糖。

⑥头痛和疲劳：这些症状可能与药物的作用有关。

(2)其他不良反应：疼痛、注射部位红肿；食欲不振、恶心；胆结石；肝功能失调等。

【护理要点】

(1)可能引起血糖调节紊乱，应密切监测患者血糖水平。

(2)在患者两餐之间或卧室休息时注射，可减少胃肠道不良反应的发生。

(3)可降低环孢素的血药浓度，应密切观察。

(4)监测甲状腺基础功能，用药后常规检查患者甲状腺胆囊、功能等。

【健康教育】

(1)告知患者出现腹部不适，及时报告医生。

(2)强调治疗期间要定期进行实验室检查。

注射用特利加压素
(Terlipressin for Injection)

【规格】

注射液：1 mL/支。

【适应证】

其他消化系统用药，主要用于治疗食管静脉曲张出血。

【药物的相互作用】

(1)特利加压素可能会增加出血的风险，与抗凝血药物(如华法林、肝素等)合用可能会增加出血的风险。

(2)利尿药可能会影响血容量和电解质平衡，与特利加压素合用可能会增强利尿效果，导致脱水和电解质失衡。

(3)硝酸盐类药物(如硝酸甘油)与特利加压素合用可能会相互增强血管收缩作用，导致血压过低。

(4)降压药物与特利加压素合用可能会增强降压效果，导致血压过低。

(5)心血管药物(如β受体阻滞剂、钙通道阻滞剂等)与特利加压素合用可能会影响心脏功能和血压控制。

(6)特利加压素可能会影响肝功能检查的结果，因此在使用特利加压素期间和停药后一段时间内进行肝功能检测时应谨慎解释结果。

【药物不良反应】

常见：面色苍白、高血压、腹痛、肠蠕动加快或腹部绞痛、恶心、腹泻、头痛等。

【护理要点】

(1)维持剂量为每 4 h 静脉给药 1~2 mg，延续 24~36 h，直至出血得到控制。已配制的溶液必须尽快使用，并在 12 h 内用完。

(2)败血性休克患者禁用；孕妇禁用。

(3)使用时应经常对患者血压、血清中钠、钾水平进行监测。

【健康教育】

(1)向患者说明静脉注射部位不适要及时报告护士。

(2)告知患者如有头晕、腹痛等不适要及时报告医务人员。

十、水电解质平衡药物

托拉塞米注射液
(**Torsemide Injection**)

【规格】

注射液：①2 mL/10 mg；②1 mL/10 mg。

【适应证】

利尿药，主要用于治疗充血性心力衰竭、肝硬化腹水、肾脏疾病所致的水肿患者。

【药物的相互作用】

(1)可能会影响抗凝血药物(如华法林)的效果，增加出血的风险，合用时需要密切监测 INR 值。

(2)与血管紧张素转化酶抑制剂或血管紧张素Ⅱ受体拮抗剂合用时，可能会增加低血压和电解质紊乱的发生风险。

(3)强心苷类药物(如地高辛)与托拉塞米合用可能会增加心脏毒性，包括增加心律失常的风险，合用时需要密切监测心电图和血药浓度。

(4)糖皮质激素可能会增加电解质紊乱的风险，尤其是钾的排泄，与托拉塞米合用可能会加剧这种效应。

(5)非甾体抗炎药可能会减少托拉塞米的利尿效果，因为在肾脏中它们会抑制前列腺素的产生，而前列腺素是托拉塞米发挥利尿作用的一部分机制。

(6)托拉塞米可能会导致钾的排泄增加，与含钾药物或补充剂合用可能会导致低钾血症。

【药物不良反应】

头痛、恶心、高血糖、高尿酸血症、便秘和腹泻、尿多、水、电解质平衡失调、低血压、精神紊乱、心律失常、光敏反应、视觉障碍等。

【护理要点】

(1)用药期间，密切监测患者生命体征、体重、出入量、电解质水平变化；观察尿量及尿色情况，如患者少尿或血尿加重时，应停药。

(2)肾功能衰竭无尿者，肝昏迷前期者，对该品或磺酰脲类过敏者，低血压、低血容量、低钾或低钠血症者，严重排尿困难者禁用该品。

(3)该品必须缓慢静脉注射。开始治疗前必须先纠正排尿障碍。该品与保钾药物一起使用可防止低钾血症和代谢性碱中毒。

【健康教育】

(1)告知患者可能需要补充富含钾的食物，如橘子、香蕉等，限酒。

(2)告知患者，活动应缓慢，以防体位性低血压。

10%氯化钾注射液
(Potassium Chloride Injection)

【规格】

注射液：10 mL/1.0 g。

【适应证】

钾的补充剂，主要用于：低钾血症；洋地黄中毒引起的心律失常。

【药物的相互作用】

(1)排钾利尿药(如呋塞米、氢氯噻嗪等)会促进尿液中钾的排泄，与氯化钾注射液合用可能会导致低钾血症的发生风险增加。

(2)ACE 抑制剂(如依那普利、赖诺普利等)可能会增加钾在体内的保留，与氯化钾注射液合用可能会导致高钾血症的发生风险增加。

(3)保钾利尿药(如螺内酯、氨苯蝶啶等)会增加体内钾的保留，与氯化钾注射液合用可能会进一步增加高钾血症的发生风险。

(4)环孢素可能会影响肾脏对钾的排泄，与氯化钾注射液合用可能会影响钾的平衡。

(5)与其他含钾药物(如钾补充剂、含钾盐水等)合用时，应谨慎，以避免钾过多。

【药物不良反应】

肢体感觉异常、无精打采、下肢无力、心律失常、心电图改变、低血压甚至心跳停搏、恶心、腹泻、呼吸麻痹、静脉炎、高钾血症等。

【护理要点】

(1)忌直接静脉推注。在静脉滴注前必须稀释并缓慢滴注，钾浓度不超过 3.4 g/L，补钾速度不超过 0.75 g/h，每日补钾量为 3~4.5 g。

(2)见尿补钾。

(3)治疗期间应监测患者心电图、肾功能及血清电解质水平。

(4)有心脏疾病、肾功能损害患者慎用。

【健康教育】

(1)向患者说明静脉注射部位不适要报告护士。

(2)告知患者高钾血症的症状与体征，如有发生及时报告医务人员。

(3)告知患者口服制剂应与食物或水果同服，以减轻胃肠疼痛。

硫酸镁注射液
(Magnesium Sulfate Injection)

【规格】

注射液：10 mL/2.5 g。

【适应证】

抗惊厥药，主要用于妊娠高血压。

【药物的相互作用】

(1)可能会增强抗凝血药物(如华法林、肝素等)的效果，增加出血的风险。在这种情况下，需要密切监测INR或抗凝血药物的剂量。

(2)利尿药可能会促进尿液中镁的排泄，与硫酸镁注射液合用可能会导致低镁血症的发生风险增加。

(3)钙剂与硫酸镁注射液合用时，可能会抵消镁的效应，降低硫酸镁的治疗效果。

(4)拟交感神经药物(如肾上腺素、去甲肾上腺素等)与硫酸镁合用时，可能会增加心脏抑制的风险。

(5)镇静剂和催眠药(如苯二氮䓬类药物)可能会增强硫酸镁的镇静作用，增加嗜睡和呼吸抑制的风险。

(6)与其他镁剂(如镁补充剂)合用时，应谨慎，以避免镁过多。

【药物不良反应】

(1)常引起潮红、出汗、口干等症状，快速静脉注射可引起恶心、呕吐、心慌、头晕，个别出现眼球震颤、低钙血症。

(2)可发生血镁积聚，血镁浓度达5 mmol/L时，可出现肌肉兴奋性受抑制，感觉反应迟钝，膝腱反射消失，呼吸开始受抑制；血镁浓度达6 mmol/L时可发生呼吸停止和心律失常，心脏传导阻滞；浓度进一步升高，可使心跳停止。

(3)连续使用硫酸镁可引起便秘，部分患者可出现麻痹性肠梗阻。

【护理要点】

(1)尽可能中心静脉给药，用输液泵缓慢输注，以免引起心跳、呼吸骤停。

(2)密切监测患者生命体征，特别是呼吸情况，给药前呼吸大于16次/min。

(3)每次增加剂量前要做膝腱反射试验，如消失，应告知医生并停药。静脉注射钙剂，有利于逆转镁中毒。

(4)监测液体的摄入和排出、血镁水平，要求给药前4 h内液体排出量大于100 mL。

【健康教育】

(1)告知患者用药的必要性。

(2)告知患者如有不良反应，及时报告医务人员。

碳酸氢钠注射液
(Sodium Bicarbonate Injection)

【规格】

注射液：250 mL/12.5 g。

【适应证】

碱化剂，主要用于：心脏停搏；治疗代谢性酸中毒；碱化尿液；抗酸。

【药物的相互作用】

(1)碳酸氢钠本身就是一种碱性物质，与酸性的药物或溶液(如某些抗生素、抗肿瘤药物)混合时，可能会中和这些药物，影响其治疗效果。

(2)氯化钾注射液与碳酸氢钠注射液合用可能会导致钾的浓度增加，增加高钾血症发生的风险。

(3)洋地黄类药物(如地高辛、西地兰等)与碳酸氢钠合用可能会增加心脏毒性，包括增加心律失常的风险。

(4)利尿药(如呋塞米、托拉塞米等)与碳酸氢钠合用可能会增加电解质紊乱的风险，尤其是会发生低钾血症。

(5)抗凝血药物(如华法林)与碳酸氢钠合用可能会影响其代谢，增加出血的风险。

(6)某些维生素(如维生素 K)在酸性环境中更稳定，与碳酸氢钠合用可能会影响维生素的吸收。

【药物不良反应】

腹胀、低钾血症、心律失常、肌肉疼痛或抽搐、代谢性碱中毒、注射部位疼痛等。

【护理要点】

(1)肝硬化、充血性心力衰竭、肾功能不全、妊娠高血压综合征慎用。

(2)应选择大静脉缓慢滴注，避免药物外渗。

(3)用药期间，密切监测患者 pH、动脉二氧化碳分压及电解质情况。

(4)禁用于吞食强酸中毒时的洗胃，因可产生大量二氧化碳，导致急性胃扩张甚至胃破裂。

【健康教育】

(1)告知患者片剂不能与牛奶同服。

(2)向患者说明静脉注射部位不适要及时报告护士。

十一、免疫调节剂

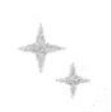

注射用泰它西普

(Telitacicept for Injection)

【规格】

注射液：80 mg/支。

【适应证】

免疫抑制剂，主要用于在常规治疗基础上仍具有高疾病活动的活动性、自身抗体阳性的系统性红斑狼疮成年患者。

【药物的相互作用】

(1)抗酸药(如质子泵抑制剂、H_2 受体拮抗剂)可能会影响泰它西普的吸收，因为它们能够改变胃部的酸性环境。

(2)泰它西普与含钙、镁、铁等金属离子的药物或补充剂合用可能会影响泰它西普的吸收。

(3)其他可能减少肠道吸收的药物(如考来烯胺、罗宋汤等)可能会影响泰它西普的吸收。

(4)与其他抗生素(如氨基糖苷类、大环内酯类等)合用可能会增加抗生素耐药性。

(5)泰它西普可能会影响避孕药的效果,因此在使用泰它西普期间可能需要使用其他避孕方法。

(6)可能影响肝脏代谢酶系统的药物(如环孢素、伊曲康唑等)可能会影响泰它西普的代谢。

【药物不良反应】

常见不良反应:上呼吸道感染、注射部位反应、乏力、发热、皮疹、关节肌肉痛、头痛失眠等。

【护理要点】

(1)推荐剂量 160 mg/次,每周给药一次。

(2)给药方式为皮下注射,注射部位为腹部,注意注射部位皮疹、瘙痒、肿胀、疼痛等局部反应。

(3)使用 1 mL 灭菌注射用水沿瓶壁缓慢,加入注意减少泡沫产生,在室温下缓慢旋转瓶身约 1 min 后静置至泡沫消退。完成复溶时间通常需要 15~30 min,复溶后液体为无色至淡黄色、澄明液体,如果观察到可见颗粒应弃用。

(4)从复溶至完成皮下注射时间应不超过 4 h。

(5)2~8 ℃避光保存。

【健康教育】

(1)妊娠期间禁用该品,育龄妇女在接受治疗期间及末次给药后至少 4 个月内应采取有效的避孕措施。

(2)18 岁以下儿童或青少年以及 65 以上老年患者不推荐使用。

十二、其他药物

中/长链脂肪乳注射液
(Medium and Long Chain Fat Emulsion Injection)

【规格】

注射液:250 mL/瓶。

【适应证】

能量补充剂,肠外营养药。主要用于口服或肠内营养不能或不够时补充能量和必需脂肪酸。

【药物的相互作用】

(1)某些抗生素(如青霉素类、头孢菌素类)可能会影响脂肪乳的代谢，因此在使用这些抗生素的同时或之后使用脂肪乳可能需要调整剂量。

(2)抗凝血药物(如华法林)与脂肪乳合用可能会影响凝血功能，需要注意监测凝血指标。

(3)脂肪乳注射液可能会影响肝功能检查的结果，因此在使用脂肪乳期间和停用后一段时间内进行肝功能检测时应谨慎解释结果。

(4)电解质平衡药物(如氯化钾)与脂肪乳合用可能会影响电解质平衡。

(5)脂肪乳注射液与某些药物(如硫唑嘌呤、环孢素等)合用可能会增加胰腺炎的发生风险。

(6)肾脏功能不全的患者在使用脂肪乳时需要谨慎，并可能需要调整剂量。

【药物不良反应】

头晕、眼部胀痛、血液高凝状态、血小板减少、气促、高过敏反应、高脂血症、体温升高、静脉炎、迟发反应如癫痫小发作、白细胞减少症等。

【护理要点】

(1)应选择大静脉，使用精密输液器通过输液泵缓慢输注，输注完后不宜马上抽血，以免影响检查结果。

(2)避免药物外渗。一旦外渗，先尽量回抽，在渗出部位多处注射透明质酸。

(3)慎用于脂肪代谢功能减退的患者，如肝、肾功能不全者。

(4)监测患者肝功能、血脂水平；婴儿患者查血小板计数。

【健康教育】

(1)向患者介绍药物作用，说明用药的必要性。

(2)告知患者出现不适及时报告医务人员。

亚叶酸钙注射液

(Calcium Folinate Injection)

【规格】

注射液：①5 mL/50 mg；②10 mL/0.1 g。

【适应证】

抗肿瘤治疗的解毒剂，主要用于：高剂量甲氨蝶呤治疗的后续治疗；也用于治疗因疏忽造成的甲氨蝶呤过量及甲氨蝶呤排泄受损的患者；与氟尿嘧啶合用，常用于结直肠癌与胃癌的治疗；也用于口炎性腹泻、营养不良、妊娠期或婴儿期引起的巨幼细胞性贫血，当口服叶酸治疗效果不佳时，对维生素 B_{12} 缺乏性贫血并不适用。

【药物的相互作用】

(1)亚叶酸钙与甲氨蝶呤合用时，可以减少甲氨蝶呤的毒性作用，如骨髓抑制和胃肠道反应。

(2)与某些抗肿瘤药物(如5-氟尿嘧啶)合用时，亚叶酸钙可能会增强这些药物的治疗效果。

(3)叶酸补充剂与亚叶酸钙合用时，可能会增加叶酸的摄入量，但在治疗叶酸缺乏症时通常不需要额外的叶酸补充。

(4)抗凝血药物(如华法林)与亚叶酸钙合用时，可能会影响凝血功能，因为亚叶酸钙可能会影响华法林的代谢。

(5)维生素 B_{12} 补充剂与亚叶酸钙合用时，可能会影响维生素 B_{12} 的吸收，因为亚叶酸钙与维生素 B_{12} 竞争性结合在肠道吸收部位。

【药物不良反应】

过敏样反应、发热、荨麻疹；恶心、呕吐；白细胞减少、血小板减少等；与氟尿嘧啶联合使用最常见的不良反应是口腔炎和腹泻。

【护理要点】

(1)只能通过肌肉注射或静脉注射给药，一定不能通过鞘内给药。

(2)不推荐与叶酸拮抗剂同时使用。

(3)在同一次静脉注射或输注中，一定不得将该品与氟尿嘧啶混合使用。

(4)该品与氟尿嘧啶联合使用时，如果出现毒性反应，必须降低氟尿嘧啶剂量；如果出现胃肠道毒性症状，无论严重程度如何，在症状全部消失前，均不得开始或维持该品与氟尿嘧啶联合治疗，同时，应该监测患者血钙水平。

(5)遮光，2~8 ℃保存。

【健康教育】

(1)老年患者应用此药时应给予特殊照顾。

(2)告知患者可能发生的不良反应，如果出现不适，尤其是腹泻，应立即报告医护人员。

别嘌醇片
(Allopurinol Tablets)

【规格】

片剂：0.1 g/片。

【适应证】

降尿酸药，主要用于：高尿酸血症、反复发作或慢性痛风患者、尿酸性肾结石、肾功能不全的高尿酸血症。

【药物的相互作用】

(1)该品与环磷酰胺同用时，对骨髓的抑制可能更明显。

(2)该品与氨苄西林同用时，皮疹的发生率增多，尤其在高尿酸血症患者中。

(3)该品与抗凝药如双香豆素、茚满二酮衍生物等同用时，抗凝药的效应可加强，应注意调整剂量。

(4)该品与硫唑嘌呤或巯嘌呤同用时，后者的用量一般要减少1/4~1/3。

(5)饮酒、氯噻酮、依他尼酸、呋塞米、美托拉宗、吡嗪酰胺或噻嗪类利尿药均可增加血清中尿酸含量。控制痛风和高尿酸血症时，应用该品要注意调整用量。对高血压或肾功能不全的患者，该品与噻嗪类利尿药同用时，有发生肾功能衰竭及出现过敏的报道。

(6)该品与尿酸化药同用时，可增加肾结石形成的可能。

(7)有报道对于慢性肾衰竭患者，合用别嘌醇片与卡托普利等血管紧张素转化酶抑制剂时要谨慎。

【药物不良反应】

瘙痒性丘疹或荨麻疹；胃肠道反应(腹泻、恶心、呕吐和腹痛)；白细胞减少或血小板减少；还可能有脱发、发热、淋巴结肿大、肝毒性、间质性肾炎及过敏性血管炎等问题。

【护理要点】

(1)此药必须由小剂量开始，逐渐递增至有效维持正常血尿酸和尿尿酸水平以后逐渐减量，用最小有效量维持较长时间。

(2)与排尿酸药合用可加强治疗效果，不宜与铁剂服用，服药期间应多饮水。

(3)用药前及用药期间要定期检查血尿酸及24 h尿尿酸水平，以此作为调整药物剂量的依据。

(4)有肝、肾功能损害者及老年人应谨慎用药，并应减少一日用量。

(5)用药期间应定期检查患者血象及肝、肾功能。

(6)如果患者出现任何皮肤反应或其他超敏反应体征应当立即停药，及时到皮肤科诊治；有肾或肝损害的患者应减少剂量；肾功能不全者应按肌酐清除率调整剂量。

【健康教育】

(1)该品不能控制痛风性关节炎的急性炎症症状，不能作为抗炎药使用。

(2)必须在痛风性关节炎的急性炎症症状消失后开始应用。

(3)服药期间应多饮水，并使尿液呈中性或碱性以利于尿酸排泄。

(4)用药期间应定期检查血象和肝、肾功能。

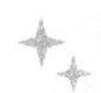

非布司他片
(Febuxostat Tablets)

【规格】

片剂：①20 mg/片；②40 mg/片；③80 mg/片。

【适应证】

降尿酸，主要用于痛风患者高尿酸血症的长期治疗。

【药物的相互作用】

(1)非布司他与茶碱联用时应谨慎。非布司他引起的黄嘌呤氧化酶抑制可能会提高这些药物在血浆中的浓度，从而导致中毒。因此，非布司他禁用于正在接受硫唑嘌呤或巯嘌呤治疗的患者。

(2)用细胞毒类药物化疗期间使用非布司他的安全性数据未知。

(3)非布司他与秋水仙碱、萘普生、吲哚美辛、氢氯噻嗪、华法林、地昔帕明合用时无显著相互作用。因此，非布司他可与这些药物联用。

【药物不良反应】

(1)常见不良反应：包括肝功能异常、粒细胞缺乏症、嗜酸性粒细胞增多症、过敏反应、横纹肌溶解症、精神异常、肾小管间质性肾炎等。

(2)罕见不良反应：可能会出现过敏反应，如皮疹、荨麻疹、呼吸困难等。

【护理要点】

(1)首次使用非布司他之前应进行一次肝功能检测(血清 ALT、AST、碱性磷酸酶和总胆红素)，并将结果作为基线水平。

(2)对报告有疲劳、食欲减退、右上腹不适、酱油色尿或黄疸等肝损害患者应及时进行肝功能监测。

(3)使用过程中观察有无甲状腺相关症状，发现异常时，需进行甲状腺功能相关检查。

【健康教育】

(1)重度肾损害患者应慎重用药。

(2)痛风性关节炎患者在症状稳定前不可使用该品。

(3)告知患者在服用此药过程中可能出现的不良反应，如有异常应及时报告医生。

地榆升白片
(Diyushengbai Tablets)

【规格】

片剂：0.1 g/片。

【适应证】

升白细胞药，主要用于治疗白细胞减少症。

【药物的相互作用】

尚不明确。

【药物不良反应】

地榆升白片属于中药制剂，一般来说副作用较小，但存在个体差异，可能引起消化不良、过敏反应等不良反应。如果出现严重不适，应立即停止使用并咨询医生。

【护理要点】

(1)在使用地榆升白片期间，注意遵循医生或药师的用药指导，按照剂量和频率正确服用。

(2)与其他药物同时使用时，应注意避免相互作用，并咨询医生的意见。

【健康教育】

(1)地榆升白片属于中药复方制剂，告知患者了解药物功效、用法以及可能出现的不良反应。

(2)告知患者保持良好的个人卫生习惯，避免受凉和过度劳累也有助于提高治疗效果。

环硅酸锆钠散
(Sodium Zirconium Cyclosilicate Powder)

【规格】

散剂：①5 g/包；②10 g/包。

【适应证】

高钾血症和高磷酸血症治疗药，主要用于治疗成人高钾血症。但因起效迟缓，该品不应该用于危及生命的高钾血症的紧急治疗。

【药物的相互作用】

该品可以改变具有 pH 依赖性溶解度的合并使用的药物的吸收，当接近该品服药时间给予时，可能导致这些药物的有效性或安全性改变。

【药物不良反应】

水肿、全身水肿和外周水肿；低钾血症。

【护理要点】

(1)患者出现临床指征时，服用影响血钾浓度的药物和调整该品剂量后，应监测血钾水平。

(2)注意观察患者有无低钾血症表现，若出现低钾血症，应立即告知医生停服。

(3)注意观察患者有无肠穿孔的体征和症状。

(4)监测水肿的体征，特别对于应限制摄入量或者出现体液超负荷(例如心力衰竭或者肾脏病)的患者，建议调整饮食中的钠摄入。

(5)X 射线检查注意考虑环硅酸锆钠散可能不透明。

【健康教育】

(1)指导正在服用其他口服药的患者，将该品的给药时间错开至少 2 h(之前或之后)。

(2)指导患者将包装袋中的全部内容物倒入装有大约 3 汤匙或更多水的玻璃杯中，搅拌均匀，马上饮用。如果杯中有粉末，需加水，搅拌并立即饮用，重复直至没有粉末残留以确保服用完整剂量。

(3)指导患有急性疾病(例如食物或液体的口服摄入量减少、腹泻)的透析患者联系医生调整剂量。

(4)如果合适，建议患者调整饮食中钠的摄入量。

碳酸镧咀嚼片
(Lanthanum Carbonate Chewable Tablets)

【规格】

片剂：①500 mg/片；②750 mg/片；③1000 mg/片。

【适应证】

高钾血症和高磷酸盐血症治疗药，主要用于血液透析或持续非卧床腹膜透析(CAPD)的慢性肾功能衰竭患者高磷血症的治疗。

【药物的相互作用】

(1)碳酸镧可提高胃的 pH。

(2)该品可能与一些药品之间存在相互作用，如四环素、强力霉素。

(3)同期服用碳酸镧会使口服环丙沙星的生物利用度下降 50%左右。

(4)磷结合剂(包括碳酸镧)会降低左甲状腺素的吸收。

【药物不良反应】

(1)常见的药物不良反应：头痛、过敏性皮肤反应、胃肠道反应。

(2)其他不良反应：便秘、消化不良、低磷血症和牙损伤等。

【护理要点】

(1)该品应与食物同服或餐后立即服用，因可提高胃酸的 pH；服用本品 2 h 内，不推荐服用已知可与抗酸剂相互作用的药物。

(2)该品须经咀嚼后咽下，不能整片吞服；可以碾碎药片以方便咀嚼。

(3)避免与其他药物同时使用，以免相互作用影响治疗效果。

(4)肠道阻塞、肠梗阻和粪便嵌塞者禁用。

【健康教育】

(1)告知患者服用该品可能出现的不良反应，如出现便秘和腹痛/腹胀，情况反应严重时，应立即报告医生。

(2)告知患者该品可致头晕或眩晕，可能影响驾驶和操作机械的能力，应予以重视。

参考文献

[1] 魏文斌，郭凡帆，林志健，等. 器官移植患者的中药合理应用与临床用药警戒[J]. 中华中医药杂志，2021，36（01）：103-105.

[2] 于跃. 基于大数据挖掘的药品不良反应知识整合与利用研究[D]. 吉林：吉林大学，2016.

[3] Lee C Y，Chen Y P P. Machine learning on adverse drug reactions for pharmacovigilance[J]. Drug Discovery Today，2019，24(7)：1332-1343.

[4] 魏巍. 药物不良反应知识发现与利用模型研究[D]. 武汉：武汉大学，2017.

[5] Qin X，Kakar T，Wunnava S，et al. Maras：Signaling multi-drug adverse reactions[C]//Proceedings of the 23rd ACM SIGKDD International Conference on Knowledge Discovery and Data Mining. 2017：1615-1623.

[6] Onakpoya I，Heneghan C，Aronson J，et al. Post-marketing withdrawal of 462 medicinal products because of adverse drug reactions：a systematic review of the world literature[J]. BMC Medicine，2016，14(1)：1-11.

[7] Gautier S，Bachelet H，Bordet R，et al. The cost of adverse drug reactions[J]. Expert Opinion on Pharmacotherapy，2003，4(3)：319-326.

[8] 徐虹，任晓明. 特殊人群的用药与管理[J]. 中国医药指南，2012，10（21）：66-68.

[9] 全雪花. 浅析特殊人群的用药安全问题[J]. 当代医药论丛，2014，12（01）：28-29.

[10] 李爱. 产妇哺乳期合理用药方案与用药风险评估[J]. 临床合理用药，2023，16（32）：177-181.

[11] 刘鑫，刘雅娟. 146 份高警示药品说明书中特殊人群用药信息标注情况调查[J]. 儿科药学杂志，2022，28(02)：30-33.

[12] 屈素君，白娟，牛静，等. 干预前后荆门地区剖宫产围术期抗菌药物的使用合理性分析[J]. 现代药物与临床，2020，35(4)：788-791.

[13] 杜博冉，陈梓，封学伟，等. 阐述式分级 Briggs 妊娠期及哺乳期药物风险分类方法分析[J]. 中国药学杂志，2021，56(20)：1637-1641.

[14] 王丽. 高度关注儿童用药的安全性[J]. 儿科药学杂志，2009，15（5）：1-4.

[15] 王颖婧，田伟，王丕清. 浅谈婴幼儿临床合理用药[J]. 中国现代医生，2010，48（12）：21-22.

[16] 党宁. 老年慢性疾病患者日常用药依从性和影响因素研究[J]. 实用中西医结合临床，2020，20（02）：179-180.

[17] 王秋梅，闫雪莲，刘晓红，等. 老年人用药依从性及其相关影响因素分析[J]. 中国临床保健杂志，2018，21(2)：148-152.

[18] 任晶晶，王旭东，张文娟，等. 门诊老年高血压病患者服药依从性影响因素分析[J]. 人民军医，2017，60(7)：666-669.

[19] 石炳毅，袁铭. 中国肾移植受者免疫抑制治疗指南(2016 版)[J]. 器官移植，2016，7（05）：327-331.

[20] 田普训，敖建华，李宁，等. 器官移植免疫抑制剂临床应用技术规范(2019版)[J]. 器官移植，2019，10(03)：213-226.

[21] Ekberg H，Tedesco-Silva H，Demirbas A，et al. Reduced exposure to calcineurin inhibitors in renal transplantation[J]. New England Journal of Medicine，2007，357(25)：2562-2575.

[22] 冯丽娟. 免疫抑制剂血药浓度与肾移植术后腹泻的相关性研究[D]. 安徽医科大学，2018.

[23] Angarone M，Ison M G. Diarrhea in solid organ transplant recipients[J]. Current opinion in infectious diseases，2015，28(4)：308-316.

[24] Maes B，Hadaya K，De Moor B. Severe diarrhea in renal transplant patients：results of the DID ACT study[J]. Am J Transplant，2006，6(6)：1466-1472.

[25] 陈刚，陈志东，蒋文涛，等. 中国肝、肾移植受者霉酚酸类药物应用专家共识(2023版)[J]. 上海医药，2023，44(19)：3-19+47.

[26] 欧阳冬生. 临床护理药物手册[M]. 北京：人民卫生出版社，2008.

[27] 吴小霞，刘佳，谢建飞，等. 肾移植患者自我管理指南[M]. 长沙：中南大学出版社，2019.

[28] 孙安修. 常用药物手册[M]. 北京：人民卫生出版社，2022.

[29] 卢晓阳，王华芬. 新编临床用药护理手册[M]. 北京：人民卫生出版社，2022.

[30] 张相林. 器官移植领域治疗药物监测[J]. 实用器官移植电子杂志，2020，8(01)：9-13+95.

[31] 张恩瑶，向倩，谢秋芬，等. CYP3A5 基因多态性的他克莫司个体化用药临床研究分析[J]. 中国临床药理学杂志，2022，38(8)：864-868.

[32] 中华医学会器官移植学分会. 器官移植免疫抑制剂临床应用技术规范(2019版)[J]. 器官移植，2019，10(3)：213-226.

[33] 吴灵洁，叶珍洁，张晓颖等. 免疫抑制剂治疗药物监测在器官移植领域的应用进展[J]. 药物评价研究，2022，45 (03)：583-589.

[34] 中华医学会器官移植学分会，中国医师协会器官移植医师分会. 中国肾移植受者免疫抑制治疗指南(2016版)[J]. 器官移植，2016，7(5)：327-331.

[35] 赵彩芸，肖永红. 器官移植患者用药的药物相互作用[J]. 临床药物治疗杂志，2005，3(5)：29-35.

[36] 莫立乾，郑萍. 免疫药物临床药学专家共识 [J/OL]. 今日药学，1-20[2024-02-29].

[37] 中国医药教育协会高警示药品管理专业委员会，中国药学会医院药学专业委员会，中国药理学会药源性疾病学专业委员会. 中国高警示药品临床使用与管理专家共识(2017版)[J]. 药物不良反应杂志，2017，19(6)：409-413.

[38] 中国药学会医院药学专业委员会，中华医学会临床药学分会，中国药理学会药源性疾病专业委员会，等. 医疗机构第二类精神药品管理专家共识[J]. 中国医院药学杂志，2023，43(6)：591-596.

[39] 中国抗癌协会肿瘤临床药学专业委员会，医疗机构麻醉药品和第一类精神药品信息化管理专家共识编写组. 医疗机构麻醉药品和第一类精神药品信息化管理专家共识[J]. 医药导报，2022，41(1)：1-7.

[40] 昆明市药事管理医疗质量控制中心，云南省药事管理及临床药学质控中心，云南省护理学会，等. 云南省医疗机构麻醉药品、第一类精神药品管理关键环节质控专家共识[J]. 中国药房，2022，33(17)：2049-2054.

[41] 于涛，陈文，刘志佳等. 常用免疫抑制剂对 Tfr 细胞和 Bre 细胞的作用研究[J]. 器官移植，2018，9(05)：360-364+404.

[42] 尚丽红，梁娇霞，石韶华，等. 两种方法测定他克莫司血药浓度的对比分析[J]. 中国药物与临床，2023，23(06)：396-399.

[43] 陈文倩，张雷，张弋，等. 实体器官移植他克莫司个体化治疗专家共识[J]. 实用器官移植电子杂志，2022，10(04)：301-308.

[44] Becker T，Foltys D，Bilbao I，et al. Patient outcomes in two steroid-free regimens using tacrolimus monotherapy after daclizumab induction and tacrolimus with mycophenolate mofetil in liver transplantation [J]. Transplantation，2008，86(12)：1689-1694.

[45] 马景胜，杨文涛，朱红飞，等. 他克莫司缓释胶囊对稳定期肝移植受者肾功能的影响[J]. 江西医药，2021，56(12)：2139-2141.

[46] 刘峻，王琪，周春花. 吗替麦考酚酯联合他克莫司治疗难治性肾病综合征的临床疗效[J]. 临床合理用药杂志，2022，15(21)：104-107.

[47] Toso C，Meeberg G A，Bigam D L，et al. De novo sirolimus-based immunosuppression after liver transplantation for hepatocellular carcinoma：long-term outcomes and side effects[J]. Transplantation，2007，83(9)：1162-1168.

[48] 霍枫，徐骁，叶啟发，等. 肝移植受者雷帕霉素靶蛋白抑制剂临床应用中国专家共识(2023 版)[J]. 器官移植，2023，14(06)：765-780.

[49] 刘佳宇，张芬，张升校，等. 西罗莫司治疗 SLE 的作用机制[J]. 中华临床免疫和变态反应杂志，2023，17(01)：62-67.

[50] Germani G，Pleguezuelo M，Villamil F，et al. Azathioprine in liver transplantation：a reevaluation of its use and a comparison with mycophenolate mofetil[J]. American journal of transplantation，2009，9(8)：1725-1731.

[51] Alamartine E，Sabido O，Berthoux F. In-vitro effects of cyclosporin A，FK506，6-mercaptopurine，and prednisolone on lymphokine-activated killer cells[J]. Nephrology Dialysis Transplantation，1994，9(10)：1456-1461.

[52] Broeders N，et al. Mycophenolate mofetil，together with Cy14，closporine A，prevents anti-OKT3 antibody response in kidney transplant recipients[J]. J Am Soc Nephrol，1998，9：1521-1525.

[53] 曹爽，钟武. 哺乳动物西罗莫司靶蛋白的生物功能及其抑制剂研究进展[J]. 国际药学研究杂志，2014，41(01)：6-20+4.

[54] 陈泉余，蒋师放，夏仁培，等. 肝移植临床免疫抑制剂及新药研究进展[J]. 器官移植，2020，11(06)：663-670.

[55] 王纪渊. 抗 CD4 单克隆抗体预处理在防治急性 GVHD 的作用及机制的研究进展[D]. 第二军医大学，2014.

[56] Brennan D G，Daller J Ã，Lake K D，et al. Rabbit antithymocyteglobulin versus basiliximab in renal transplantation[J]. N Engl J Med. 2006. 355(19)：1967-1977.

[57] Hardinger KL，Brennan DC，Klein CL. Selection of induction therapy in kidney transplantation[J]. Transpl Int，2013，26(7)：662-672.

[58] Witzke O，Sommerer C，Arns W. Everolimus immunosuppression in kidney transplantation：what is the optimal strategy? [J]. Transplantation Reviews，2016，30(1)：3-12.

[59] 王立成. ATG 与舒莱在肾移植中的对比研究：回顾性分析及 Meta 分析[D]. 山东大学，2019.

[60] 李杨. 抗胸腺细胞免疫球蛋白治疗的心脏毒性及影响因素[D]. 南方医科大学，2008.

[61] Zhu L，Fu C，Lin K，et al. Patterns of early rejection in renal retransplantation：a single-center experience [J]. Journal of Immunology Research，2016.

[62] Valujskikh A，Baldwin III W M，Fairchild R L. Recent progress and new perspectives in studying T cell

responses to allografts[J]. American journal of transplantation, 2010, 10(5): 1117-1125.

[63] 苏路路. 选择性 T 细胞 CD28-CD80/86 共刺激因子阻断剂对肾移植术后 CD4+CD25+Foxp3+调节性 T 细胞的影响荟萃分析[D]. 首都医科大学, 2016.

[64] Bamoulid J, Staeck O, Crépin T, et al. Anti - thymocyte globulins in kidney transplantation: focus on current indications and long-term immunological side effects[J]. Nephrology Dialysis Transplantation, 2017, 32(10): 1601-1608.

[65] 张昧亮. R 医院抢救车药品管理流程的改进研究[D]. 天津大学, 2021.

[66] 马健. DCD 供者使用血管活性药物对肝移植受者术后早期的影响[D]. 吉林大学, 2016.

[67] 龚菲. 伏立康唑对他克莫司药代动力学的影响及两药相互作用机制研究[D]. 南昌大学, 2022.

[68] 裴鑫. 生物基异山梨醇所含单体杂质对聚酯聚合的影响机制[D]. 东华大学, 2023.

[69] 孟尧, 张萌萌, 郭甜甜, 等.《中国药物性肝损伤诊治指南(2023 年版)》更新要点解读[J]. 中国肝脏病杂志(电子版), 2023, 15(04): 1-5.

[70] 王宇明, 于乐成. 肝脏炎症及其防治专家共识[J]. 中国实用内科杂志, 2014, 34(02): 152-162.

[71] 黄可可, 陈智龙. 高血压合并高同型半胱氨酸和失眠关系的研究进展[J]. 中外医学研究, 2023, 21(36): 167-170.

[72] 郭静, 李玉荣. 提高肾移植患者服药依从性的护理专案[J]. 实用临床护理学电子杂志, 2017, 2(42): 179.

[73] 肾移植手册[J]. 解放军医学杂志, 2010, 35(08): 957.

[74] 李叶青, 王鹤, 黄光伟, 等. 肾移植术后耶氏肺孢子菌肺炎的临床表现及诊治分析[J]. 临床肺科杂志, 2024, 29(03): 331-336.

[75] 张娅琴, 吴凡, 黄婷, 等. 他克莫司联合小剂量糖皮质激素及小剂量西罗莫司的三联方案治疗儿童激素耐药型肾病综合征的效果[J]. 药学服务与研究, 2021, 21(03): 181-184.

附　录

附录一　麻醉药品品种目录(2023 年版)

附表 1　麻醉药品品种目录(2023 年版)

序号	中文名	英文名	CAS 号	备注
1	醋托啡	Acetorphine	25333-77-1	
2	乙酰阿法甲基芬太尼	Acetyl-alpha-methylfentanyl	101860-00-8	
3	醋美沙多	Acetylmethadol	509-74-0	
4	阿芬太尼	Alfentanil	71195-58-9	
5	烯丙罗定	Allylprodine	25384-17-2	
6	阿醋美沙多	Alphacetylmethadol	17199-58-5	
7	阿法美罗定	Alphameprodine	468-51-9	
8	阿法美沙多	Alphamethadol	17199-54-1	
9	阿法甲基芬太尼	Alpha-methylfentanyl	79704-88-4	
10	阿法甲基硫代芬太尼	Alpha-methylthiofentanyl	103963-66-2	
11	阿法罗定	Alphaprodine	77-20-3	
12	阿尼利定	Anileridine	144-14-9	
13	苄替啶	Benzethidine	3691-78-9	
14	苄吗啡	Benzylmorphine	36418-34-5	
15	倍醋美沙多	Betacetylmethadol	17199-59-6	
16	倍他羟基芬太尼	Beta-hydroxyfentanyl	78995-10-5	
17	倍他羟基-3-甲基芬太尼	Beta-hydroxy-3-methylfentanyl	78995-14-9	
18	倍他美罗定	Betameprodine	468-50-8	
19	倍他美沙多	Betamethadol	17199-55-2	

续附表 1

序号	中文名	英文名	CAS 号	备注
20	倍他罗定	Betaprodine	468-59-7	
21	贝齐米特	Bezitramide	15301-48-1	
22	大麻和大麻树脂与大麻浸膏和酊	Cannabis and Cannabis Resin and Extracts and Tinctures of Cannabis	8063-14-7 6465-30-1	
23	氯尼他秦	Clonitazene	3861-76-5	
24	古柯叶	Coca Leaf		
25	可卡因*	Cocaine	50-36-2	
26	可多克辛	Codoxime	7125-76-0	
27	罂粟浓缩物*	Concentrate of Poppy Straw		包括罂粟果提取物*，罂粟果提取物粉*
28	地索吗啡	Desomorphine	427-00-9	
29	右吗拉胺	Dextromoramide	357-56-2	
30	地恩丙胺	Diampromide	552-25-0	
31	二乙噻丁	Diethylthiambutene	86-14-6	
32	地芬诺辛	Difenoxin	28782-42-5	
33	二氢埃托啡*	Dihydroetorphine	14357-76-7	
34	双氢吗啡	Dihydromorphine	509-60-4	
35	地美沙多	Dimenoxadol	509-78-4	
36	地美庚醇	Dimepheptanol	545-90-4	
37	二甲噻丁	Dimethylthiambutene	524-84-5	
38	吗苯丁酯	Dioxaphetyl Butyrate	467-86-7	
39	地芬诺酯*	Diphenoxylate	915-30-0	
40	地匹哌酮	Dipipanone	467-83-4	
41	羟蒂巴酚	Drotebanol	3176-03-2	
42	芽子碱	Ecgonine	481-37-8	
43	乙甲噻丁	Ethylmethylthiambutene	441-61-2	
44	依托尼秦	Etonitazene	911-65-9	
45	埃托啡	Etorphine	14521-96-1	
46	依托利定	Etoxeridine	469-82-9	
47	芬太尼*	Fentanyl	437-38-7	

续附表 1

序号	中文名	英文名	CAS 号	备注
48	呋替啶	Furethidine	2385-81-1	
49	海洛因	Heroin	561-27-3	
50	氢可酮*	Hydrocodone	125-29-1	
51	氢吗啡醇	Hydromorphinol	2183-56-4	
52	氢吗啡酮*	Hydromorphone	466-99-9	
53	羟哌替啶	Hydroxypethidine	468-56-4	
54	异美沙酮	Isomethadone	466-40-0	
55	凯托米酮	Ketobemidone	469-79-4	
56	左美沙芬	Levomethorphan	125-70-2	
57	左吗拉胺	Levomoramide	5666-11-5	
58	左芬啡烷	Levophenacylmorphan	10061-32-2	
59	左啡诺	Levorphanol	77-07-6	
60	美他佐辛	Metazocine	3734-52-9	
61	美沙酮*	Methadone	76-99-3	
62	美沙酮中间体	Methadone Intermediate	125-79-1	4-氰基-2-二甲氨基-4, 4-二苯基丁烷
63	甲地索啡	Methyldesorphine	16008-36-9	
64	甲二氢吗啡	Methyldihydromorphine	509-56-8	
65	3-甲基芬太尼	3-Methylfentanyl	42045-86-3	
66	3-甲基硫代芬太尼	3-Methylthiofentanyl	86052-04-2	
67	美托酮	Metopon	143-52-2	
68	吗拉胺中间体	Moramide Intermediate	3626-55-9	2-甲基-3-吗啉基-1, 1-二苯基丁酸
69	吗哌利定	Morpheridine	469-81-8	
70	吗啡*	Morphine	57-27-2	包括吗啡阿托品注射液*
71	吗啡甲溴化物	Morphine Methobromide	125-23-5	包括其他五价氮吗啡衍生物，特别包括吗啡-N-氧化物，其中一种是可待因-N-氧化物
72	吗啡-N-氧化物	Morphine-N-oxide	639-46-3	
73	1-甲基-4-苯基-4-哌啶丙酸酯	1-Methyl-4-phenyl-4-piperidinol propionate(ester)	13147-09-6	MPPP

续附表 1

序号	中文名	英文名	CAS 号	备注
74	麦罗啡	Myrophine	467-18-5	
75	尼可吗啡	Nicomorphine	639-48-5	
76	诺美沙多	Noracymethadol	1477-39-0	
77	去甲左啡诺	Norlevorphanol	1531-12-0	
78	去甲美沙酮	Normethadone	467-85-6	
79	去甲吗啡	Normorphine	466-97-7	
80	诺匹哌酮	Norpipanone	561-48-8	
81	阿片*	Opium	8008-60-4	包括复方樟脑酊*、阿桔片*
82	奥列巴文	Oripavine	467-04-9	
83	羟考酮*	Oxycodone	76-42-5	
84	羟吗啡酮	Oxymorphone	76-41-5	
85	对氟芬太尼	Para-fluorofentanyl	90736-23-5	
86	哌替啶*	Pethidine	57-42-1	
87	哌替啶中间体 A	Pethidine Intermediate A	3627-62-1	4-氰基-1-甲基-4-苯基哌啶
88	哌替啶中间体 B	Pethidine Intermediate B	77-17-8	4-苯基哌啶-4-羧酸乙酯
89	哌替啶中间体 C	Pethidine Intermediate C	3627-48-3	1-甲基-4-苯基哌啶-4-羧酸
90	苯吗庚酮	Phenadoxone	467-84-5	
91	非那丙胺	Phenampromide	129-83-9	
92	非那佐辛	Phenazocine	127-35-5	
93	1-苯乙基-4-苯基-4-哌啶乙酸酯	1-Phenethyl-4-phenyl-4-piperidinol acetate (ester)	64-52-8	PEPAP
94	非诺啡烷	Phenomorphan	468-07-5	
95	苯哌利定	Phenoperidine	562-26-5	
96	匹米诺定	Piminodine	13495-09-5	
97	哌腈米特	Piritramide	302-41-0	
98	普罗庚嗪	Proheptazine	77-14-5	
99	丙哌利定	Properidine	561-76-2	
100	消旋甲啡烷	Racemethorphan	510-53-2	

续附表 1

序号	中文名	英文名	CAS 号	备注
101	消旋吗拉胺	Racemoramide	545-59-5	
102	消旋啡烷	Racemorphan	297-90-5	
103	瑞芬太尼*	Remifentanil	132875-61-7	
104	舒芬太尼*	Sufentanil	56030-54-7	
105	醋氢可酮	Thebacon	466-90-0	
106	蒂巴因*	Thebaine	115-37-7	
107	硫代芬太尼	Thiofentanyl	1165-22-6	
108	替利定	Tilidine	20380-58-9	
109	三甲利定	Trimeperidine	64-39-1	
110	醋氢可待因	Acetyldihydrocodeine	3861-72-1	
111	可待因*	Codeine	76-57-3	
112	右丙氧芬*	Dextropropoxyphene	469-62-5	
113	双氢可待因*	Dihydrocodeine	125-28-0	
114	乙基吗啡*	Ethylmorphine	76-58-4	
115	尼可待因	Nicocodine	3688-66-2	
116	烟氢可待因	Nicodicodine	808-24-2	
117	去甲可待因	Norcodeine	467-15-2	
118	福尔可定*	Pholcodine	509-67-1	
119	丙吡兰	Propiram	15686-91-6	
120	布桂嗪*	Bucinnazine		
121	罂粟壳*	Poppy Shell		
122	奥赛利定	Oliceridine		2023. 7. 1
123	泰吉利定	Tegileridine		2023. 10. 1

注：(1)上述品种包括其可能存在的盐和单方制剂(除非另有规定)。(2)上述品种包括其可能存在的异构体、酯及醚(除非另有规定)。(3)品种目录有*的麻醉药品为我国生产及使用的品种。

附录二　精神药品品种目录(2023年版)

附表2　第一类精神类药品

序号	中文名	英文名	CAS号	备注
1	布苯丙胺	Brolamfetamine	64638-07-9	DOB
2	卡西酮	Cathinone	71031-15-7	
3	二乙基色胺	3-[2-(Diethylamino)ethyl]indole	7558-72-7	DET
4	二甲氧基安非他明	(±)-2, 5-Dimethoxy-alpha-methylphenethylamine	2801-68-5	DMA
5	(1, 2-二甲基庚基)羟基四氢甲基二苯吡喃	3-(1, 2-dimethylheptyl)-7, 8, 9, 10-tetrahydro-6, 6, 9-trimethyl-6Hdibenzo[b, d]pyran-1-ol	32904-22-6	DMHP
6	二甲基色胺	3-[2-(Dimethylamino)ethyl]indole	61-50-7	DMT
7	二甲氧基乙基安非他明	(±)-4-ethyl-2, 5-dimethoxy-α-methylphenethylamine	22139-65-7	DOET
8	乙环利定	Eticyclidine	2201-15-2	PCE
9	乙色胺	Etryptamine	2235-90-7	
10	羟芬胺	(±)-N-[alpha-methyl-3, 4-(methylenedioxy)phenethyl]hydroxylamine	74698-47-8	N-hydroxy MDA
11	麦角二乙胺	(+)-Lysergide	50-37-3	LSD
12	乙芬胺	(±)-N-ethyl-alpha-methyl-3, 4-(methylenedioxy)phenethylamine	82801-81-8	N-ethyl MDA
13	二亚甲基双氧安非他明	(±)-N, alpha-dimethyl-3, 4-(methylene-dioxy)phenethylamine	42542-10-9	MDMA
14	麦司卡林	Mescaline	54-04-6	
15	甲卡西酮	Methcathinone	5650-44-2(右旋体), 49656-78-2(右旋体盐酸盐), 112117-24-5(左旋体), 66514-93-0(左旋体盐酸盐)	

续附表 2

序号	中文名	英文名	CAS 号	备注
16	甲米雷司	4-Methylaminorex	3568-94-3	
17	甲羟芬胺	5-methoxy-α-methyl-3, 4-(methylenedioxy) phenethylamine	13674-05-0	MMDA
18	4-甲基硫基安非他明	4-Methylthioamfetamine	14116-06-4	
19	六氢大麻酚	Parahexyl	117-51-1	
20	副甲氧基安非他明	P-methoxy-alpha-methylphenethylamine	64-13-1	PMA
21	赛洛新	Psilocine	520-53-6	
22	赛洛西宾	Psilocybine	520-52-5	
23	咯环利定	Rolicyclidine	2201-39-0	PHP
24	二甲氧基甲苯异丙胺	2, 5-Dimethoxy-alpha, 4-dimethylphenethylamine	15588-95-1	STP
25	替苯丙胺	Tenamfetamine	4764-17-4	MDA
26	替诺环定	Tenocyclidine	21500-98-1	TCP
27	四氢大麻酚	Tetrahydrocannabinol		包括同分异构体及其立体化学变体
28	三甲氧基安非他明	(±)-3, 4, 5-Trimethoxy-alpha-methylphenethylamine	1082-88-8	TMA
29	苯丙胺	Amfetamine	300-62-9	
30	氨奈普汀	Amineptine	57574-09-1	
31	2, 5-二甲氧基-4-溴苯乙胺	4-Bromo-2, 5-dimethoxyphenethylamine	66142-81-2	2-CB
32	右苯丙胺	Dexamfetamine	51-64-9	
33	屈大麻酚	Dronabinol	1972-08-3	δ-9-四氢大麻酚及其立体化学异构体
34	芬乙茶碱	Fenetylline	3736-08-1	
35	左苯丙胺	Levamfetamine	156-34-3	
36	左甲苯丙胺	Levomethamfetamine	33817-09-3	
37	甲氯喹酮	Mecloqualone	340-57-8	
38	去氧麻黄碱	Metamfetamine	537-46-2	
39	去氧麻黄碱外消旋体	Metamfetamine Racemate	7632-10-2	

续附表 2

序号	中文名	英文名	CAS 号	备注
40	甲喹酮	Methaqualone	72-44-6	
41	哌醋甲酯*	Methylphenidate	113-45-1	
42	苯环利定	Phencyclidine	77-10-1	PCP
43	芬美曲秦	Phenmetrazine	134-49-6	
44	司可巴比妥*	Secobarbital	76-73-3	
45	齐培丙醇	Zipeprol	34758-83-3	
46	安非拉酮	Amfepramone	90-84-6	
47	苄基哌嗪	Benzylpiperazine	2759-28-6	BZP
48	丁丙诺啡*	Buprenorphine	52485-79-7	
49	1-丁基-3-(1-萘甲酰基)吲哚	1-Butyl-3-(1-naphthoyl) indole	208987-48-8	JWH-073
50	恰特草	Catha edulis Forssk		Khat
51	2，5-二甲氧基-4-碘苯乙胺	2，5-Dimethoxy-4-iodophenethylamine	69587-11-7	2C-I
52	2，5-二甲氧基苯乙胺	2，5-Dimethoxyphenethylamine	3600-86-0	2C-H
53	二甲基安非他明	Dimethylamfetamine	4075-96-1	
54	依他喹酮	Etaqualone	7432-25-9	
55	[1-(5-氟戊基)-1H-吲哚-3-基](2-碘苯基)甲酮	(1-(5-Fluoropentyl)-3-(2-iodobenzoyl) indole)	335161-03-0	AM-694
56	1-(5-氟戊基)-3-(1-萘甲酰基)-1H-吲哚	1-(5-Fluoropentyl)-3-(1-naphthoyl)indole	335161-24-5	AM-2201
57	γ-羟丁酸*	Gamma-hydroxybutyrate	591-81-1	GHB
58	氯胺酮*	Ketamine	6740-88-1	
59	马吲哚*	Mazindol	22232-71-9	
60	2-(2-甲氧基苯基)-1-(1-戊基-1H-吲哚-3-基)乙酮	2-(2-Methoxyphenyl)-1-(1-pentyl-1H-indol-3-yl) ethanone	864445-43-2	JWH-250
61	亚甲基二氧吡咯戊酮	Methylenedioxypyrovalerone	687603-66-3	MDPV
62	4-甲基乙卡西酮	4-Methylethcathinone	1225617-18-4	4-MEC

续附表 2

序号	中文名	英文名	CAS 号	备注
63	4-甲基甲卡西酮	4-Methylmethcathinone	5650-44-2	4-MMC
64	3，4-亚甲二氧基甲卡西酮	3，4-Methylenedioxy-N-methylcathinone	186028-79-5	Methylone
65	1-戊基-3-(1-萘甲酰基)吲哚	1-Pentyl-3-(1-naphthoyl) indole	209414-07-3	JWH-018
66	他喷他多	Tapentadol	175591-23-8	
67	三唑仑*	Triazolam	28911-01-5	
68	口服固体制剂每剂量单位含羟考酮碱大于 5 mg，且不含其他麻醉药品、精神药品或药品类易制毒化学品的复方制剂			
69	每剂量单位含氢可酮碱大于 5 mg，且不含其他麻醉药品、精神药品或药品类易制毒化学品的复方口服固体制剂			

附表 3　第二类精神类药品目录

序号	中文名	英文名	CAS 号	备注
1	异戊巴比妥*	Amobarbital	57-43-2	
2	布他比妥	Butalbital	77-26-9	
3	去甲伪麻黄碱	Cathine	492-39-7	
4	环己巴比妥	Cyclobarbital	52-31-3	
5	氟硝西泮	Flunitrazepam	1622-62-4	
6	格鲁米特*	Glutethimide	77-21-4	
7	喷他佐辛*	Pentazocine	55643-30-6	
8	戊巴比妥*	Pentobarbital	76-74-4	
9	阿普唑仑*	Alprazolam	28981-97-7	
10	阿米雷司	Aminorex	2207-50-3	
11	巴比妥*	Barbital	57-44-3	

续附表 3

序号	中文名	英文名	CAS 号	备注
12	苄非他明	Benzfetamine	156-08-1	
13	溴西泮	Bromazepam	1812-30-2	
14	溴替唑仑	Brotizolam	57801-81-7	
15	丁巴比妥	Butobarbital	77-28-1	
16	卡马西泮	Camazepam	36104-80-0	
17	氯氮䓬	Chlordiazepoxide	58-25-3	
18	氯巴占	Clobazam	22316-47-8	
19	氯硝西泮*	Clonazepam	1622-61-3	
20	氯拉䓬酸	Clorazepate	23887-31-2	
21	氯噻西泮	Clotiazepam	33671-46-4	
22	氯噁唑仑	Cloxazolam	24166-13-0	
23	地洛西泮	Delorazepam	2894-67-9	
24	地西泮*	Diazepam	439-14-5	
25	艾司唑仑*	Estazolam	29975-16-4	
26	乙氯维诺	Ethchlorvynol	113-18-8	
27	炔己蚁胺	Ethinamate	126-52-3	
28	氯氟䓬乙酯	Ethyl Loflazepate	29177-84-2	
29	乙非他明	Etilamfetamine	457-87-4	
30	芬坎法明	Fencamfamin	1209-98-9	
31	芬普雷司	Fenproporex	16397-28-7	
32	氟地西泮	Fludiazepam	3900-31-0	
33	氟西泮*	Flurazepam	17617-23-1	
34	哈拉西泮	Halazepam	23092-17-3	
35	卤沙唑仑	Haloxazolam	59128-97-1	
36	凯他唑仑	Ketazolam	27223-35-4	
37	利非他明	Lefetamine	7262-75-1	SPA
38	氯普唑仑	Loprazolam	61197-73-7	
39	劳拉西泮*	Lorazepam	846-49-1	
40	氯甲西泮	Lormetazepam	848-75-9	
41	美达西泮	Medazepam	2898-12-6	

续附表 3

序号	中文名	英文名	CAS 号	备注
42	美芬雷司	Mefenorex	17243-57-1	
43	甲丙氨酯*	Meprobamate	57-53-4	
44	美索卡	Mesocarb	34262-84-5	
45	甲苯巴比妥	Methylphenobarbital	115-38-8	
46	甲乙哌酮	Methyprylon	125-64-4	
47	咪达唑仑*	Midazolam	59467-70-8	
48	尼美西泮	Nimetazepam	2011-67-8	
49	硝西泮*	Nitrazepam	146-22-5	
50	去甲西泮	Nordazepam	1088-11-5	
51	奥沙西泮*	Oxazepam	604-75-1	
52	奥沙唑仑	Oxazolam	24143-17-7	
53	匹莫林*	Pemoline	2152-34-3	
54	苯甲曲秦	Phendimetrazine	634-03-7	
55	苯巴比妥*	Phenobarbital	50-06-6	
56	芬特明	Phentermine	122-09-8	
57	匹那西泮	Pinazepam	52463-83-9	
58	哌苯甲醇	Pipradrol	467-60-7	
59	普拉西泮	Prazepam	2955-38-6	
60	吡咯戊酮	Pyrovalerone	3563-49-3	
61	仲丁比妥	Secbutabarbital	125-40-6	
62	替马西泮	Temazepam	846-50-4	
63	四氢西泮	Tetrazepam	10379-14-3	
64	乙烯比妥	Vinylbital	2430-49-1	
65	唑吡坦*	Zolpidem	82626-48-0	
66	阿洛巴比妥	Allobarbital	58-15-1	
67	丁丙诺啡透皮贴剂*	Buprenorphine Transdermal patch		
68	布托啡诺及其注射剂*	Butorphanol and Its Injection	42408-82-2	
69	咖啡因*	Caffeine	58-08-2	
70	安钠咖*	Caffeine Sodium Benzoate		CNB
71	右旋芬氟拉明	Dexfenfluramine	3239-44-9	

续附表 3

序号	中文名	英文名	CAS 号	备注
72	地佐辛及其注射剂*	Dezocine and Its Injection	53648-55-8	
73	麦角胺咖啡因片*	Ergotamine and Caffeine Tablet	379-79-3	
74	芬氟拉明	Fenfluramine	458-24-2	
75	呋芬雷司	Furfennorex	3776-93-0	
76	纳布啡及其注射剂	Nalbuphine and Its Injection	20594-83-6	
77	氨酚氢可酮片*	Paracetamol and Hydrocodone Bitartrate Tablet		
78	丙己君	Propylhexedrine	101-40-6	
79	曲马多*	Tramadol	27203-92-5	
80	扎来普隆*	Zaleplon	151319-34-5	
81	佐匹克隆	Zopiclone	43200-80-2	
82	含可待因复方口服液体制剂			
83	丁丙诺啡与纳洛酮的复方口服固体制剂			
84	口服固体制剂每剂量单位含羟考酮碱不超过 5 mg，且不含其他麻醉药品、精神药品或药品 8 类易制毒的化学品复方制剂			
85	瑞玛唑仑			
86	苏沃雷生			
87	吡仑帕奈			
88	依他佐辛			
89	曲马多复方制剂			
90	每剂量单位含氢可酮碱不超过 5 mg，且不含其他麻醉药品、精神药品或药品类易制毒化学品的复方口服固体制剂			
91	地达西尼			
92	依托咪酯			
93	莫达非尼	Modafinil	68693-11-8	

注：(1)上述品种包括其可能存在的盐和单方制剂(除非另有规定)。(2)上述品种包括其可能存在的异构体(除非另有规定)。(3)品种目录有*的精神药品为我国生产及使用的品种。

图书在版编目(CIP)数据

实用器官移植专科用药护理手册 / 吴小霞等主编.
长沙: 中南大学出版社, 2024.9.
ISBN 978-7-5487-5926-3
Ⅰ. R617-62; R97-62
中国国家版本馆 CIP 数据核字第 2024016L23 号

实用器官移植专科用药护理手册

SHIYONG QIGUAN YIZHI ZHUANKE YONGYAO HULI SHOUCE

吴小霞　曾乐　刘欢　刘晶晶　刘卿　主编

□出 版 人　林绵优
□责任编辑　孙娟娟
□责任印制　唐　曦
□出版发行　中南大学出版社
社址: 长沙市麓山南路　邮编: 410083
发行科电话: 0731-88876770　传真: 0731-88710482
□印　　装　广东虎彩云印刷有限公司

□开　　本　787 mm×1092 mm　1/16　□印张 17.5　□字数 452 千字
□版　　次　2024 年 9 月第 1 版　□印次 2024 年 9 月第 1 次印刷
□书　　号　ISBN 978-7-5487-5926-3
□定　　价　78.00 元